調元益腎腎氣丸

柳越冬 楊劍峰 楊建宇 主編

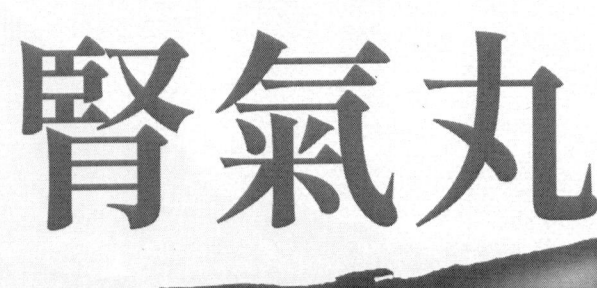

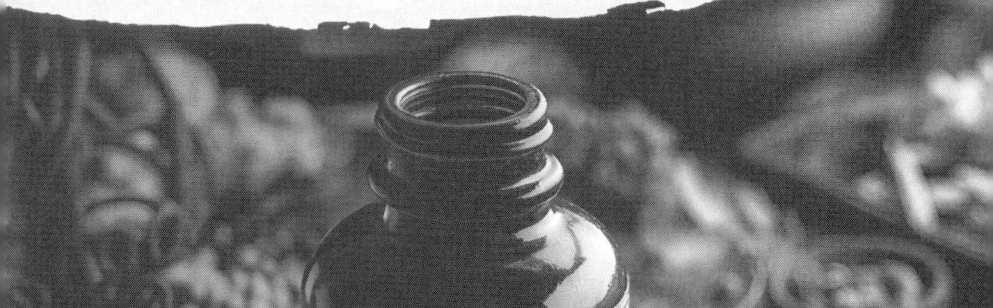

【結合經典文獻與實證醫學】

補腎化氣，調陰陽、通三焦！腎氣丸主治腎虛諸證
以現代研究驗證其補腎助陽、調節免疫與延緩衰老的多重功效

目錄

上篇　經方基礎探源
第一章　經方概述整理……………………………… 007
第二章　藥性配伍解析……………………………… 027
第三章　源流方論研析……………………………… 049

中篇　辨證應用探討
第一章　臨證應用概論……………………………… 081
第二章　臨證思維解析……………………………… 103
第三章　分科應用解析……………………………… 123

下篇　現代研究進展
第一章　實驗研究概述……………………………… 251
第二章　經方應用研究……………………………… 301

參考文獻

目錄

上篇

經方基礎探源

　　本篇從三部分對腎氣丸進行論述：第一章第一節溯本求源部分從經方出處、方名釋義、藥物組成、使用方法、方解、方歌等方面對其進行系統整理，第二節經方集注選取歷代醫家對經方的代表性闡釋。第三節類方簡析對臨床中較常用的腎氣丸類方進行簡要分析，第二章對組成腎氣丸的主要藥物的功效與主治，以及作用機制進行闡釋，對腎氣丸的功效進行剖析。第三章對腎氣丸的源流進行整理，對古代醫家方論和現代醫家方論進行論述。

上篇　經方基礎探源

第一章

經方概述整理

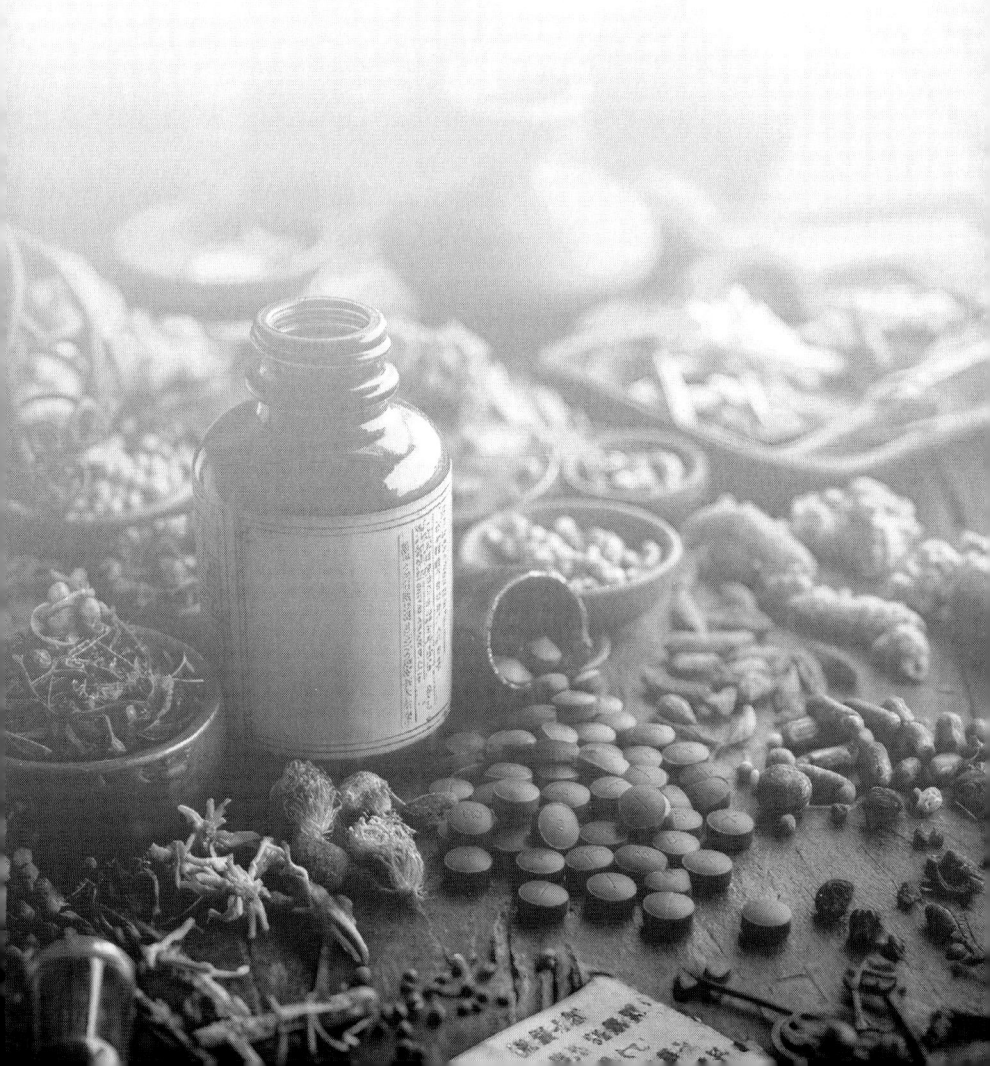

第一節　溯本求源

一、經方出處

《金匱要略》

虛勞腰痛，少腹拘急，小便不利者，八味腎氣丸主之。(血痹虛勞病脈證并治第六)

崔氏八味丸：治腳氣上入，少腹不仁。(中風歷節病脈證并治第五)

夫短氣有微飲，當從小便去之，苓桂朮甘湯主之。腎氣丸亦主之。(痰飲咳嗽病脈證并治第十二)

男子消渴，小便反多，以飲一斗，小便一斗，腎氣丸主之。(消渴小便不利淋病脈證并治第十三)

婦人病，飲食如故，煩熱不得臥而反倚息者，何也？師曰：此名轉胞，不得溺也，以胞系了戾，故致此病。但利小便則愈，宜腎氣丸主之。(婦人雜病脈證并治第二十二)

二、方名釋義

腎氣丸是東漢時期著名醫學家張仲景創立的補腎溫陽代表方，該方出自其代表作《金匱要略》。張仲景何以為該方取名腎氣丸、八味腎氣丸或崔氏八味丸？「金匱」一詞表示極為寶貴之

意，如《漢書·高帝紀》中記載「與功臣剖符作書，丹書鐵契，金匱石室，藏之宗廟」；方名前面冠以「金匱」，一方面說明了該方的出處，以區別於其他「腎氣丸」；另一方面也表現該方具有極高的學術和臨床價值；因方中共有八味藥物，又取名為「八味」。至於「崔氏」即以人名命名，唐代《崔氏（纂要）方》中記載有「崔氏八味丸」，據考證，《金匱要略》是由宋代林億等校正《傷寒論》時，從殘簡中發現出雜病部分而編成的，所以此處的「崔氏」可能並非仲景原書之詞。

「腎氣」是什麼？《難經·八難》云：「所謂生氣之原者，謂十二經之根本也，謂腎間動氣也。」《素問·上古天真論》云「丈夫八歲，腎氣實，髮長齒更；二八，腎氣盛，天癸至，精氣溢瀉，陰陽和，故能有子」，因此，腎氣可認為是腎陰與腎陽的綜合。腎主藏精，主生長、發育、衰老、生殖，主骨生髓，主納氣，開竅於耳及二陰等多種生理功能，均是腎氣所主，即是腎陰腎陽共同作用的結果，其中任何一方衰減，均可導致陰陽不和而使腎氣不足，導致病態。

命名為「腎氣」是依據於全方的功效，該制方嚴謹圓熟，有「陽得陰助而生化無窮」之妙用。方用桂枝、製附子溫腎助陽，以益火之源；用乾地黃、山茱萸、山藥滋補肝、脾、腎之陰，以壯水之主，用牡丹皮、茯苓、澤瀉協調其三臟，兼制諸藥。因其命火是蒸化腎精產生腎氣的動力，腎精充足則是產生腎氣的基礎，如此陰陽相生，剛柔相濟，使腎元之氣生化無窮，故

名曰腎氣丸。由於腎為水火之臟，有調和陰陽之功。陽動則氣化，陰靜則精生；陰陽協調則人體生機蓬勃，臟腑功能運化。乃人之生長，全賴於腎中陽氣和脾胃之穀氣，以腎氣名方，其主要作用在於溫化腎氣。如清代張志聰《侶山堂類辯·卷下·金匱腎氣丸論》：「此方滋補先天之精氣，而交通於五臟，故名腎氣丸……精生於五臟，而下藏於腎，腎氣上升，以化生此精，是以五臟交通而後精氣充足。」

另外「腎氣」即「生氣」之義，腎氣丸中六味滋陰，具有「壯水之主，以制陽光」的作用，桂枝、製附子溫陽，具有「益火之源，以消陰翳」的作用，相反適所以相成，其意不在補火，而在微微生火，即生腎氣，如《黃帝內經》「少火生氣」之旨。誠如清代吳謙《醫宗金鑑·刪補名醫方論·卷二》轉引柯琴所言「此腎氣丸納桂、附於滋陰劑中十倍之一，意不在補火，而在微微生火，即生腎氣也」。

從現代醫學觀點看，溫陽補腎的概念大概包括興奮和調節下視丘－腦下垂體－腎上腺皮質功能；化氣利水主要指調整尿液排泄的功能。腎氣丸不僅以腎為主，而且兼顧他臟，張景岳說腎氣丸：「能使氣化於精，即所以治肺也；補火生土，即所以治脾也；壯水利竅，即所以治腎也。」總之，腎氣丸作用廣泛，腎氣丸復腎之氣，助腎化氣，補臟腑之精，泄體內之濁，除補腎外，兼能益脾、蒸肺、育肝等。

在流傳過程中，腎氣丸與八味腎氣丸是該方劑中最為流行

的兩個名稱，崔氏八味丸出現在方書中的時間也較早，但流傳不廣。

1. 標注「腎氣丸」的方名

名稱得標注「腎氣丸」的中成藥既有八味方劑，也有在腎氣丸八味藥的基礎上增減藥味、劑量或改變炮製方法形成的方劑。例如，宋代嚴用和在腎氣丸方中加用川牛膝（去蘆，酒浸）、車前子（酒蒸），並將山藥炒用，稱為「加味腎氣丸」，亦稱「資生腎氣丸」，後世因其源於《濟生方》也稱之為「濟生腎氣丸」，「濟生腎氣丸」曾傳到日本，稱「牛車腎氣丸」。清代《醫方集解》中又將與「加味腎氣丸」組成相同的方劑稱作「腎氣丸」。

2. 標注「八味」的方名

標注方劑為「八味」的名稱主要有清代《醫宗金鑑·刪補名醫方論》中收載的「八味地黃丸」；唐代《崔氏（纂要）方》中記載的「崔氏八味丸」；唐代《備急千金要方》中的「八味腎氣丸」，《千金翼方》則又稱作「張仲景八味腎氣丸」；宋代《太平惠民和劑局方》的「桂附八味丸」（方用肉桂及熟地黃）；元代朱震亨《丹溪心法》中的「八味丸」。另外還有製附子八味丸、金匱八味丸等方名。

名稱中標明「八味」或「八味腎氣丸」的方劑大多傳承與保留了張仲景腎氣丸的基本組成，是腎氣丸流傳至今名稱改變而

處方較為一致的方劑。所以，以「八味」標明處方藥味數的方名多屬於腎氣丸的同方異名方劑。

3. 標注「地黃丸」的方名

北宋時期的兒科醫家太醫丞錢乙由張仲景「腎氣丸」減去方中的製附子、桂枝兩味藥，創製了滋補腎陰的名方「地黃丸」（亦稱「六味地黃丸」）。錢乙的「六味地黃丸」流傳至後世，名聲漸大，出現了反以「地黃丸」為主來命名「腎氣丸」的現象。如八味地黃丸、清代《醫宗金鑑》收載的「桂附地黃丸」，或是「桂附地黃丸」等。

濟生腎氣丸是對腎氣丸的發展，六味地黃丸則是對腎氣丸的提煉，認為腎氣丸是在六味地黃丸的基礎上加入桂枝、製附子兩味藥組成，並反用「地黃丸」來命名「腎氣丸」，顛倒了兩者的主次關係，是一種本末倒置的說法。

三、藥物組成

乾地黃八兩，山茱萸四兩，山藥（又稱「山藥」，下同）四兩，澤瀉三兩，茯苓三兩，牡丹皮三兩，桂枝一兩，製附子（炮）一兩。（現代通常用「肉桂」代「桂枝」）

四、使用方法

古代用法：上八味，末之，煉蜜和丸梧子大，酒下十五丸，加至二十五丸，日再服。

現代用法：將以上八味中藥，混合研磨為細粉，煉蜜和丸，每丸9g，早、晚各服一丸，黃酒或溫開水送下；或根據原方用量比例酌情增減，水煎服。

五、方歌

金匱腎氣治腎虛，熟地淮藥及山茱；
丹皮苓澤加附桂，引火歸原熱下趨；
濟生加入車牛膝，二便通調腫脹除；
錢氏六味去附桂，專治陰虛火有餘；
六味再加五味麥，八仙都氣治相殊；
更有知柏與杞菊，歸芍參麥各分途。（《湯頭歌訣》）

第二節　經方集注

虛勞腰痛，少腹拘急，小便不利者，八味腎氣丸主之。（血痹虛勞病脈證并治第六）

尤在涇

下焦之分，少陰主之，少陰雖為陰臟，而中有元陽，所以溫經臟，行陰陽，司開闔者也。虛勞之人，損傷少陰腎氣，是以腰痛，少腹拘急，小便不利。程氏所謂「腎間動氣已損」者是矣。八味腎氣丸補陰之虛，可以生氣，助陽之弱可以化水，乃補下治下之良劑也。(《金匱要略心典》)

崔氏八味丸：治腳氣上入，少腹不仁。(中風歷節病脈證并治第五)

尤在涇

腎之脈，起於足而入於腹，腎氣不治，溼寒之氣，隨經上入，聚於少腹，為之不仁，是非祛溼散寒之劑所可治者，須以腎氣丸補腎中之氣，以為生陽化溼之用也。(《金匱要略心典》)

夫短氣有微飲，當從小便去之，苓桂朮甘湯主之。腎氣丸亦主之。(痰飲咳病脈證并治第十二)

尤在涇

氣為飲抑則短，欲引其氣，必蠲其飲。飲，水類也。治水必自小便去之，苓、桂、朮、甘益土氣以行水，腎氣丸養陽氣以化陰，雖所主不同，而利小便則一也。(《金匱要略心典》)

男子消渴，小便反多，以飲一斗，小便一斗，腎氣丸主之。(消渴小便不利淋病脈證并治第十三)

程林

　　小便多則消渴，《經》曰：飲一溲二者不治。今飲一溲一，故與腎氣丸治之。腎中之動氣，即水中之命火，下焦腎中之火，蒸其水之精氣，達於上焦，若肺金清肅，如雲升而雨降，則水精四布，五經並行，自無消渴之患。今其人必攝養失宜，腎水衰竭，龍雷之火不安於下，但炎於上而刑肺金，肺熱葉焦，則消渴引飲，其飲入於胃，游溢滲出，下無火化，直入膀胱，則飲一斗，溺亦一斗也。故用桂附腎氣丸，助真火蒸化，上升津液，何消渴之有哉！（《訂正仲景全書金匱要略注》）

沈明宗

　　「男子」二字，是指房勞傷腎，火旺水虧而成消渴者。（《訂正仲景全書金匱要略注》）

　　婦人病，飲食如故，煩熱不得臥而反倚息者，何也？師曰：此名轉胞，不得溺也，以胞系了戾，故致此病。但利小便則愈，宜腎氣丸主之。（婦人雜病脈證并治第二十二）

尤在涇

　　飲食如故，病不由中焦也。了戾與繚戾通，胞系繚戾而不順，則胞為之轉，胞轉則不得溺也。由是下氣上逆而倚息，上氣不能下通而煩熱不得臥。治以腎氣者，下焦之氣腎主之，腎氣得理，庶繚者順，戾者平，而閉乃通耳。（《金匱要略心典》）

第三節　類方簡析

歷代醫家在此方的基礎上靈活運用，斟酌化裁，創製了許多補腎等著名方劑。特別是宋代醫家錢乙去腎氣丸之桂枝、製附子化裁為六味地黃丸，成為專補腎陰的方劑。從而開創了補腎陰的先河，為後世醫家倡導養陰補腎之說奠定了基礎，使「壯水之主，以制陽光；益火之源，以消陰翳」之論附諸於臨床。本文就後世善用腎氣丸及六味地黃丸等著名醫家，將其腎氣丸的衍化發展和臨床意義論述如下。

一、六味地黃丸

出處：宋代錢乙《小兒藥證直訣》。

組成：熟地黃八錢，山萸肉、乾山藥各四錢，澤瀉、牡丹皮、白茯苓（去皮）各三錢。

用法：上為末，煉蜜丸，如梧子大，空心，溫水化下三丸。

功用：滋陰補腎。

主治：小兒行遲、腳軟、囟開不合、腎怯失音、神倦、目睛白多等先天不足之證。

現代認為凡腎陰不足、精液枯少所致的腰膝痠軟、頭暈目眩、耳聾耳鳴、骨蒸潮熱、夜寐盜汗、手足心熱、咽乾舌燥、虛火牙痛、咽喉痛、足跟痛、舌紅少苔、脈細數等症，皆可治之。

鑑別：在《顱囟經》的影響下，了解到小兒在生理上為純陽之體，在病理上「易虛易實，易寒易熱」。因而，用藥切忌香竄，補之多以柔潤，故去腎氣丸中的桂枝、製附子之溫燥，取六味之滋潤，以補腎陰，創為六味地黃丸。

方解：方中熟地黃滋腎填精，為主藥；輔以山藥補脾固精，酒山茱萸養肝澀精，稱為三補。又用澤瀉清瀉腎火，並防熟地黃之滋膩；茯苓淡滲脾溼，以助山藥之健運，牡丹皮清泄肝火，併酒山茱萸之溫，共為使藥，謂之三瀉。六藥合用，補中有瀉，寓瀉於補，相輔相成，補大於瀉，共奏滋補肝腎之效。

方歌：六味地黃山藥萸，澤瀉苓丹「三瀉」侶，

　　　三陰並補重滋腎，腎陰不足效可居。

　　　滋陰降火知柏需，養肝明目加杞菊。

　　　都氣五味納腎氣，滋補肺腎麥味續。（《方劑學》）

二、加味腎氣丸

出處：宋代嚴用和《濟生方》。

組成：附子（炮）二個，白茯苓、澤瀉、山茱萸（取肉）、山藥（炒）、車前子（酒蒸）、牡丹皮各一兩，官桂（不見火），川牛膝（去蘆酒浸）、熟地黃各半兩。

用法：上為細末，煉蜜為丸，如梧子大，每服七十丸，空心，米飲下。

功用：溫腎化氣，利水消腫。

主治：腎虛水腫，腰膝痠重，小便不利，痰飲喘咳。

現代用以治療腎元大虧、精氣不足之證。如面色黧黑，腰部冷痛痠重，或全身浮腫，腰以下為甚，動輒氣喘，肢冷寒，下半身欠溫，少腹拘急，小便不利或小便反多，大便溏，舌質淡胖，脈沉細或虛弱。

鑑別：加味腎氣丸不但專為補劑，也兼行水。但以之治水又嫌利之不足，故加牛膝、車前子，以引水下趨，而達氣化水行之效。後世稱為「濟生腎氣丸」，用來治療腎虛水腫、腰重腳腫、小便不利等。腎為水火之宅，腎水不足，火必浮越，故腎虛火旺者，當引火歸原。嚴用和又以腎氣丸去製附子加鹿角、沉香、五味子為加減腎氣丸，取其同氣相求，而引無根之浮火歸其窟宅之意，治療勞傷腎經、腎水不足、心火自炎、口舌焦乾、多渴而利、精神恍惚、面赤心煩、腰痛腳弱、肢體羸瘦等症。

方解：方中熟地黃滋腎陰，益精髓；山茱萸、山藥滋補肝脾，增強補益腎陰的作用；並以少量肉桂、附子溫腎助陽，化氣行水，與滋補腎陰藥兩相配合能補水中之火，溫腎中之陽；澤瀉、茯苓、車前子滲溼利水消腫；牡丹皮清瀉肝火；牛膝引藥下行，直趨下焦，強壯腰膝。諸藥相合，共奏溫腎化氣，利水消腫之功。

方歌：丹苓膝地合車前，澤藥山萸桂附全，

癃閉陰陽俱不化，妙方服後病能痊。（《方劑學》）

三、益陰腎氣丸

出處：金代李東垣《蘭室祕藏》。

組成：澤瀉、茯苓各二錢五分，生地黃（酒洗）、牡丹皮、山藥、山茱萸、當歸梢（酒洗）、五味子、乾山藥、柴胡各五錢，熟地黃二兩。

用法：上為細末，煉蜜為丸，如梧桐子大，硃砂為衣，每服五十丸，淡鹽湯下，空心。

功用：補腎明目。

主治：諸臟虧損，發熱晡熱，潮熱盜汗；或寒熱往來，五心煩熱；或口乾作渴，月經不調；或筋骨疲倦，飲食少思；或頭目不清，痰氣上壅，咳嗽晡甚，胸膈痞悶；或小便赤數，兩足熱痛；或腳足痿軟，肢體作痛。

現代認為凡腎陰不足、精液枯少所致的腰膝痠軟、頭暈目眩、耳聾耳鳴、骨蒸潮熱、夜寐盜汗、手足心熱、咽乾舌燥、虛火牙痛、咽喉痛、足跟痛、舌紅少苔、脈細數等症，皆可治之。

鑑別：金代的李東垣，去腎氣丸中的桂枝、附子加當歸、生地黃、柴胡、五味子取其養肝調肝之旨，創益陰腎氣丸，變為肝腎同治的方劑，以治肝腎虛弱，目暗不明。因精生氣，氣生神，腎精不足則陽光獨治，壯火食氣，無以生神，故使人目暗不明。

方解：方用六味滋填腎陰，當歸、生地黃、五味子濡養肝陰。滋陰火自降，養肝血自生，柴胡疏肝氣而載精上行於目，精升火降目自明。清代醫家高鼓峰，在本方中加硃砂去山茱萸，變為滋陰腎氣丸，其治與此略同，主治神水寬大、目生黑花、神水淡白、如霧中行等。

四、八物腎氣丸

出處：元代朱丹溪《丹溪心法》。

組成：熟地半斤，山藥、山茱萸各四兩，桂二兩，澤瀉三兩，牡丹皮、白茯苓各三兩，五味二兩。

用法：上為末，蜜丸服。

功用：平補腎氣，堅齒駐顏。

主治：腎氣不足、腰膝痠軟、面色不華、牙齒鬆動、消渴等症。

現代認為凡腎虛火浮、神疲乏力，或發熱時作、口舌生瘡、牙齦潰爛、咽喉作痛、肢體消瘦、面色憔悴、夜寐汗出等症可用之。

鑑別：腎氣不足，虛火浮動者，則恐腎氣丸過於辛溫，故去腎氣丸中製附子，易五味子為八物腎氣丸，具有平補腎氣、堅齒駐顏、引火歸原的作用。

方解：方中熟地黃滋腎填精，山茱萸養肝澀精，山藥滋補

肺脾腎以固精，五味子斂肺滋腎澀精，澤瀉、茯苓健脾滲溼，桂枝交通心腎。

五、滋腎生肝飲

出處：明代薛己《校注婦人良方》。

組成：山藥、山茱萸各一錢，熟地黃二錢（自製），澤瀉、茯苓、牡丹皮各七分，五味子五分（杵，炒），柴胡三分，白朮、當歸、甘草（三分）。

用法：水煎服。

功用：滋腎疏肝。

主治：婦人肝腎陰虛，致患轉胞，小腹急痛，不得小便；肝火鬱於胃中，倦怠嗜臥，飲食不思，口渴咽燥；小便自遺，頻數無度；傷寒後，熱已退而見口渴者。主要用於治療腎陰虧虛、肝鬱肝熱之證。

現代認為可用於治療慢性腎炎、高血壓病、糖尿病、神經衰弱、小兒發育不良、男子性功能障礙、習慣性便祕等病症。

鑑別：明代薛己，則為善用腎氣丸、六味地黃丸和十補丸之巨匠。此三方經他斟酌化裁，治療雜證，多獲效驗。如治發熱，察其無火，便用腎氣丸，「益火之源，以消陰翳」；察其無水，便用六味地黃丸，「壯水之主，以制陽光」。左尺脈虛弱而細數者，是腎水真陰不足，宜用六味地黃丸，右尺脈遲軟沉細

而欲絕者，是命火虧虛，宜用腎氣丸；至其兩尺微弱，是陰水陽火俱虛，宜用十補丸。由此可見薛氏對此三方運用圓熟，頗有見地。其治婦女肝鬱陰虛者，用六味地黃丸合逍遙丸加五味子創滋腎生肝飲。

方解：方用三補三瀉的六味地黃丸，合以白朮、當歸、甘草、五味子、柴胡等，滋養陰血、清熱疏肝，為其配伍特點。

六、右歸丸

出處：明代張景岳《景岳全書》。

組成：大懷熟八兩，山藥（炒）四兩，山茱萸（微炒）三兩，枸杞（微炒）四兩，鹿角珠（炒珠）四兩，菟絲子（製）四兩，杜仲（薑湯炒）四兩，當歸三兩（便溏勿用），肉桂二兩（漸可加至四兩），製附子（自二兩漸可加至五六兩）。

用法：先將熟地蒸爛，杵膏，加煉蜜丸，如彈子大，每嚼服二三丸，以滾白湯送下，其效尤速。

功用：溫補腎陽，填精止遺。

主治：用於腎陽不足，命門火衰，腰膝痠冷，精神不振，怯寒畏冷，陽痿遺精，大便溏薄，尿頻而清。

現代認為腎陽不足，命門火衰，神疲氣怯，畏寒肢冷，陽痿遺精，不能生育，腰膝痠軟，小便自遺，肢節痹痛，周身浮腫；或火不能生土，脾胃虛寒，飲食少進；或嘔惡鼓脹，或翻

胃噎膈；或臍腹多痛；或大便不實，瀉痢頻作。

鑑別：本方係從《金匱要略》腎氣丸加減衍化而來，所治之證屬腎陽不足，命門火衰，或火不生土所致。方中除用肉桂、附子外，還增入鹿角膠、菟絲子、杜仲，以加強溫陽補腎之功；又加當歸、枸杞子，配合熟地黃、山藥、山茱萸以增益滋陰養血之效。其配伍滋陰養血藥的意義，即《景岳全書》所說「善補陽者，必於陰中求陽」之意。

方解：方中以附子、肉桂、鹿角珠為君藥，溫補腎陽，填精補髓；臣以熟地黃、枸杞子、山茱萸、山藥滋陰益腎，養肝補脾；佐以菟絲子補陽益陰，固精縮尿；杜仲補益肝腎，強筋壯骨；當歸養血和血，助鹿角珠以補養精血。諸藥配合，共奏溫補腎陽，填精止遺之功。

方歌：右歸丸中地桂附，山藥茱萸菟絲歸，

杜仲鹿膠枸杞子，益火之源此方魁。(《方劑學》)

七、左歸丸

出處：明代張景岳《景岳全書》。

組成：大懷熟八兩，山藥（炒）四兩，枸杞四兩，山茱萸四兩，川牛膝（酒洗，蒸熟）三兩（精滑者不用），菟絲子（製）四兩，鹿膠（敲碎炒珠）四兩，龜膠（切碎炒珠）四兩（無火者不必用）。

用法：上先將熟地黃蒸爛，杵膏，加煉蜜丸，桐子大。每食前用滾湯或淡鹽湯送下百餘丸。

功用：滋陰補腎，填精益髓。

主治：頭目眩暈，腰痠肢軟，舌光少苔，脈細。

現代認為遺精、早洩、精子少或無精子等男性不育症屬真陰不足者。

鑑別：本方係從《小兒藥證直訣》六味地黃丸加減衍化而成。方中熟地黃、山藥、山茱萸補益肝腎陰血；龜板膠、鹿角膠均為血肉有情之品，二味合用，峻補精血，調和陰陽；復配菟絲子、枸杞子、川牛膝補肝腎，強腰膝，健筋骨。合用具有滋陰補腎，益精養血之功。

證治機制：本方治證為真陰不足，精髓虧損所致。腎藏精，主骨生髓，腎陰虧損，精髓不充，封藏失職，故頭目眩暈，腰痠腿軟，遺精滑泄。治以壯水之主，以培腎之真陰。

方解：方中重用熟地黃滋腎益精，以填真陰，為君藥；山茱萸養肝滋腎，澀精斂汗；山藥補脾益陰，滋腎固精；枸杞子補腎益精，養肝明目；龜板膠、鹿角膠為血肉有情之品，峻補精髓，龜板膠偏於補陰，鹿角膠偏於補陽，在補陰之中配伍補陽藥，取「陽中求陰」之意，均為臣藥；菟絲子、川牛膝益肝腎，強腰膝，健筋骨，俱為佐藥。諸藥合用，共奏滋陰補腎，填精益髓之效。

方歌：左歸丸內山藥地，萸肉枸杞與牛膝，

菟絲龜鹿二膠合，壯水之主方第一。(《方劑學》)

八、大補元煎

出處：明代張景岳《景岳全書》。

組成：人參(補氣補陽，以此為主。少則用一二錢，多則用一二兩)，山藥(炒)二錢，熟地(補精補陰，以此為主。少則用二三錢，多則用二三兩)，杜仲二錢，當歸二三錢(若泄瀉者去之)，山茱萸一錢(如畏酸吞酸者去之)。枸杞二三錢，炙甘草一二錢。

用法：水二盅，煎七分，食遠溫服。

功用：救本培元，大補氣血。

主治：氣血大虧，精神失守之危急病症。

鑑別：溫補大師張景岳認為腎氣丸、六味地黃丸是為正虛而邪不衰，水溼內存而精不足的症候而設，乃補中有瀉之劑。對「精氣大損，年力俱衰，真陰內乏，虛痰假火等症」，當從純補，於是他在腎氣丸和六味地黃丸的基礎上，「推廣其義，用六味之義，不用六味之方」創右歸丸、右歸飲以補元陽，生命火；左歸丸、左歸飲以補真陰，滋腎水。此外張氏還在腎氣丸的基礎上創大補元煎，大補元煎治男女氣血大虧、精神失守等危重症候，稱之為回天贊化救本培元第一方。

方解：方用人參、炙甘草補氣回陽，熟地黃、山茱萸、枸杞子以補腎養陰，杜仲補腎強膝固本，當歸養血補血。

九、七味都氣丸

出處：清代張璐《張氏醫通》。

組成：熟地黃八兩，山茱萸四兩，山藥四兩，牡丹皮三兩，茯苓三兩，澤瀉三兩，五味子一兩。

用法：上七味，為末，煉白蜜丸，梧子大，每服五七十丸，空心淡鹽湯，臨臥時溫酒下，以美膳壓之。

功用：補腎納氣，澀精止遺。

主治：用於腎虛不能納氣，呼多吸少，喘促胸悶，久咳咽乾氣短，遺精盜汗，小便頻數。

方解：七味都氣丸是在六味地黃丸的基礎上加上五味子而成，五味子斂肺滋腎、斂精止瀉、生津斂汗，全方補中有瀉，寓溫於清，以通為澀，氣化斡運，化機鼓盪，故其常用於腎陰不足，偏於無以收斂所致的咳嗽、虛喘、遺精、盜汗等症。

第二章

藥性配伍解析

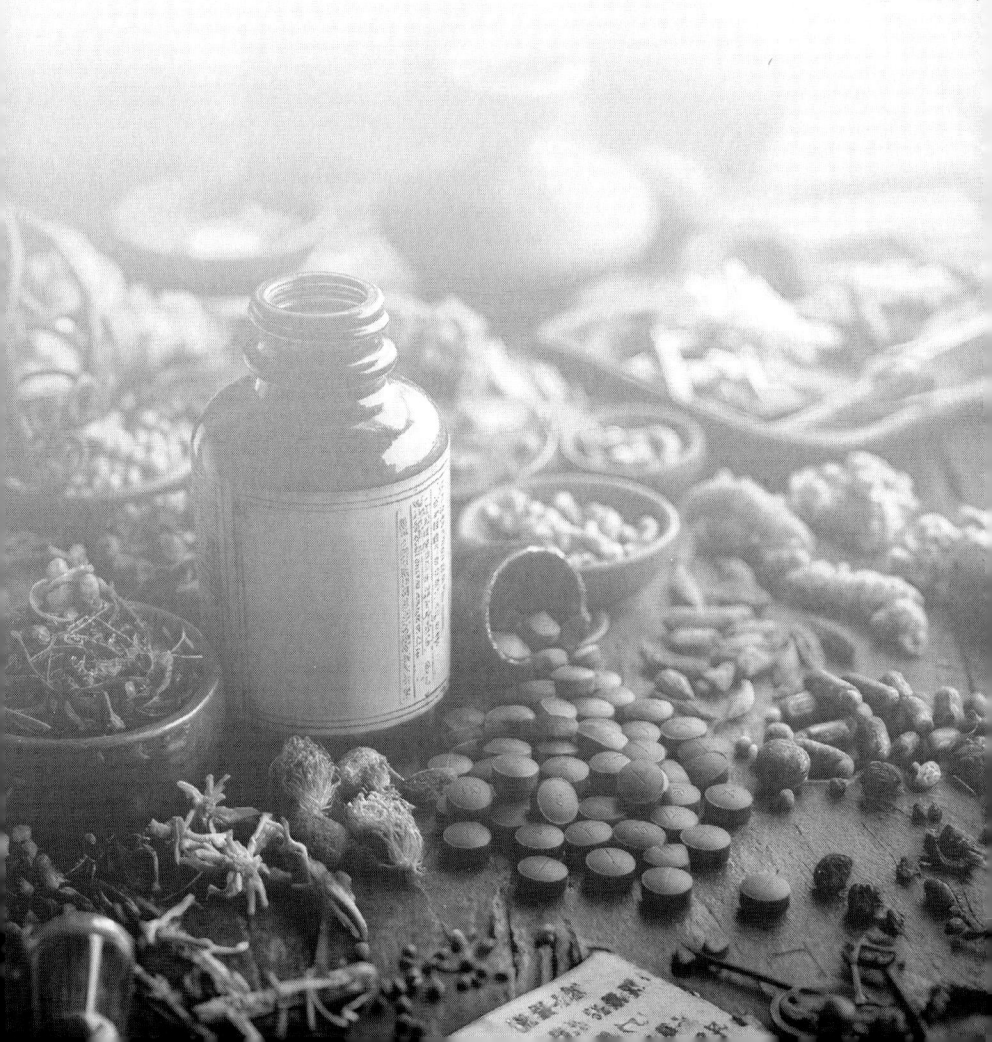

第一節　主要藥物的功效與主治

本方由乾地黃、山茱萸、山藥、澤瀉、茯苓、牡丹皮、桂枝、製附子共 8 味藥物組成，用量最大的是乾地黃，但製附子在本方中具有重要作用，現將製附子藥證總結如下：

一、製附子

當代醫家臨床運用製附子最常見的疾病是心悸、水腫、泄瀉和痹證等；臨床症狀最常見的是疼痛、形寒怕冷、神疲乏力、精神萎靡、食慾不振、面色白、眩暈、便溏和浮腫等。張仲景為善用製附子第一人，《傷寒論》和《金匱要略》中用製附子者有 53 條，31 方。其用製附子的指徵主要是「少陰病，脈微細，但欲寐」，以脈、神兩點作為製附子的應用綱領。陽氣不足，機體興奮力降低，出現精神萎靡、神疲乏力等一派神情倦怠症狀，這類症狀即可以「但欲寐」統之。張景岳云：「人之大寶，只此一息真陽。」又曰：「凡陽氣不充，則生意不廣。」陽虛為陽氣的進一步不足，體失溫煦則形寒怕冷。陽虛的嚴重階段陽衰則出現水腫、面色白。

據此，我們從患者神色形態諸方面歸納了製附子的應用指徵：①神：精神萎靡，目光無神，面帶倦容即神情倦怠；②色：面色白、晦暗或暗黃，無光澤；③形：浮腫、腠理疏鬆、自汗或多汗；④態：喜靜厭動、容易疲倦，但欲寐；⑤平素表現：

畏寒喜暖，四肢冰涼，便溏，小便清長，喜熱飲，食慾不振。有上述指徵中的一二點即可考慮使用製附子。

（一）止痛之功

疼痛，有因寒主收引而冷痛；有因火邪引起的灼痛；氣滯不通引起的脹痛、悶痛；溼邪所致的重痛、痠痛；瘀血所致的刺痛；風邪引起的竄痛；因虛而致的隱痛等。最常見的疼痛是由風寒溼邪引起的冷痛、重痛、痠痛；其次為脹痛、悶痛和隱痛；其他刺痛等。冷痛常見於腰脊、脘腹、巔頂及四肢關節處，因寒邪侵入臟腑、經絡所致者，多屬實寒證；因陽氣不足，臟腑形體失於溫煦所致者，多屬虛寒證。無論實寒虛寒，製附子配伍其他藥物應用或單獨應用都有很好的祛寒、溫陽之功，因而臨床廣泛使用。重痛因寒溼邪氣留滯肌肉、氣血運行不暢，用製附子散寒止痛、助陽通脈。隱痛其疼痛較輕微，但綿綿不休，多屬虛證，由精血虧損或陽虛生寒，臟腑、形體失於充養、溫煦所致，故製附子用於隱痛亦有良效。

（二）畏寒肢冷

這是含製附子複方最常見的臨床症狀之一，是陽虛的顯著特徵。內寒的產生，以陽氣虛衰為根本。陽主熱，以火為徵兆。人體陽氣主溫煦，蒸化布達，激發臟腑功能活動。若陽氣不足，或陽氣虛衰，其溫熱之性減退，鼓舞之機衰弱，從而產生一系

列陽虛寒盛之象，如畏寒肢冷、面色蒼白、便溏、神疲倦臥、脈微等。《本草彙言》云：「製附子，回陽氣，散陰寒，逐冷痰，通關節之猛藥也。」《傷寒蘊要》提出：製附子，乃陰證要藥，凡傷寒傳變三陰及中寒夾陰，或厥冷腹痛，脈沉細，甚則唇青囊縮者，急須用之，有退陰回陽之力，起死回生之功。可見製附子溫陽祛寒之功卓著。腎陽為一身陽氣之本，「五臟之陽氣，非此不能發」。腎陽充盛，臟腑形體官竅得以溫煦，其功能活動得以促進和推動，各種生理活動得以正常發揮，同時機體代謝旺盛，產熱增加，精神振奮。若腎陽虛衰，溫煦、推動等功能減退，則臟腑功能減退，機體的新陳代謝減緩，產熱不足，則精神萎靡、神疲乏力。所謂「益火之源，以消陰翳」，腎陽不足，溫補腎陽，其代表方是由製附子、桂枝等組成的腎氣丸。

（三）痹證的要藥

痹證之病機為閉阻不通，多因風寒溼邪合而雜至，阻遏經脈，流注關節，臨床上常以關節疼痛，腫脹，肢體麻木發涼，或關節屈伸不利為主症。「陽氣者，精則養神，柔則養筋」。寒溼為陰邪，易傷人體陽氣，痹證日久不癒，體內陽氣漸虛，故臨床證屬陽氣虧虛，寒溼阻絡的痹證多見。醫案之痹證以寒痹為主，寒邪凝滯，不通則痛，氣不足筋脈失養則屈伸不利。當用製附子配伍桂枝、細辛、生薑等溫陽散寒止痛。風溼熱痹者

配伍白朮、黃柏、薏仁、蠶沙等，一則因本有溼邪存在，溼為陰邪，溼盛則陽微；一則因溼熱蘊結，陽氣被遏，故借製附子之辛熱溫通陽氣。不同的是風寒溼痺須用大劑量（15g 以上），而風溼熱痺只需小劑量（3～6g）即可。

綜上所述，含製附子複方醫案的病機主要是以諸臟腑陽虛為本，痰飲水溼停留、外寒內寒侵襲、經脈痺阻不通為標；症候主要以疼痛、畏寒肢冷、神疲乏力、精神萎靡、食慾不振等為主；舌脈主要是以舌淡，苔薄白，脈沉細為主。

二、肉桂

(一) 溫腎暖肝、行氣止痛

因寒為陰邪，易傷陽氣，其主收引，其性凝滯，往往凝結氣血、阻滯經脈，可使氣機收斂。經絡作為人體運行氣血的主要通道而具有運輸滲灌氣血的作用，若被寒邪所侵，可致關節冷痛、少腹或陰部冷痛、經脈攣急作痛等症。故對下焦肝腎的寒凝氣滯經絡之證，常於行氣劑中新增溫裏藥，從而增強溫經通絡、行氣止痛之功。肉桂辛散可溫通，偏入血分，溫營血，散寒凝，《得配本草》載其：「入血藥，即溫行。」

張介賓有言「血有寒滯不化及火不歸原者，宜溫之，以肉桂、附子、乾薑、薑汁之屬」，故《景岳全書》中暖肝煎配伍亦取肉桂辛、甘、大熱之性，伍以枸杞子、小茴香等溫腎暖肝、

祛寒行氣止痛，可治療因寒凝肝腎經脈所致的小腹或少腹脹痛、睪丸冷痛、痛經等症狀。

（二）溫補腎元、納氣平喘

肺主氣而司呼吸，腎藏精而主納氣，張景岳謂之「肺為氣之主，為氣之根」。故對咳喘短氣時久，兼有腎不納氣之證，每於降氣的同時，必配伍溫腎納氣之品，以增強療效，如汪昂在《醫方集解》中所言：「蘇子、前胡、厚朴、橘紅、半夏皆能降逆上之氣，兼能除痰，氣行則痰行矣……下虛上盛，故又用肉桂引火歸原也。」肺為痰涎所困，失宣發肅降之職，氣機上逆壅滯而致咳嗽氣喘、胸膈滿悶。腎虛則不可納氣並氣化不利，故短氣不足以息及水液內停。在蘇子降氣湯中配伍肉桂，既可溫腎助陽、納氣平喘，又可通陽化氣、溫化痰飲。

（三）宣導百藥、鼓舞氣血

《名醫別錄》於肉桂有言「宣導百藥，無所畏」。後世醫家繼承並發展了肉桂可宣導百藥的觀點，如劉完素所著《黃帝素問宣明論方》，善將少量肉桂伍於群藥之中，借肉桂辛、大熱之性，鼓舞氣血，通導諸藥，從而加強治療效果。清代嚴潔言肉桂：「補命門之相火，通上下之陰結，升陽氣以交中焦，開諸竅而出陰濁」，「肉桂，入陽藥，即汗散；入血藥，即溫行；入泄藥，即滲利；入氣藥，即透表。」《本草求真》亦指出肉桂可治血

脈不通，有鼓舞血氣之功能，不同於附子，只固真陽。故氣血不和者，欲令其流暢，不宜用附子，只在理氣劑中加入味辛、甘、性大熱之肉桂，其色紅入血分，以溫養氣血，宣導百藥，鼓舞氣血之運行。

（四）佐制寒涼、以防傷陽

《素問・調經論》載：「血氣者，喜溫而惡寒，寒則泣不能流，溫則消而去之。」《靈樞・本臟》載：「人之血氣精神者，所以奉生而周於性命者也。」故寒涼之藥過量使用易致人體氣血凝滯而關門留寇，寒邪在內則傷人體正氣而變生他證，病將難治。肉桂辛而大熱，如在橘核丸中可以溫暖肝腎而驅散寒邪，同時佐制川楝子、木通之偏寒。取其辛熱之性與大量寒涼藥物相伍，以防寒性太過反而損傷人體正氣。

三、生地黃

最早見於南北朝的《雷公炮炙論》，性微溫，味甘，功用滋陰，補血。用於陰虛血少，腰膝痿弱，勞嗽骨蒸，遺精，崩漏，月經不調，消渴，溲數，耳聾，目昏，用法多以入湯藥或配伍。

歷代醫家都認為生地黃經用酒等為輔料蒸或燉後，藥性由寒涼轉溫，由苦化甘，入肝腎，補血，填精髓，安五臟，和血脈，潤肌膚，養心神，寧魂魄。從而達到調益榮衛，滋養氣

血,治諸虛不足之目的。現代認為熟地黃是養血滋陰,補精益髓的要藥,主要應用於:血虛萎黃、眩暈、心悸、失眠、月經不調、崩漏等症狀。與當歸、川芎、白芍同用為四物湯,是補血調經的基本方劑;腎陰不足、潮熱、盜汗、遺精、消渴等,為滋陰的主藥。與山藥、山茱萸、澤瀉等配伍組成六味地黃丸治腎陰不足引起的各種症候;補精益髓,與枸杞子、鎖陽、桑螵蛸、地骨皮等配伍,用於腰痠膝痛、頭暈眼花、耳鳴耳聾、鬚髮早白等症狀。

四、山茱萸

(一)滋補肝腎

本品味酸性微溫,溫而不燥,補而不峻,為平補陰陽之要藥。治肝腎陰虛引起的頭暈目眩、腰痠耳鳴者,常與熟地黃、山藥等配伍,如六味地黃丸;治命門火衰引起的腰膝冷痛、小便不利者,常與肉桂、附子等同用,如腎氣丸。

(二)固崩止血

本品入於下焦,能補肝腎、固衝任以止血。治婦女肝腎虧損、衝任不固之崩漏及月經過多者,常與熟地黃、白芍、當歸等同用,如加味四物湯;治脾氣虛弱、衝任不固而致漏下不止者,常與龍骨、黃耆、白朮、五味子等同用,如固衝湯。

(三)收斂固澀

本品既能補腎益精,又能固精縮尿,為固精止遺之要藥。治腎虛精關不固之遺精、滑精者,常與熟地黃、山藥等同用,如六味地黃丸;治腎虛膀胱失約之遺尿、尿頻者,常與覆盆子、金櫻子、沙苑子、桑螵蛸等藥同用。

(四)補虛固脫

本品味酸澀性溫,能收斂止汗、固澀滑脫,為防止元氣虛脫之要藥。治大汗欲脫或久病虛脫者,常與人參、附子、龍骨等同用,如來復湯。

五、山藥

(一)健脾益胃、助消化

山藥含有澱粉酶、多酚氧化酶等物質,有利於脾胃消化吸收功能,是一味平補脾胃的藥食兩用之品。不論脾陽虧或胃陰虛,皆可食用。臨床上常用治脾胃虛弱、食少體倦、泄瀉等病症。

(二)滋腎益精

山藥含有多種營養素,有強健機體,滋腎益精的作用。大凡腎虧遺精,婦女白帶多、小便頻數等症,皆可服之。

（三）益肺止咳

山藥含有皂苷、黏液質，有潤滑、滋潤的作用，故可益肺氣，養肺陰，治療肺虛痰嗽久咳之症。降低血糖：山藥含有黏液蛋白，有降低血糖的作用，可用於治療糖尿病，是糖尿病患者的食療佳品。

（四）延年益壽

山藥含有大量的黏液蛋白、維生素及微量元素，能有效阻止血脂在血管壁的沉澱，預防心血管疾病，獲得益志安神、延年益壽的功效。

六、牡丹皮

牡丹皮始載於《神農本草經》，列為中品。古今所用之牡丹皮，其原植物品種基本一致。清熱涼血；活血散瘀。溫熱病熱入血分，發斑，吐衄，熱病後期熱伏陰分發熱，陰虛骨蒸潮熱，血滯經閉，痛經，癰腫瘡毒，跌仆傷痛，風溼熱痺。

七、茯苓

茯苓的主要功效在於平驚恐憂恚，降逆氣，止煩滿，安魂魄也。而其利小便之功，臨證用之亦有佳效者，何也？蓋腎主水司二便，腎氣蒸化，小便乃出。小便之不利者，多由於腎不

化氣也。茯苓能降逆氣，使氣降歸於下焦，將一身之氣收納於下焦之中，下焦之氣充足，則腎氣蒸化水氣之功可復，而小便可利矣。此即茯苓所以利小便有佳效也，其非以利小便而利小便，而是使氣歸下焦，腎氣充足而復其主水之職，使小便恢復如常也。從本以治小便不利，故其效佳。《本草備要》言茯苓能治「泄瀉遺精，小便結者能通，多者能止」。若非納氣歸腎，使腎氣充足，焉有此能通能止之功效哉。《神農本草經》尚稱茯苓治「口焦舌乾」，以其能使腎氣充而恢復主水之職，使水氣能達上焦而解其渴也。

八、澤瀉

（一）瀉有餘之水溼

《本草衍義》云「澤瀉其功尤長於行水」，《本草蒙筌》曰「澤瀉瀉伏水」，《名醫別錄》言其「逐膀胱三焦停水」。可見澤瀉利水是瀉體內既停之水及已伏之水。水液之停伏，咎由肺、脾、腎三臟之功能失調，乃體內有餘之水溼。以澤瀉利水，正如《藥品化義》所云：「以此清潤肺氣，通調水道，下輸膀胱……則脾氣自健也，因能利水道，令邪水去。」驗之臨床，澤瀉擅治痰飲、水腫、鼓脹、子腫、痢下、泄瀉、眩暈、癃閉、蓄水諸症，有滲溼、利水、消腫、蠲飲、化痰、定眩、止痢等諸多功效。早在《傷寒雜病論》中張仲景就用澤瀉配桂枝等組成五苓

散治水停下焦之蓄水證；治水腫停飲，有《素問病機氣宜保命集》之白朮散，借其淡滲行水之功，增強健脾滲溼之力。澤瀉利水，尚具有化痰定眩之效。《本草正義》云：「其兼能滑痰化飲者，痰飲亦積水停溼為病。」《金匱要略》之澤瀉湯以澤瀉五兩、白朮二兩相伍，善治「心下有支飲，其人苦冒眩」之痰飲眩暈。近年來，用澤瀉湯治療梅尼爾氏症而獲效者屢見報導，其實也是取澤瀉利水滲溼以引痰飲下行之力。治療耳源性眩暈，澤瀉可用至 30～60g，量小則不達；若與苓桂朮甘湯合用或加川牛膝 10～15g 以引水下行，則療效尤佳。澤瀉利水，還可用於治療妊娠水腫、羊水過多之症，如《校注婦人大全良方》用澤瀉散治陽虛溼停水聚之候，效驗彰著；以澤瀉治泄瀉下利，可考《傷寒論》豬苓湯，其證也有小便不利，治用澤瀉亦取其利小便而實大便、利前陰而實後陰之意。上述諸症，水溼為患，以澤瀉瀉水滲溼，則其症自癒。

（二）導過盛之物質

張景岳云：「澤瀉以利陰中之滯。」《本草蒙筌》言其「去留垢」，可瀉體內過盛之物質、壅遏之痰濁。張仲景在《金匱要略》中以腎氣丸治消渴，《名醫別錄》亦載澤瀉「止消渴」。然消渴每見多尿，以利尿之澤瀉治療多尿豈不相悖？李時珍釋曰：「仲景地黃丸用茯苓、澤瀉者，乃取其瀉膀胱之邪氣。」可見澤瀉用治消渴，乃借其瀉邪之功而導血中過盛之濁邪（血糖）。《醫

學啟源》謂澤瀉「治小便淋瀝」，《藥性賦》亦云能「治五淋，宣通水道」，取澤瀉排石通淋，意在祛除賊邪，排出結石，利水通淋，增水行舟。在組方之際，恆與石韋、萆薢等為伍，使之分清別濁，則痰濁、膏淋、砂石自去。

（三）通壅塞之水道

人體之津液貴在滑利流通，若失其流暢之性，停則為飲，止則為涎，聚則為痰，凝則為石。澤瀉乃滲溼滑利之品，為歷代醫家所推崇。誠如《本草正義》云澤瀉：「最善滲泄水道，專能通行小便……此藥功用唯在淡則能通。」故當津液運行壅滯之際，可借澤瀉滑利之性予以疏通。柯琴云：「澤瀉以疏水道之滯也。」《神農本草經》曰：「澤瀉主風寒溼痺、乳難。」《本草彙言》言其能治「癃閉結脹」。葉天士詮解其機制云：「其主風寒溼痺者，痺則血閉而肌肉麻木也。澤瀉味甘益脾，脾溼去則血行而肌肉活，痺證瘳矣；其主乳難者，脾統血，血不化，乳所以難也。味甘益脾，脾溼行則血運而乳通也。」從葉天士所論，可見澤瀉治此關鍵在於益脾、健脾以助運，通陽以行水，疏其壅塞之水液而滑利關節，通利乳汁，頗有見地。綜上所述，皆係溼鬱氣滯或陽虛水停致水道壅塞，宜伍以扶陽通利之劑，以發揮通滯之效，如治癃閉納肉桂、烏藥，通乳配通草、王不留行，蠲痺佐羌活、桂枝等。

（四）利下焦之溼熱

澤瀉性寒味甘淡，利水滲溼，尤具清熱之功。其泄熱之功效除其性寒有關，更藉助其利水滲溼之性，寓釜底抽薪之意。如李時珍曰：「脾胃有溼熱……澤瀉滲去其溼，則熱也隨去。」朱丹溪曰：「澤瀉能瀉膀胱包絡之火，膀胱包絡有火，行水則火降矣。」均借澤瀉利溼泄熱之功，以治下焦溼熱之淋、帶、遺、泄、癃及溼熱黃疸等諸多疾病。《千金方》以澤瀉一兩，配伍茵陳、滑石，治溼熱黃疸，證驗臨床。以此加味治療黃疸型肝炎，效果顯著。

第二節　功效與主治

腎氣丸首見於張仲景所著《金匱要略》一書，一般認為其功效在於溫補腎陽，歷版方劑學教科書也將其作為溫補腎陽的代表方而歸於補陽劑中。但由於對腎氣丸的組方用藥和配伍意義的認識一直有不同的觀點，因而對腎氣丸的功效也有不同的認識。那麼，究竟應該怎樣認識腎氣丸的功效呢？腎氣丸的功效不在溫補腎陽，顧名思義當為補益腎氣。若其功效為溫補腎陽，那方名似以腎陽丸或溫腎丸更妥。腎氣丸具有補益腎氣的功效，可以從以下幾個方面分析得知。

第二章　藥性配伍解析

一、從腎氣丸的配伍意義分析

　　腎氣乃由腎精所化生，即精化為氣。若腎氣不足，氣因精而虛者，當補精化氣。腎氣丸的配伍特點是重用乾地黃八兩，乾地黃滋補腎陰、益精填髓；又用山茱萸四兩，山茱萸不僅能補腎固精，又有收斂固澀的功效。因為腎中之精氣還賴於水穀精微的補充與化生，方中同時佐以山藥四兩、茯苓三兩，其作用在於健脾益腎，助後天之本。以上諸藥可充腎氣化生之形質，使腎氣化生有源。然而僅用滋腎益精之品，未免缺乏生機，腎氣不能由之自動化生，所以，方中加入桂枝、製附子各一兩，以溫腎助陽。製附子味辛、性大熱，主入腎經，能入下焦峻補腎陽，《本草求真》稱之為「補先天命門之火第一要劑」。桂枝辛熱之性雖不如製附子，但不可否認其同樣有溫陽之功。

　　然而從方中用藥比例來看，溫陽藥所占較小。這種配伍，其目的不在峻補腎陽，而是透過溫陽以化氣，也就是取其少火以生（腎）氣之意。即《醫宗金鑑》所論：「此腎氣丸納桂、附於滋陰劑中十倍之一，意不在補火，而在微微生火，即生腎氣也。故不曰溫腎，而名腎氣。」

　　腎氣丸方配伍的精妙之處，不僅在於滋腎填精藥物和溫補腎陽藥物的配伍，更在於此兩類藥物用量的輕重不同。方中倘若僅用滋腎填精之味，則甘味之藥往往會阻礙脾運，不僅難以化生成腎中精氣，而且易成陰寒之邪損傷元氣。同樣，倘若方

中重用溫補腎陽之桂附，或許能獲一時之效，但因桂附氣厚性烈，日久勢必耗損精血，不僅使腎氣化生無源，而且會使虛損加重。而腎氣丸劑型為丸劑，丸者緩也，有一個緩慢取效的過程，需長期給藥，此其一；其二，腎氣丸在《金匱要略》中所治有五：曰虛勞，曰腳氣，曰痰飲，曰消渴，曰轉胞，皆不屬於急切之間即可痊癒的急性病症，也需持續治療。由此可見，也正是由於腎氣丸中此兩類藥物的巧妙配伍，才使腎氣得以不斷地化生。

　　應該指出的是，認為腎氣丸有溫補腎陽的功效，很重要的一點就是從「陰中求陽」的配伍方法來認識的。如第五版《方劑學》教材就認為：本方配伍之法，屬於「陰中求陽」之類，正如張景岳說：「善補陽者，必陰中求陽，則陽得陰助而生化無窮。」、「陰中求陽」、「陽中求陰」，是張景岳根據陰陽互根的原理提出的陰陽偏衰的治療方法。張景岳並為「陰中求陽」法創製代表方右歸丸。分析右歸丸和腎氣丸的藥物組成兩方補陽藥和滋陰藥的配伍比例有明顯的區別。腎氣丸中以滋陰填精藥物為主，溫補腎陽之品僅桂枝和製附子兩味，且在全方中所占的比例很小，方中補陽藥和滋陰等其他藥物的用量之比為1：12.5；而在右歸丸中，補陽藥為鹿角膠、製附子、肉桂、杜仲和菟絲子5味，不僅所用藥物的溫陽作用得到了加強，而且其用量也明顯加大了，方中溫陽藥和滋陰等其他藥物的用量比為1：(0.85～1.4)。從中可以看出，右歸丸中溫陽藥的用量幾乎

相等，甚至超過滋陰等其他藥物。右歸丸展現了「陰中求陽」之義。只有透過這樣的配伍使陰陽相互資生、相互轉化，從而達到具有溫補腎陽的功效。「陰中求陽」用於治療陽衰之證，目的是為了「求陽」。連繫方劑的藥物組成，其中雖不一定以溫陽藥為主，但溫陽藥必須占較大的比例。而對於腎氣丸來說，溫陽藥（桂枝、製附子）的用量較小，很難發揮明顯的補陽作用。腎氣丸配伍的意義不在於「求陽」，而在於「精中求氣」，即張景岳所言：「氣因精而虛者，自當補精以化氣。」所以，用來解釋腎氣丸的配伍意義應該說是不妥的。

二、從《金匱要略》腎氣丸證的相關原文分析

從《金匱要略》原書中腎氣丸所治病症的病機，也可反證其功效在於補益腎氣。原書中腎氣丸主治虛勞、痰飲、消渴、婦人轉胞和腳氣等5種病症。從原文可知，此5種病症症狀各異，分別為短氣有微飲；虛勞腰痛，少腹拘急，小便不利；婦人轉胞不得溺，煩熱不得臥而飲食如故；男子消渴，小便反多，以飲一斗，小便一斗；腳氣上入，少腹不仁。從症狀分析均無明顯的寒象，其病機也很難歸屬於腎陽虛。根據「異病同治」的原則，此5種病症的病機是應該相同的。從上述所有的臨床表現看，探究其病機，均應為腎氣不足，水失攝納，或氣不化水。具體而言，腎氣虛弱不能化氣利水，飲邪泛於心下則見短氣；腎氣虛不能溫養腎之外府則腰痛，腎氣不足，不能化氣利

水則少腹拘急、小便不利；腎氣虛弱，膀胱氣化不利，水氣不行，濁陰上逆，虛陽上擾，則煩熱不得臥，小便不利。總之，腎氣虛則諸病生。然而透過腎氣丸補益腎氣，腎氣足則可化氣利水，微飲當去；腎氣足則可溫養腎之外府，腰痛乃解；腎氣足則可蒸化水氣，小便通利，轉胞當治；腎氣足則可蒸津化氣，消渴自除；腎氣足則可生陽化淫，腳氣上入可癒。由此可見，腎氣充足則諸病向癒。

三、從腎氣丸的現代臨床運用分析

腎氣丸作為一首經典名方，為歷代醫家所推崇，在臨床的運用十分廣泛。許多現代臨床報導稱，腎氣丸主治腎陽虛諸病症有良好的治療效果，似乎可以從臨床的角度證實其溫補腎陽的功效。其實現代臨床運用腎氣丸時，在藥味和藥量上已經有很大的變化。有文獻研究顯示，現代臨床上用腎氣丸原方或以腎氣丸加減運用時，使用熟地黃和肉桂的比例分別為64％和60％。另外，製附子和肉桂的用量也有了較大的增加。這可能是腎氣丸具有所謂溫補腎陽作用的原因，也是臨床報導腎氣丸治療腎陽虛證具有良好療效的原因所在。

從臨床報導來看，也不乏運用腎氣丸原方治療腎氣虛證獲得良好療效的報導。如有人以腎氣丸加減治療糖尿病氣（陰）虛證，均可改善腎虛的症狀，「治療無不效」。此外，腎氣丸作為補腎抗衰老劑的祖方，常用於延緩衰老。因為生理性衰老之老

年人都可表現為腎氣的不足，透過長期服用腎氣丸補益腎氣，則能達到延緩衰老的目的。如其功效為溫補腎陽，則並非適宜所有老年人長期服用，因為不是所有的老年人都具腎陽虛的見證。

四、從腎氣丸藥物組成的演變分析

方劑功效主要取決於藥味和劑量，藥味和劑量的改變無疑會導致方劑功效的改變。從腎氣丸而言，後世在運用時藥味和藥量都做了變化，有悖張仲景制方的原義，從嚴格意義上說已非《金匱要略》所論之腎氣丸了。應該提出的是，後世醫家將腎氣丸列為補腎陽的方劑，可能與方中藥物和劑量的變化有關。首先，腎氣丸中的乾地黃，後世以熟地黃代替；桂枝以肉桂代替。張仲景時代均用乾地黃，熟地黃的運用要到唐代以後，唐代以前尚無熟地黃的製法。如清代徐大椿云：「古方只有乾地黃、生地黃，從無熟地黃者，熟地黃乃唐以後制。」其次，加大了肉桂、附子的用量。如《千金要方》中用桂、附各二兩，《普濟方》中用桂、附各三兩。透過藥物改變和劑量的增大，大大增強了方劑溫陽的作用，因而也就改變了原方的功用和主治。也可以從另外一個方面來理解，後世之所以要對腎氣丸做藥物和藥量的改變，正是由於腎氣丸溫陽功效不足的緣故。倘若腎氣丸確實具有較好溫補腎陽的功效，也就無須再作藥物和藥量的改變了。改變藥物和藥量，無非是為了增強腎氣丸溫陽的功效。

綜合以上的分析，將腎氣丸的功效稱為溫補腎陽，既不符

合張仲景立方的原旨，難以解釋其組方意義，也不符合臨床實際。因此，腎氣丸的功效應是補益腎氣。

　　方中藥物腎陰腎陽並治，雙管齊下。一是補腎陰以熟地黃、山茱萸為本方的主藥。熟地黃味甘性微溫，功用有三：①補腎陰，善滋腎水，凡腎陰虧虛，皆能調之，且氣雄而力緩，量要大些才顯效，正如《珍珠囊》所載：「滋腎水，益真陰。」②能生精血，若陰精不足導致之肝腎虛損，本品有一定的療效，正如《本草綱目》所曰：「填骨髓……生精血，補五臟內傷不足。」③有明顯的鎮靜作用，能有效地緩解高血壓患者的症狀。山茱萸味甘酸性溫，功用也有3種：①有明顯的補腎益精的作用，不但在《名醫別錄》中有載「強陰，益精，安五臟」，而且在《藥性論》中又贊其曰：「補腎氣，興陽道，添精髓。」②能收斂固澀止小便，若年老體衰或久病腎氣虧虛而尿頻數，或夜尿，山茱萸能補而固澀之，正如《藥性論》云：「能止老人尿不節。」③有雙向調節的作用，能平衡腎陰腎陽。既能補腎之陰，又能補腎之陽，一藥二用，一箭雙鵰。若用於腎陰陽兩虛的腰腿痠軟，疼痛最為適宜。二藥合用，滋陰補腎、填精髓的作用明顯加強。二是山藥與茯苓合用。山藥味甘性平，功用有三：①能補腎固精，凡腎精不足導致之疲倦乏力、陽痿早洩，皆能調之，正如《本草綱目》所載「益腎氣」、「主泄精」（《大明本草》）。②能健脾益氣和降血糖的作用，若脾虛運化無力導致的胃腸病、水腫病、糖尿病，或寒溼蘊結損及任帶的帶下症，都可用山藥

治療，療效肯定。③「久服耳目聰明，輕身，不飢，延年」(《神農本草經》)。而茯苓味甘淡性平，功用也有三：①有利水滲溼的作用，若腎陽虧虛所致的下肢浮腫，小便不利，茯苓是首選藥，利水而不傷陰。正如《神農本草經》曰：「利小便，久服安魂，養神，不飢延年。」②「長陰，益氣力，保神守中」(《名醫別錄》)。③有鎮靜和抗病毒的作用。二藥配伍，健脾陰而利溼，利水而不傷陰。三是澤瀉與牡丹皮配伍。澤瀉味甘淡性寒，功用有三：①能利水滲溼，若水溼內停下焦，能清而利之，正如《名醫別錄》所曰：「逐膀胱三焦停水。」②能泄熱，若腎陰不足，虛火上揚，本品能清而泄之。③能止頭昏，若痰溼壅盛上逆所致的頭昏，澤瀉能發揮其所長，正如《大明本草》所載：「主頭眩耳虛鳴。」而牡丹皮味苦辛性微寒，「治血中伏火，除煩熱」(《本草綱目》)。二藥合用，清熱祛溼的作用明顯加強。還有補腎陽的製附子和肉桂二者配伍。製附子味辛甘性大熱，其功用有三：①能「溫暖脾胃，除脾溼腎寒，補下焦之陽虛」(《珍珠囊》)，凡腎陽虧虛之症，本品是首選藥。②能補腎強筋骨，若腎陽虧虛，精虧不能養骨，骨失所養，腰腿痠軟，製附子能「堅肌骨，強陰」(《名醫別錄》)。③有溫經止痛的良好作用，若風寒溼邪所侵的腰背疼痛，轉身不利或步行艱難，常採用製附子於方藥中，其作用明顯而迅速。還有治風溼麻痺、腫滿腳氣的作用。肉桂味辛甘性大熱，功用也有三：①能溫補腎陽，其氣雄而厚，其力大而猛，對腎陽不足引起的四肢冰冷、夜尿頻數，本品療

效滿意。②有溫經通陽、散寒止痛的作用，凡腎陽虧虛導致的腰痛，均可選用。③「養精神，和顏色……久服輕身，不老，面生光華，媚好常如童子」(《神農本草經》)。諸藥合用，透過溫補腎陽藥可改善糖、脂類的代謝，以免機體內糖和脂類物質大量消耗；透過益少陰腎水，補命門相火，從而達到溫補腎陽、強壯筋骨或化氣行水的目的。

第三章

源流方論研析

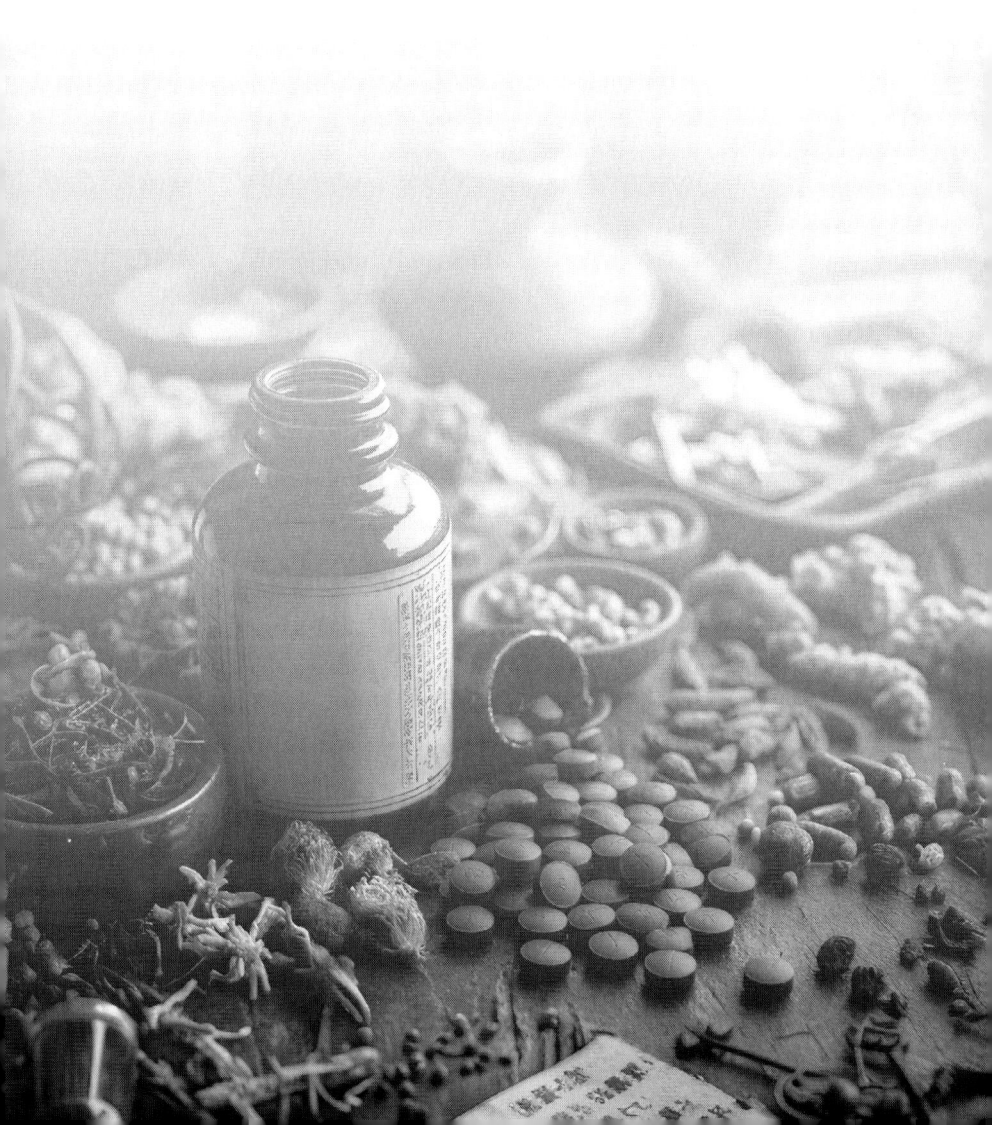

第一節 源流

腎氣丸方出張仲景《金匱要略》，自問世以來，由於組方嚴謹、配伍得當、療效確切，故而在中醫臨床被廣泛應用。從中醫方劑學發展可以看出，歷代醫家在反覆實踐的基礎之上，一方面，擴展了本方的臨床適用範圍；另一方面，在原方基礎之上，隨證化裁並創新出了許多行之有效的方劑，在中醫學發展史上產生了深遠的影響，成為方劑學百花園中一朵燦爛瑰麗的奇葩。

一、腎氣丸的歷代演變

晉代葛洪《肘後備急方·卷四·治虛損羸瘦不堪勞動方》八物腎氣丸：乾地黃、茯苓、薯蕷、桂枝、牡丹皮、山茱萸、澤瀉、五味子。主治虛勞不足、大傷飲水、腰痛、小腹急、小便不利等症。（本方原書無方名，現據元代許國楨《御院方·卷六·補虛損門》補入，此方宋代朱佐《朱氏集驗方·卷二·消渴》名八味丸）

唐代孫思邈《備急千金要方·卷十九·腎臟方》無比山藥圓：山藥、肉蓯蓉、五味子、菟絲子、杜仲、牛膝、山茱萸、乾地黃、澤瀉、茯神、巴戟天、赤石脂。主治諸虛勞百損。（此方宋《太平惠民和劑局方·卷五·治諸虛》名無比山藥丸）

唐代孫思邈《備急千金要方·卷十九·腎臟方》腎氣丸：乾地黃、遠志、防風、乾薑、牛膝、麥門冬、蓯蓉、山藥、石

斛、細辛、地骨皮、甘草、製附子、桂心、茯苓、山茱萸、蓯蓉、鐘乳粉、公羊腎。主治虛勞腎氣不足，腰痛陰寒，小便數，囊冷溼，尿有餘瀝，精自出，陰痿不起，忽忽悲喜。

　　唐代孫思邈《備急千金要方·卷十九·腎臟方》腎氣丸：乾地黃、茯苓、玄參、澤瀉、山藥、山茱萸、桂心、芍藥、附子。主治虛損諸疾。

　　唐代孫思邈《備急千金要方·卷十九·腎臟方》腎氣丸：桂心、乾地黃、澤瀉、山藥、茯苓、牡丹皮、半夏。主治腎氣不足，羸瘦日劇，吸吸少氣，體重耳聾，目暗百病。

　　唐代孫思邈《千金翼方·卷十五·補益》十味腎氣丸：桂心、牡丹皮、澤瀉、山藥、芍藥、玄參、茯苓、山茱萸、附子、乾地黃。主補虛損諸疾。

　　唐代王燾《外臺祕要·卷十七·腎氣不足方》腎氣丸：羊腎、細辛、石斛、肉蓯蓉、乾地黃、狗脊、桂心、茯苓、牡丹皮、麥門冬、黃耆、人參、澤瀉、乾薑、山茱萸、附子、山藥、大棗。主治丈夫腎氣不足，陽氣虛衰，風痹虛損，腰腳疼痛，耳鳴，小便餘瀝，風虛勞冷。

　　宋代錢乙《小兒藥證直訣·卷下》地黃丸：熟地黃、山茱萸、山藥、澤瀉、牡丹皮、茯苓。主治失音、囟開不合、神氣不足、目白睛多、面色白以及腎疳、骨疳、筋疳及肝疳等症。
（此方宋代劉昉《幼幼新書·卷六·稟受諸疾》名補腎地黃丸）

上篇　經方基礎探源

宋代李迅《集驗背疽方·癰疽用藥大綱·加減八味丸》加減八味丸：熟地黃、山藥、山茱萸、肉桂、澤瀉、牡丹皮、白茯苓，北五味子。主治癰疽作渴。(此方清代吳謙《醫宗金鑑·卷二·外科心法要訣》名加味地黃丸)

宋代嚴用和《濟生方·卷一·虛損》十補丸：炮製附子、茯苓、澤瀉、山茱萸、熟地黃、炒山藥、牡丹皮、肉桂、鹿茸、五味子。主治腎臟虛弱、面色黧黑、足冷足腫、耳鳴耳聾，肢體羸瘦、足膝軟弱、小便不利及腰脊疼痛。

宋代嚴用和《濟生方·卷四·水腫》加味腎氣丸：熟地黃、炒山藥、山茱萸、牡丹皮、茯苓、澤瀉、製附子、官桂、車前子、川牛膝。主治腎臟虛弱、腰重腳腫、小便不利。(此方清代吳謙《醫宗金鑑·卷二十七·刪補名醫方論》名資生腎氣丸)

宋代嚴用和《濟生方·消渴門·消渴論治》加減腎氣丸：山茱萸、白茯苓、牡丹皮、熟地黃、澤瀉、鹿角、沉香、山藥、五味子、官桂。主治勞傷腎經，腎水不足，心火自用，口舌焦乾，多渴而利，精神恍惚，面赤心煩，腰痛腳弱，肢體羸瘦，不能起止。

金代劉完素《黃帝素問宣明論方·卷二·諸證門》地黃飲子：熟乾地黃、巴戟天、山茱萸、石斛、肉蓯蓉、製附子、五味子、官桂、白茯苓、麥門冬、菖蒲、遠志。主治瘖痱，虛弱厥逆，語聲不出，足廢不用。

金代李杲《蘭室祕藏·卷上·眼耳鼻門》益陰腎氣丸：澤

瀉、茯苓、生地黃、牡丹皮、山茱萸、當歸梢、五味子、乾山藥、柴胡、熟地黃。主治腎臟虛虧，神水寬大，視物初覺昏暗，漸睹空中有黑花，物成二體，久則光不收，及內障神水淡綠色或淡白色。

明代薛己《校注婦人良方大全·卷八·婦人胞轉小便不利方論第二》滋腎生肝飲：山藥、山茱萸、熟地黃、澤瀉、茯苓、牡丹皮、五味子、柴胡、白朮、當歸、甘草。主治腎虛肝鬱，症見月經不調，小便淋瀝不利，或兩脅脹悶，或小腹作痛等。

明代龔信《古今醫鑑·卷九·眼目》明目壯水丸：人參、當歸、熟地黃、生地黃、天門冬、麥門冬、石棗、枸杞子、五味子、菟絲子、白茯神、乾山藥、川牛膝、柏子仁、澤瀉、牡丹皮、家菊花、黃柏、知母、白荳蔻。主治肝腎不足，眼目昏暗，常見黑花，多有冷淚。

明代龔廷賢《壽世保元·卷四·吐血》清火滋陰湯：天門冬、麥門冬、生地黃、牡丹皮、赤芍、梔子、黃連、山藥、山茱萸、澤瀉、赤茯苓、甘草。主治陰虛，先吐血而後見痰者。

明代龔廷賢《壽世保元·卷四·老人》八仙長壽丸：生地黃、山茱萸、山藥、茯神、牡丹皮、益智仁、遼五味子、麥門冬。主治年高之人，陰虛筋骨痿弱無力，面無光澤或暗慘，食少痰多，或嗽或喘，或便溺數澀，陽痿，足膝無力，以及形體瘦弱、無力多困、腎氣久虛、憔悴寢汗、發熱作渴等症。

明代龔廷賢《壽世保元·卷九·外科諸證》加減八味丸：

生地黃、山藥、桂心、石棗、澤瀉、白茯苓、遼五味子、牡丹皮。主治癰疽瘡瘍痊後及將痊，腎水枯竭，不能上潤，以致心火上炎，水火不能既濟，心中煩躁，口乾渴甚，小便頻數；或白濁陽痿，飲食不多，肌膚漸削；或腿腫腳先瘦，口舌生瘡不絕。

明代龔廷賢《萬病回春·卷五·耳病》滋陰地黃湯：熟地黃、山藥、山茱萸、牡丹皮、澤瀉、白茯苓、酒黃柏、石菖蒲、酒知母、遠志、酒當歸、川芎、煨白芍。主治色欲動相火及耳右聾，或大病後耳聾者。

明代龔廷賢《魯府禁方·卷二·補益》坎離既濟丸：熟地黃、生地黃、天門冬、麥門冬、山茱萸、山藥、甘枸杞、肉蓯蓉、黃柏、知母、當歸、白芍藥、白茯苓、牡丹皮、澤瀉、五味子、揀參、遠志。主治虛損證屬心血腎水不足者。

明代方廣《丹溪心法附餘·卷十九·虛損門》三一腎氣丸：熟地黃、生地黃、山藥、山茱萸、牡丹皮、赤茯苓、白茯苓、澤瀉、鎖陽、龜板、牛膝、枸杞子、人參、麥門冬、天門冬、知母、黃柏、五味子、肉桂。主治心腎諸臟精血不足，心腎諸臟火淫偏盛。

明代方廣《丹溪心法附餘·卷十九·虛損門》古巷心腎丸：熟地黃、生地黃、山藥、茯神、山茱萸、枸杞子、龜板、牛膝、鹿茸、當歸、澤瀉、黃柏、辰砂、黃連、生甘草。主治發白無子、驚悸怔忡、遺精盜汗、目暗耳鳴、腰痛足痿、失眠健

忘等腎精虧心火亢之證。

明代方廣《丹溪心法附餘‧卷十九‧虛損門》八味丸：熟地黃、澤瀉、牡丹皮、白茯苓、山茱萸、山藥、製附子、桂心。主治腎氣虛乏，下元冷憊，臍腹疼痛，夜多漩溺，腳膝緩弱，肢體倦怠，面皮萎黃或黧黑，及虛勞不足，渴欲飲水，腰重疼痛，小腹急痛，小便不利。

明代方廣《丹溪心法附餘‧卷十九‧虛損門》八物腎氣丸：熟地黃、山茱萸、山藥、澤瀉、牡丹皮、白茯苓、五味子、肉桂。主治腎氣虛弱，齒牙鬆動，顏面衰老。

明代傅仁宇《審視瑤函‧卷五‧目昏》明目地黃丸：熟地黃、生地黃、山藥、澤瀉、山茱萸、牡丹皮、柴胡、茯神、當歸身、五味子。主治腎虛目暗不明。

明代傅仁宇《審視瑤函‧卷五‧妄見》加減八味丸：熟地黃、山藥、山茱萸、白茯苓、澤瀉、牡丹皮、五味子、肉桂。主治腎水不足，虛火上炎以致目之神光失序，發熱作渴，口舌生瘡，或牙齦潰爛，咽喉作痛，或形體憔悴，寢汗發熱，五臟齊損，火拒上焦等症。

明代孫一奎《赤水玄珠‧卷二十六‧耳門》滋陰地黃丸：熟地黃、山茱萸、白茯苓、菊花、牡丹皮、何首烏、黃柏。主治腎陰不足，兩耳虛鳴，膿汁不乾。

明代王肯堂《證治準繩‧類方‧第一冊》大補地黃丸：黃柏、熟地黃、當歸、山藥、枸杞子、知母、山茱萸、白芍藥、

生地黃、玄參、肉蓯蓉。主治精血枯涸燥熱。

明代王肯堂《證治準繩·類方·第八冊》加味地黃丸：乾山藥、山萸肉、牡丹皮、澤瀉、白茯苓、熟地黃、生地黃、柴胡、五味子。主治肝腎陰虛瘡證，或耳內癢痛出水，或眼昏痰氣喘嗽，或作渴發熱，小便赤澀等症。(此方清代高鼓峰《四明心法·方論》名抑陰地黃丸)

明代張介賓《景岳全書·卷五十一·新方八陣》滋陰八味丸：山藥、丹皮、白茯苓、山茱萸、澤瀉、黃柏、熟地黃、知母。主治陰虛火盛、下焦溼熱等症。(此方清代江涵暾《筆花醫鏡·卷二·臟腑證治》、清代顧世澄《瘍醫大全·卷九·癰疽潰瘍門主方》名知柏八味丸，清代吳謙《醫宗金鑑·卷二十七·刪補名醫方論》名知柏地黃丸，明代吳昆《醫方考·卷五·瘻痹》稱之為六味地黃丸加黃柏知母方)

明代張介賓《景岳全書·卷五十一·新方八陣》右歸飲：熟地黃、山藥、山茱萸、枸杞、炙甘草、杜仲、製附子、肉桂。主治命門之陽衰陰盛者。

明代張介賓《景岳全書·卷五十一·新方八陣》右歸丸：大懷熟地、山藥、山茱萸、枸杞、鹿角膠、菟絲子、杜仲、當歸、肉桂、製附子。主治元陽不足，或先天稟弱，或勞傷過度，以致命門火衰，不能生土，而為脾胃虛寒，飲食少進，或嘔惡鼓脹，或翻胃噎膈，或怯寒畏冷，或臍腹多痛，或大便不實，瀉痢頻作，或小水自遺，虛淋寒疝，或寒侵髂骨，而肢節痹痛，或寒在下焦，而水邪浮腫，以及神疲氣怯、心跳不寧、

四體不收、眼見邪祟、陽衰無子等真陽不足之症。

明代張介賓《景岳全書·卷五十一·新方八陣》大補元煎：人參、山藥、熟地黃、杜仲、當歸、山茱萸、枸杞、炙甘草。主治男、婦氣血大壞、精神失守危急之症。

明代張介賓《景岳全書·卷五十一·新方八陣》歸腎丸：熟地黃、山藥、山茱萸、茯苓、當歸、枸杞、杜仲、菟絲子。主治腎水真陰不足、精衰血少、腰痠腳軟、形體憔悴、遺泄陽衰等症。

明代張介賓《景岳全書·卷五十一·新方八陣》當歸地黃飲：當歸、熟地黃、山藥、杜仲、牛膝、山茱萸、炙甘草。主治腎虛腰膝疼痛等症。

明代張介賓《景岳全書·卷五十一·新方八陣》左歸飲：熟地黃、山藥、枸杞子、炙甘草、茯苓、山茱萸。主治命門之陰衰陽盛者。

明代張介賓《景岳全書·卷五十一·新方八陣》左歸丸：大懷熟地、山藥、枸杞、山茱萸、川牛膝、菟絲子、鹿角膠、龜板膠。主治真陰腎水不足，不能滋養營衛，漸至衰弱，或虛熱往來，自汗盜汗，或神不守舍，血不歸原，或虛損傷陰，或遺淋不禁，或氣虛昏運，或眼花耳聾，或口燥舌乾，或腰痠腿軟等精髓內虧、津液枯涸之症。

明代秦景明《症因脈治·卷二·吐血咳血總論》歸芍地黃湯：當歸、白芍藥、生地黃、牡丹皮、茯苓、山藥、山茱萸、

澤瀉。主治外感吐血，脈芤而澀者。

明代秦景明《症因脈治·卷四·瘧疾總論》加減地黃湯：熟地黃、牡丹皮、茯苓、山茱萸、山藥、澤瀉、柴胡、白芍藥。主治少陰經瘧，三日一發。

明代秦景明《症因脈治·卷三·腫脹總論》納氣丸：熟地黃、山茱萸、澤瀉、茯苓、山藥、牡丹皮、益智仁。主治氣散腹脹，氣不歸原者。

清代傅山《傅青主女科·產後編上·出汗》八味地黃丸：山茱萸、山藥、牡丹皮、茯苓、澤瀉、熟地黃、五味子、炙黃耆。主治產後虛脫，汗多不止，手足發冷。

清代傅山《傅青主女科·下卷·妊娠》潤燥安胎湯：熟地黃、生地黃、山萸肉、麥門冬、五味子、阿膠、黃芩、益母草。主治妊娠至三四個月，自覺口乾舌燥，咽喉微痛，無津以潤，以至胎動不安，甚則血流如經水者。

清代傅山《傅青主女科·下卷·產後》轉氣湯：人參、茯苓、白朮、當歸、白芍、熟地黃、山茱萸、山藥、芡實、補骨脂、柴胡。主治產後四肢浮腫，寒熱往來、氣喘咳嗽、胸膈不利、口吐酸水、兩脅疼痛等症。

清代陳士鐸《辨證錄·卷十·惱怒門》潤肝湯：熟地黃、山茱萸、白芍藥、當歸、五味子、炒梔子、玄參、牡丹皮。主治多怒怫抑、心煩意躁、至夜口乾舌燥、寐少等症屬腎水不足者。

第三章　源流方論研析

清代張璐《張氏醫通·卷十五·目門》加減地芝丸：生地黃、天門冬、枸杞子、甘菊、熟地黃、麥門冬、山茱萸、當歸身、五味子。主治腎水不足，目能遠視，不能近視。

清代張璐《張氏醫通·卷十六·祖方》納氣丸：熟地黃、山藥、山茱萸、牡丹皮、茯苓、澤瀉、沉香、砂仁。主治脾腎皆虛、蒸熱咳嗽、倦怠少食等。

清代張璐《張氏醫通·卷十六·祖方》加減六味丸：熟地黃、山藥、牡丹皮、茯苓、澤瀉、葳蕤。主治陰虛咳嗽、吐血骨蒸及童勞晡熱、消瘦等症。

清代張璐《張氏醫通·卷十六·祖方》河車六味丸：「熟地黃、山茱萸、山藥、牡丹皮、茯苓、澤瀉、紫河車。」主治稟質素虛，將欲成勞。

清代張璐《張氏醫通·卷十六·祖方》都氣丸：熟地黃、山藥、山茱萸、牡丹皮、茯苓、澤瀉、五味子。主治腎水不固，咳嗽精滑。（此方清代董廢翁《醫宗己任編·西塘感症·感症變病·呃逆》名都氣丸）

清代張璐《張氏醫通·卷十六·祖方》七味丸：熟地黃、山藥、山茱萸、牡丹皮、茯苓、澤瀉、桂枝。主治腎虛火不歸原，遊散在上在外。

清代張璐《張氏醫通·卷十六·祖方》香茸八味丸：熟地黃、山藥、山茱萸、牡丹皮、茯苓、澤瀉、沉香、鹿茸。主治

腎與督脈皆虛，頭旋眼黑。

清代張璐《張氏醫通·卷十六·祖方》清金壯水丸：熟地黃、山藥、山茱萸、牡丹皮、茯苓、澤瀉、麥門冬、五味子。主治腎臟水虧火旺，蒸熱咳嗽。

清代程國彭《醫學心悟·卷四·痔瘡》加減六味丸：大熟地、大生地、山藥、茯苓、丹皮、澤瀉、當歸、白芍、柏子仁、丹參、龜板、遠志。主治痔瘡。

清代吳謙《醫宗金鑑·卷二十七·刪補名醫方論》八味地黃丸：熟地黃、山藥、山茱萸、白茯苓、丹皮、澤瀉、肉桂、製附子。主治命門火衰，不能生土，以致脾胃虛寒，飲食少思，大便不實，或下元衰憊，臍腹疼痛，夜多漩溺等症。(此方原書中亦名桂附地黃丸)

清代吳謙《醫宗金鑑·卷九·外科心法要訣》滋腎保元湯：人參、白朮、白茯苓、當歸身、熟地黃、黃耆、山茱萸、丹皮、杜仲、肉桂、製附子、炙甘草。主治鸛口疽（銳疽），氣血虛弱，潰而斂遲者。

清代顧世澄《瘍醫大全·卷九·癰疽潰瘍門主方》七味地黃丸：熟地黃、山藥、山茱萸、牡丹皮、茯苓、澤瀉、肉桂。主治腎水不足，虛火上炎，發熱作渴，口舌生瘡，牙齦潰爛，咽喉作痛，或形體憔悴，寢汗發熱。

清代顧世澄《瘍醫大金·卷十六·牙宣門主方》加味地黃

湯：大熟地、山萸肉、山藥、骨碎補、澤瀉、牡丹皮、白茯苓。主治腎火外越，齒衄出血，牙宣之症。

清代顧世澄《瘍醫大全‧卷二十一‧大腸癰門主論》加味六味地黃湯：熟地黃、山藥、山茱萸、丹皮、澤瀉、白茯苓、人參、麥冬、黃耆。主治大腸生癰，小腹痛甚，淋瀝不已，精神衰少，飲食無味，面色萎黃，四肢無力，自汗盜汗，夜不得臥。

清代顧世澄《瘍醫大全‧卷三十八‧八角蟲門主方》蘆柏地黃丸：熟地黃、丹皮、白茯苓、山萸肉、懷山藥、澤瀉、黃柏、蘆薈。主治陰蝨瘡，搔癢難忍，抓破色紅，中含紫點。

清代高鼓鋒《四明心法‧卷一‧二十五方主症》滋腎清肝飲：柴胡、白芍、熟地黃、山藥、山茱萸、丹皮、茯苓、澤瀉、當歸身、酸棗仁、梔子。主治肝血虛，胃脘痛，大便燥結。

清代高鼓鋒《四明心法‧卷一‧二十五方主症》疏肝益腎湯：柴胡、白芍、熟地黃、山藥、山萸肉、丹皮、茯苓、澤瀉。主治肝血虛，胃脘痛，大便燥結。

清代高鼓峰《四明心法‧卷二‧方論》滋陰腎氣丸：熟地黃、山藥、丹皮、歸尾、柴胡、生地黃、茯苓、澤瀉。主治眼目神水寬大漸散，物二體，久則光不收及內障，神水淡白色。

清代董廢翁《醫宗己任編‧西塘感症‧感症本病‧養陰法》滋水清肝飲：熟地黃、山藥、山茱萸、丹皮、茯苓、澤瀉、柴胡、白芍藥、山梔子、酸棗仁、當歸身。主治燥火生風，發熱

脅痛，耳聾口乾，或熱甚而痛，手足頭面似覺腫起。

清代董西園《醫級‧卷八‧雜病類方》杞菊地黃丸：枸杞子、菊花、熟地黃、山茱萸、山藥、澤瀉、牡丹皮、茯苓。主治肝腎不足，眼花歧視，或乾澀目痛。

清代沈金鰲《婦科玉尺‧卷一‧求嗣》溫腎丸：熟地黃、山茱萸、巴戟天、當歸、菟絲子、鹿茸、益智仁、生地、杜仲、茯神、山藥、遠志、續斷、蛇床子。主治男女無嗣。

清代沈金鰲《婦科玉尺‧卷六‧婦女雜病》滋陰地黃丸：熟地黃、山茱萸、山藥、天冬、麥門冬、生地黃、知母、貝母、當歸、香附、茯苓、牡丹皮、澤瀉。主治婦女虛勞。

清代沈金鰲《雜病源流犀燭‧卷十七‧燥病源流》加減地黃丸：熟地黃、山藥、山茱萸、丹皮、五味子、百藥煎。主治上消，陰虧津傷，舌赤裂，咽如燒，大渴引飲，夜間更甚者。

清代羅國綱《羅氏會約醫鏡‧卷十‧論泄瀉》溫腎湯：「熟地黃、山藥、山茱萸、澤瀉、茯苓、補骨脂、五味子、菟絲子、肉桂、附子。主治五更及天明泄瀉，多年不癒。

清代馬培之《馬培之外科醫案‧龜背》加減左歸飲：熟地黃、龜板膠、山茱萸、茯苓、山藥、菟絲子、鹿角膠。主治真陰不足，不能滋養榮衛，腿腰痠痛。

清代馬培之《(馬培之外科醫案‧龜背》加減右歸飲：熟地黃、枸杞子、當歸、肉桂、杜仲、菟絲子、山茱萸、懷牛膝。

主治三陽不足，腰腿冷痛，脊駝足弱。

清代汪蘊谷《雜症會心錄·卷下·吐屎》救腎安逆湯：熟地黃、牡丹皮、澤瀉、山藥、山茱萸、沙參、五穀蟲。主治吐屎，久病體虛脈虛者。

清代林佩琴《類證治裁·卷二·虛損》右歸飲：人參、白朮、山藥、枸杞子、杜仲、山茱萸、炙甘草、炮薑、製附子、肉桂、熟地黃。主治腎中真陽虛者。

清代林佩琴《類證治裁·卷二·汗症》益陰湯：地黃、山茱萸、牡丹皮、白芍、麥門冬、五味子、山藥、澤瀉、地骨皮、蓮子、燈心草。主治裏虛盜汗有熱。

清代林佩琴《類證治裁·卷五·瘻證》滋陰大補丸：熟地黃、山藥、山茱萸、茯苓、牛膝、杜仲、五味子、巴戟天、小茴香、肉蓯蓉、遠志、石菖蒲、枸杞子、大棗。主治肝腎陰虛，足熱枯萎。

清代何廉臣《重訂廣溫熱論·卷二·驗方》耳聾左慈丸：熟地黃、山萸肉、淮山藥、丹皮、建澤瀉、浙茯苓、煅磁石、石菖蒲、北五味。主治溫熱病後期腎虛精脫之耳鳴耳聾。

清代鮑相璈《驗方新編·卷十·小兒科》荊防地黃湯：荊芥、防風、山茱萸、牡丹皮、茯苓、生甘草、熟地黃、山藥。主治血虛出痘初起。

清代梁希曾《癧科金書·證治·陰火癧》）加減六味地黃丸：

熟地黃、茯苓、枸杞子、山茱萸、澤瀉、半夏、牡丹皮、炙甘草、青皮、煅龍骨、煅牡蠣、炒杜仲、白芥子。主治寒痰凝結而致的陰火瘰，頸際夾起，大如卵形，堅硬異常，或一邊，或二邊，或帶小核數粒。

清代梁希曾《癧科全書‧證治‧傷肺癧》加減左歸飲：熟地黃、山茱萸、枸杞子、茯苓、陳皮、山藥、半夏、三七、炙甘草、鬱金。主治內傷而致的傷肺癧。

民國張錫純《醫學衷中參西錄‧醫方‧治陰虛勞熱方》既濟湯：熟地黃、山茱萸、生山藥、生龍骨、生牡蠣、茯苓、白芍藥、製附子。主治大病後陰陽不相維繫，陽欲上脫，或喘逆，或自汗，或目睛上竄，或心動悸；陰欲下脫，或失精，或小便不禁，或大便滑泄等一切陰陽兩虛，上熱下涼之證。

徐榮齋整理《重訂通俗傷寒論‧六經方藥‧清涼劑》（清代俞根初《通俗傷寒論》）龜柏地黃湯：生龜板、白芍藥、山藥、朱茯神、熟地黃、砂仁、黃柏、牡丹皮、山茱萸、陳皮。主治陰虛陽亢，虛火上炎，顴紅骨蒸，夢遺滑精。

綜上所述，可以看出，古方金匱腎氣丸自問世之後，在中醫方劑學發展史上產生了深遠的影響。觀其大致，其影響約略可概括為如下兩個方面：一方面，受該方滋陰藥與助陽藥並用以求陰中求陽治療思想的影響，後世醫家又分別以各自的臨床實踐為基礎，隨之而創造出了許多以填精化氣、滋陰涵陽、陰生陽長為立方法則的衍生方劑；另一方面，由於宋代錢乙於其所

著《小兒藥證直訣》中將腎氣丸減桂枝、附子而得六味地黃丸，致使後世醫家又在六味地黃丸的基礎之上加減變化而生成諸多類生方及衍生方劑。但溯其源頭，尋其根底，應該說古方腎氣丸與上述諸多方劑的形成之間有著源與流的先後關係。縱觀中醫方劑學發展演變，找尋腎氣丸歷史沿革，對於充實豐富中醫學虛損病方藥證治的研究內容具有十分重要的意義。

二、演變的若干問題及分析

1. 藥味改動及比例變化

從腎氣丸後世演變方的分析中可以看出，自葛洪、孫思邈始，腎氣丸中桂枝已然改作桂心，並增加了劑量，在《太平惠民和劑局方》中改為肉桂，由此徹底改變了腎氣丸的功效主治──補益腎氣的腎氣丸變成了溫補腎陽的「八味腎氣丸」、「腎氣丸」，而此「腎氣」非彼「腎氣」了。因為，藥物是方劑的「骨骼」，比例是方劑的「靈魂」。

(1) 桂枝與桂心、肉桂

藥物的質地、氣味的厚薄、取材的部位、採集的時令等對藥物的四氣五味、升降沉浮及歸經及功效影響很大。以歷代腎氣丸中的桂枝（或肉桂、桂心）即因上述因素，功效歸經有極大的差異。關於「桂」的記載最早在《神農本草經》中，記載的只有「菌桂」（實為「筒桂」，形近而訛）和「牡桂」，無桂枝、肉桂

名。（注：張仲景所用桂枝當源於《神農本草經》）李時珍引張元素云：「桂即肉桂，厚而辛烈，去粗皮用，其去內外皮者，即為桂心。」李時珍經考證，提出：「牡桂即木桂也，薄而味淡，去粗皮用其最薄者為桂枝……味辛、甘，氣微熱，氣味俱薄，體輕而上行，浮而升，陽也。」而對於肉桂，陶弘景在《本草經集注》中提出「味甘、辛、大熱，有毒」、「下行，益火之源」，從這些論述，桂枝與當時的「牡桂」較相似，肉桂應為當時的「筒桂」，二者有別。桂枝取材自枝條，肉桂取材自主幹，部位、氣味薄厚不同，功效迥別。不可簡單地認為牡桂即肉桂，致使桂枝、肉桂隨意互換。

(2) 製附子

關於腎氣丸中的製附子，李時珍引戴原禮云「附子無乾薑不熱，得甘草則性緩，得桂則補命門」，引陶氏別錄云製附子「溫暖脾胃，除脾溼腎寒，補下焦之陽虛」。從具有代表性的戴、陶兩位醫家的論述可以看出，至少有很大一部分醫家認為製附子可溫，可補。由此可理解為何後世醫家為增加腎氣丸溫陽效果而增加製附子的用量。但就製附子是否能「補」，又有諸多醫家提出了針鋒相對的反對意見，如朱丹溪認為製附子在腎氣丸中仲景用為「少陰之嚮導，其補自是地黃，後世因以附子為補，誤矣。附子走而不守，取健悍走下之性，以行地黃之滯，可致遠」。李時珍亦提出，製附子「辛、溫，有大毒」，「非危病不用，而補藥中少加引導，其功甚捷」。製附子善行經絡之寒溼，

用治風溼痹痛，在腎氣丸證，水溼不化致小便不利、少腹拘急伴腰痛時，用少量製附子即達到溫煦腎氣、氣化溼行的療效。從另一面來說，也正說明腎氣丸並非純補無瀉而為攻補兼施之方。如此，患者屬於單純腎陽不足之證，多量使用製附子是否有益值得商榷。

2. 腎的精氣陰陽

　　腎氣丸透過補精化氣，調補腎氣之陰陽以復腎氣。關於陰中求陽、陽中求陰，後世醫家多有將腎氣丸作為「陰中求陽」的代表方。此說發展自明代著名醫家張景岳，張氏提出：「善補陽者，必於陰中求陽，則陽得陰助而生化無窮。」然而欲「求陽」必是陽虛見證，當以補陽為主，主力補陽，佐以少量補陰藥物，一來避免溫燥傷陰，又可陰陽互補，才能真正「陰中求陽」。這是必須明確的，其實仍不脫方中藥物的比例問題，中醫不傳之祕在於量。

第二節　古代醫家方論

　　腎氣丸作為一首較有代表性的名方受到了歷代醫家的普遍重視，有從理論方面探討其立方本意者，有從臨床方面拓展其治療應用者，有從辨治心得體悟其方義功效者，有從藥性搭配

論理其組方奧妙者，其間或取類比象，或引經據典，或寓意哲理，或據證剖析，力求使方義名、功效確切。因此，諸家對於古方腎氣丸的闡釋及注解有助於深刻領會該方的組方思想，透澈理解該方的構思精神。

趙以德

腰者腎之府。腰痛為腎氣之虛寒可知矣。唯虛寒，故少腹拘急，而膀胱之氣亦不化也。苟非益火以助真陽、以消陰翳，恐無以生土，而水得泛溢，不至上凌君火不止矣。主以八味，固補益先天之至要者也。(《金匱玉函經二注》)

醫和云女子，陰物也，晦淫則生內熱惑蠱之疾。仲景獨稱男子，倘亦此意？腎者主水，主志，藏精以施化。若惑女色以喪志，則泄精無度，火扇不已，所主之水，所藏之精無幾，水無幾，何以敵相火？精無幾，何以承君火？二火烏得不熾而為內熱惑蠱之疾耶？二火熾則肺金傷；肺金傷，則氣燥液竭，內外腠理因之乾澀而思飲也。且腎乃胃之關，通調水道，肺病則水不復上歸下輸；腎病則不復關鍵，不能調布五經，豈不飲一斗而出一斗乎？用八味丸補腎之精，救其本也。不避桂、附之熱，為非辛不能開腠理，致五臟精輸之於腎，與其施化四布以潤燥也……腎氣丸內有桂、附，治消渴恐有水未生而火反盛之患，不思《內經》王注：火自腎起為龍火，當以火逐火，則火可滅；以水治之，則火愈熾。如是，則桂、附亦可從治者矣。(《金匱玉函經二注》)

王履

　　張仲景八味丸用澤瀉，寇宗奭《本草衍義》云：不過接引桂、附等歸就腎經，別無他意，而王海藏韙之。愚謂八味丸以地黃為君，而以餘藥佐之，非止為補血之劑，蓋兼補氣也。氣者血之母，東垣所謂「陽旺則能生陰血」者，此也。若果專為補腎而入腎經，則地黃、山茱萸、白茯苓、牡丹皮皆腎經之藥，固不待夫澤瀉之接引而後至也。其附子、官桂，雖非足少陰經本藥，然附子乃右腎命門之藥，況浮、中、沉無所不至，又為通行諸經引用藥；官桂能補下焦相火不足，是亦右腎命門藥也。易老亦曰補腎用肉桂，然則桂、附亦不待夫澤瀉之接引而後至矣。唯乾山藥雖獨入手太陰經，然其功亦能強陰，且手太陰為足少陰之上源，源既有滋，流豈無益？夫其用地黃為君者，大補血虛不足與補腎也；用諸藥佐之者，山藥之強陰益氣，山茱萸之強陰益精而壯元氣，白茯苓之補陽長陰而益氣，牡丹皮之瀉陰火而治神志不足，澤瀉之養五臟，益氣力，起陰氣而補虛損五勞，桂、附之補下焦火也。由此觀之，則余之所謂兼補氣者，非臆說也。

　　且澤瀉也，雖曰「鹹以瀉腎」，乃瀉腎邪，非瀉腎之本也，故五苓散用澤瀉者，詎非瀉腎邪乎？白茯苓亦伐腎邪，即所以補正耳。是則八味丸之用澤瀉者，非他，蓋取其瀉腎邪，養五臟，益氣力，起陰氣，補虛損五勞之功而已。寇氏何疑其瀉腎，而為接引桂、附等之說乎？

且澤瀉固能瀉腎，然從於諸補藥群眾中，雖欲瀉之，而力莫能施矣……夫八味丸，蓋兼陰火不足者設；六味地黃丸，則唯陰虛者用之也。(《醫經溯洄集》)

吳昆

渴而未消者，此方主之。此即前方六味地黃丸加附子、肉桂也。渴而未消，謂其人多渴，喜得茶飲，不若消渴之求飲無厭也。此為心腎不交，水不足以濟火，故令亡液口乾。乃是陰無陽而不升，陽無陰而不降，水下火上，不相既濟耳！故用肉桂、附子之辛熱壯其少火，用六味地黃丸益其真陰。真陰益，則陽可降；少火壯，則陰自升。故灶底加薪，枯籠蒸溽，槁禾得雨，生意維新。唯明者知之，昧者鮮不以為迂也。昔漢武帝病渴，張仲景為處此方，至聖玄關，今猶可想。

入房太甚，宗筋縱弛，發為陰痿者，此方主之。腎，坎象也。一陽居於二陰為坎，故腎中有命門之火焉。凡人入房甚而陰事作強不已者，水衰而火獨治也；陰事柔痿不舉者，水衰而火亦敗也。丹溪曰：天非此火不足以生萬物，人非此火不能以有生，奈之何而可以無火乎？是方也，附子、肉桂，味厚而辛熱，味厚則能入陰，辛熱則能益火，故能入少陰而益命門之火；熟地黃、山茱萸，味厚而質潤，味厚則能養陰，質潤則能壯水，故能滋少陰而壯坎中之水；火欲實，則澤瀉、丹皮之成酸，可以引而瀉之；水欲實，則山藥、茯苓之甘淡，可以滲而制之。

水火得其養，則腎官不弱，命門不敗，而作強之官得其職矣。
(《醫方考》)

趙獻可

君子觀象於坎，而知腎中具水火之道焉。夫一陽居於二陰為坎，此人生與天地相似也，今人入房盛而陽事易舉者，陰虛火動也；陽事先痿者，命門火衰也。真水竭，則隆冬不寒，真火熄，則盛夏不熱，是方也，熟地、山萸、丹皮、澤瀉、山藥、茯苓，皆濡潤之品，所以能壯水之主；肉桂、附子，辛潤之物，能於水中補火，所以益火之原，水火得其養，則腎氣復其天矣。益火之源，以消陰翳，即此方也。蓋益脾胃而培萬物之母，其利溥矣。(《醫貫》)

喻昌

《金匱》用崔氏八味丸成方，治腳氣上入，少腹不仁者。腳氣即陰氣，少腹不仁，即攻心之漸，故用之以驅逐陰邪也。其虛勞腰痛，少腹拘急，小便不利，則因過勞其腎，陰氣逆於小腹，阻遏膀胱之氣化，小便自不能通利，故用之以收攝腎氣也。其短氣有微飲者，飲亦陰類，阻其胸中空曠之陽，自致短氣，故用之引飲下出，以安胸中也。乃消渴病，飲水一斗，小便亦一斗，而亦用之者，何耶？此不但腎氣不能攝水，反從小便恣出，泉源有竭之勢，故急用之以逆折其水，不使順趨也。夫腎水下趨之消，腎氣不上騰之渴，捨此曷此治哉？後人謂八味丸為治消渴之聖藥，得其旨矣。(《醫門法律》)

汪昂

　　治相火不足，虛羸少氣，王冰所謂「益火之原，以消陰翳」也，尺脈弱者宜之（李士材曰：腎有兩枚，皆屬於水，初無水火之別）。《仙經》曰：兩腎一般無二樣，中間一點是陽精。兩腎中間，穴名命門，相火所居也。一陽生於二陰之間，所以成乎坎而位於北也。李時珍曰：命門為藏精繫胞之物，其體非脂非肉，白膜裹之，在脊骨第七節，兩腎中央，繫著於脊，下通二腎，上通心肺，貫腦，為生命之源，相火之主，精氣之府，人物皆有之，生人生物，皆由此出，《內經》所謂「七節之旁，中有小心」是也。以相火能代心君行事，故曰「小心」。昂按：男女媾精，皆稟此命火以結胎。人之竅通壽夭，皆根於此，乃先天無形之火，所以主云為而應萬事，蒸糟粕而化精微者。無此真陽之火，則神機滅息，生氣消亡矣。唯附子、肉桂，能以入腎命之間而補之，故加入六味丸中，為補火之劑。有腎虛火不歸經，大熱煩渴，目赤唇裂，舌上生刺，喉如煙火，足心如烙，脈洪大無倫，按之微弱者，宜十全大補湯吞八味丸。或問：燥熱如此，復投附、桂，不以火濟火乎？曰：心包相火附於命門，男以藏精，女以繫胞，因嗜欲竭之，火無所附，故厥而上炎；且火從腎出，是水中之火也，火可以水折，水中之火不可以水折，桂、附與火同氣而味辛，能開腠理、致津液、通氣道，據其窟宅而招之，同氣相求，火必下降矣。然則桂、附者，固治相火之正藥歟？八味丸用澤瀉，寇宗奭謂其接引桂、附，歸就

腎經。李時珍曰：非接引也，茯苓、澤瀉皆取其瀉膀胱之邪氣也。古人用補藥必兼瀉邪，邪去則補藥得力，一闔一闢，此乃玄妙。後世不知此理，專一於補，必致偏勝之害矣。張仲景用此丸治漢武帝消渴，喻嘉言曰：下消之證，飲水一斗，小便亦一斗，故用此以折其水，使不順趨。夫腎水下趨則消，腎水不上騰則渴，捨此安從治哉。《金匱》又用此方治腳氣上入，少腹不仁；又治婦人轉胞，小便不利；更其名為腎氣丸，蓋取收攝腎氣歸原之義。（《醫方集解》）

張志聰

腎氣丸，乃上古之聖方，藏之金匱，故名金匱方。夫人秉先天之陰陽水火，而生木火土金之五行。此方滋補先天之精氣，而交通於五臟，故名腎氣丸……若欲調攝陰陽，存養精氣，和平水火，交通五行，益壽延年，神仙不老，必須恆服此金丹矣。元如曰：精生於五臟，而下藏於腎，腎氣上升，以化生此精，是以五臟交通，而後精氣充足。（《侶山堂類辯》）

程雲來

腰者，腎之外候，腎虛則腰痛。腎與膀胱為表裏，不得三焦之陽氣以決瀆，則小便不利，而少腹拘急矣，與是方益腎間之氣，氣強則便溺行，而小腹拘急亦愈矣。（《金匱要略直解》）

吳謙

柯琴曰命門之火，乃水中之陽。夫水體本靜，而川流不息者，氣之動、火之用也，非指有形者言也。然火少則生氣，火

壯則食氣，故火不可亢，亦不可衰。所云火生土者，即腎家之少火，遊行其間，以息相吹耳。若命門火衰，少火幾於熄矣。欲暖脾胃之陽，必先溫命門之火，此腎氣丸納桂、附於滋陰劑中十倍之一，意不在補火，而在微微生火，即生腎氣也。故不曰溫腎，而名腎氣。斯知腎以氣為主，腎得氣而土自生也。且形不足者，溫之以氣，則脾胃因虛寒而致病者固瘥，即虛火不歸其原者，亦納之而歸封蟄之本矣。(《醫宗金鑑·刪補名醫方論》)

李彣曰，方名腎氣丸者，氣屬陽，補腎中真陽之氣也。內具六味丸，壯腎水以滋小便之源，附、桂益命門，火以化膀胱之氣，則薰蒸津液，水道以通，而小便自利。此所以不用五苓散，而用腎氣丸也。(《醫宗金鑑·訂正金匱要略注》)

王子接

腎氣丸者，納氣歸腎也。地黃、萸肉、山藥補足三陰經，澤瀉、丹皮、茯苓補足三陽經。臟者，藏精氣而不泄，以填塞濁陰為補；腑者，如府庫之出入，以通利清陽為補。復以肉桂從少陽納氣歸肝，復以附子從太陽納氣歸腎……獨取名腎氣者，雖曰乙癸同源，意尤重於腎也。(《絳雪園古方選注》)

費伯雄

附桂八味，為治命腎虛寒之正藥，亦導龍歸海之妙法。然虛陽上浮，火無所附者，必於脈象細參，或脈洪大，而重按甚弱；或寸關洪大，而兩尺獨虛細者宜之。否則抱薪救火，必成燎原之勢矣。(《醫方論》)

徐大椿

　　腎臟陽虛不能統溢，而淫溢中外，泌別無權，故浮腫，泄瀉，小便短少焉。熟地補腎滋陰，山萸肉澀精祕氣，茯苓滲溼和脾，車前利水道，澤瀉通溺閉，丹皮涼血利陰血，牛膝下行疏竅道也。俾腎臟陽回則溢不妄行，而蓄泄有權，浮腫、泄瀉無不退矣。此補火利水之劑，為腎虛腫瀉之方。（《醫略六書》）

陳士鐸

　　人有年老遺尿者，不必夜臥而遺也，雖日間不睡而自遺，較前症更重，此命門寒極不能制水也。夫老人孤陽，何至寒極而自遺乎？蓋人有偏陰、偏陽之分，陽旺則有陰虛火動之憂，陽衰則有陰冷水沉之患。少年時，過泄其精，水去而火又虧。夫水火必兩相制者也，火無水制則火上炎，水無火制則水下泄。老人寒極而遺，正坐水中之無火耳。唯是補老人之火，必須於水中補之，以老人火衰而水亦不能甚旺矣。方用八味地黃湯……八味地黃湯，正水中補火之聖藥。水中火旺，則腎中陽氣，自能通於小腸之內，下達於膀胱。膀胱得腎之氣，能開、能合，一奉令於腎，何敢私自開關，聽水之自出乎？氣化能出，即氣化能閉也。唯是八味湯中，茯苓、澤瀉過於利水，老人少似非宜。丹皮清骨中之熱，遺尿之病，助熱而不可助寒，故皆略減其分量，以制桂、附之橫，斟酌得宜，愈見八味湯之妙。然此方但可加減，而不可去留，加減則奏功，去留則寡效也。（《辨證錄》）

羅美

張景岳曰，水腫乃脾、肺、腎三臟之病。蓋水為至陰，故其本在腎；水化於氣，故其標在肺，水唯畏土，故其制在脾。肺虛則氣不化精而化水，脾虛則土不制水而水泛，腎虛則水無所主而妄行，以致肌肉浮腫，氣息喘急。病標上及脾、肺，病本皆歸於腎。蓋腎為胃之關，關不利，故聚水而不能出也。膀胱之津，由氣化而出。氣者，陽也，陽旺則氣化，而水即為精；陽衰則氣不化，而精即為水。水不能化，因氣之虛，豈非陰中無陽乎？故治腫者，必先治水，治水者，必先治氣。若氣不能化，水道所以不通，先天元氣虧於下，則後天胃氣失其本，由脾及肺，治節不行，此下為胕腫腹大，上為喘呼不得臥，而標本俱病也。唯下焦之真氣得行，始能傳化；真水得位，始能分清。必峻補命門，使氣復其元，則五臟皆安矣。故用地黃、山藥、牡丹皮以養陰中之真水；山茱萸、桂、附以化陰中之陽；茯苓、澤瀉、車前、牛膝以利陰中之滯。能使氣化於精，即所以治肺也；補火生土，即所以治脾也；壯水利竅，即所以治腎也。補而不滯，利而不伐，治水諸方，更無出其右者。（《古今名醫方論》）

齊秉慧

愚謂八味丸以地黃為君，而以餘藥佐之，非止為補血之劑，蓋兼補氣也。若專為補腎而入腎經，則熟地、山萸、茯苓、丹皮皆腎經之藥，固不待澤瀉之接引而後至也。其附子乃右命

門之藥，浮中沉無所不至，又為通行諸經引用之藥。肉桂能補下焦相火不足，是亦右腎命門藥也。然則桂、附亦不待夫澤瀉之接引而後至矣。則澤瀉雖曰鹹以瀉之，乃瀉腎邪，非瀉腎之本也，故五苓散中用之。白茯苓亦瀉腎邪之品也。八味用澤瀉者，非但為引經瀉邪，蓋取其攻邪即以補正，能養五臟，益氣力，起陰氣，補虛損五勞之功。（《齊氏醫案》）

張璐

《金匱》八味腎氣丸治虛勞不足，水火不交，下元虧損之首方。專用附、桂蒸發津氣於上，地黃滋培陰血於下，萸肉澀肝腎之精，山藥補黃庭之氣，丹皮散不歸經之血，茯苓守五臟之氣，澤瀉通膀胱之氣化原。夫此方《金匱》本諸崔氏，而《千金》又本諸南陽，心心相印，世世相承，洵為資生之至寶，固本之神丹，陰陽水火各得其平，而無偏勝之慮也。（《千金方衍義》）

魏荔彤

腎氣丸，以附、桂入六味滋腎藥中，益火之源以烘暖中焦之陽，使胃利於消而脾快於運，不治水而飲自無能留伏之患。是治痰飲，以升胃陽、燥脾溼為第一義，而於命門加火，又為第一義之先務也。（《金匱要略方論本義》）

高鼓峰

此方主治在化元，取潤下之性，補下治下制以急。茯苓、澤瀉之滲瀉，正所以急之使直達於下也。腎陰失守，煬燎於上，欲納之復歸於宅，非借降泄之勢，不能收攝寧靜。故用茯

苓之淡泄，以降陰中之陽；用澤瀉之鹹瀉，以降陰中之陰，猶之補中益氣湯用柴胡以升陽中之陰，用升麻以升陽中之陽也。升降者，天地之氣交，知仲景之茯苓、澤瀉，即東垣之升麻、柴胡，則可與言立方之旨矣。（《醫宗己任編》）

唐宗海

腎為水臟，而其中一點真陽，便是呼吸之母。水足陽祕，則呼吸細而津液調。如真陽不祕，水泛火逆，則用苓、澤以行水飲，用地、萸以滋水陰，用淮藥入脾，以輸水於腎，用丹皮入心，以清火安腎，得六味以滋腎，而腎水足矣。然水中一點真陽，又恐其不能生化也，故用附子、肉桂以補之。（《血證論》）

張山雷

仲師八味，全為腎氣不充，不能鼓舞真陽，而小水不利者設法。故以桂、附溫煦腎陽，地黃滋養陰液，萸肉收攝耗散，而即以丹皮泄導淫熱，茯苓、澤瀉滲利膀胱，其用山藥者，實脾以堤水也。立方大旨，無一味不從利水著想。方名腎氣，所重者在一氣字。故桂、附極輕，不過借其和煦，吹噓腎中真陽，使溺道得以暢遂。（《小兒藥證直訣箋正》）

中篇

辨證應用探討

　　本篇從三個部分對腎氣丸的臨證進行論述：第一章臨證概論對古代和現代的臨證運用情況進行了整理；第二章介紹經方的臨證思維，從臨證要點、與類方的鑑別要點、臨證思路與加減、臨證應用調護與預後等方面進行展開論述；第三章為臨床各論，從內科、外科、婦科、兒科等方面，以臨床研究和醫案精選為基礎進行詳細的解讀，充分表現了中醫「異病同治」的思想，為讀者提供廣闊的應用範圍。

中篇　辨證應用探討

第一章

臨證應用概論

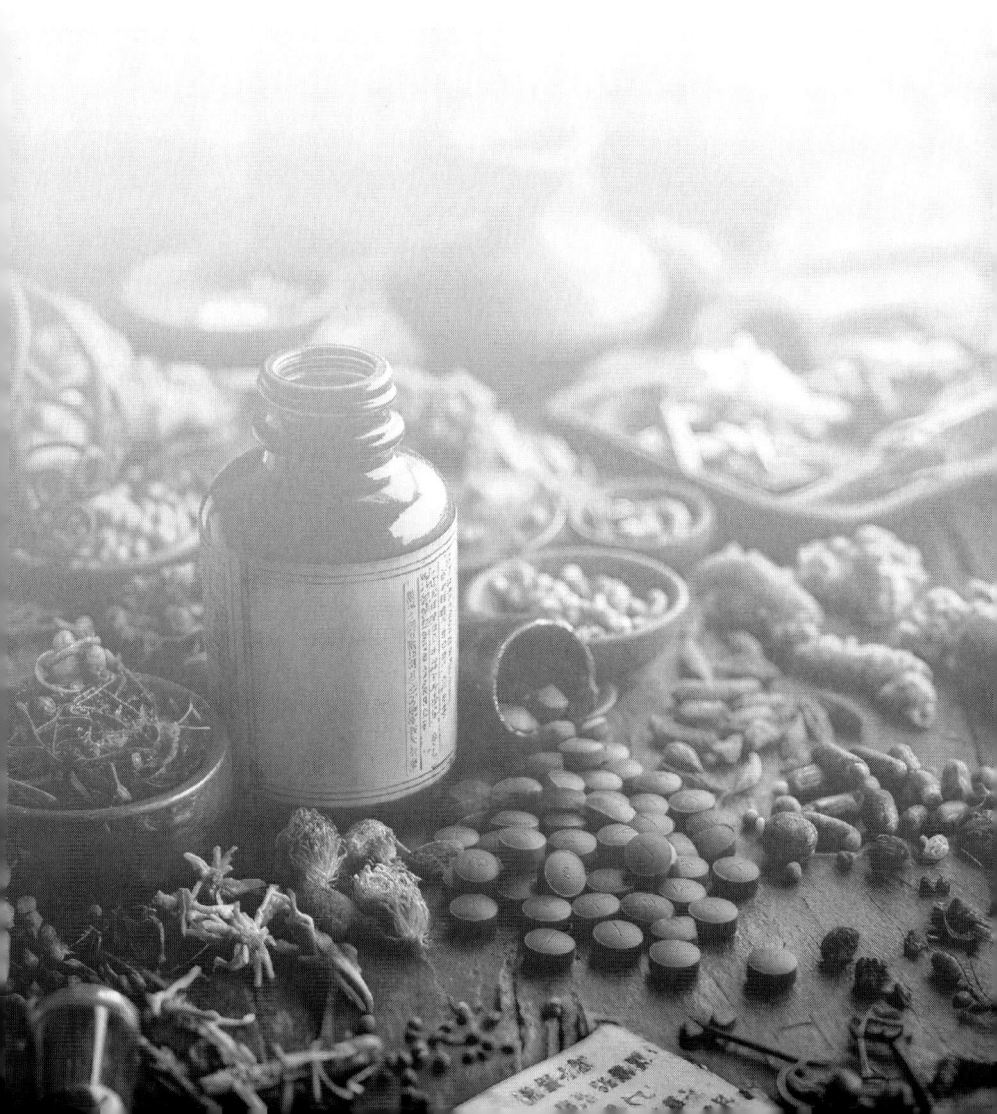

第一節　古代臨證回顧

腎氣丸在《金匱要略》中凡五用：治腳氣入腹、虛勞腰痛、短氣有微飲、男子消渴和婦人轉胞。上述病症雖各不相同，然究其病機則一，均可用未濟卦釋之。該卦坎下離上。離者，火也；坎者，水也。火性炎上，水性潤下。今火上水下，水火不能相交，是為未濟。在人身，心為離屬火，腎為坎屬水，水火不交即心腎不交。

未濟一卦，坎下離上，即火在上，水在下，以烹飪來說則食物不能熟，以救火來說則火不能滅，故象徵心火腎水不相交濟之象。而造成心腎不交的原因在於腎之陰陽俱不足。陰無陽而不升，水不足以濟火，則病消渴，煩熱不得臥。陽無陰而不降，火不足以溫水，則見水腫腳氣，小便不利或短氣有微飲諸證。故《千金方衍義》認為本方為「治虛勞不足，水火不交，下元虧損之首方」。

《攝生眾妙方》則曰本方「陰陽雙補」。本方張仲景冠之以腎氣丸，不曰補腎，而曰腎氣，其義深刻。蓋氣即為易學之關鍵，也是中醫學的根本。人之一身，不外乎一氣之旋轉。腎位居下，為黃泉之分，於象為水，於卦為坎。坎卦外陰內陽，一陽陷於二陰之中，恰似陽氣藏於黃泉之中，暖暖而生輝，是陰平陽祕之象。故古人以腎為水火之宅，元氣之根，精氣之海，生死之竇。腎氣強則高下相召，水火既濟，金木和諧，升降不

息，斡旋脾土，灌溉四旁。腎氣常盛不衰，則康泰健壯，生命常駐。所謂「神與形俱，度百歲乃去」，祛病延年兩得之。所以腎氣丸實為一首著眼於腎，放眼全方位的千古名方。

腎氣丸方藥組成：地黃八兩，山茱萸、山藥各四兩，澤瀉、牡丹皮、茯苓各三兩，桂枝、製附子各一兩。縱觀全方，以小劑溫陽藥置於十倍之滋陰劑之中，恰似坎卦一陽交藏於兩陰受之中，取象於火涵水中，藏而不露。又以山藥厚其土以藏之，山茱萸斂其氣以祕之，澤瀉、牡丹皮、茯苓引亢火以歸之。如此則腎復其封蟄之職，水中之火，不亢不衰，緩緩蒸騰，溫養五臟六腑，四肢百骸，成水火既濟之象。乾坤天地交，後天坎體成方中用地黃八兩滋陰補腎。八為先天坤數。地黃享甘寒之性，製熟地黃味更厚，《黃帝內經》曰：味厚為陰中之陰。而坤為純陰之體，故地黃乃坤藥。先天坤位正當北方，與後天坎位同，可見坎實源於坤。坎卦二陰一陽，以陰為體，陽為用。其陰體即為坤體所化。仲師重用地黃八兩，意在取坤體以化坎體也。然坤體純陰，凝而不流，其象如履霜堅冰。冰必得日光方可化而為水。乾為天，為陽。唯有乾坤相交，則乾得坤陰而成離，坤得乾陽方成坎。如《理虛元鑑》所云：蓋陰陽者，天地之二氣，為先天震卦之數。震木歸肝。震之為卦，一陽二陰，厥陰之體，少陽之用。山茱萸味酸、山藥味甘，二者合用，酸甘化陰，以養厥陰之體。山藥還能益中州，復其升降之職，以防土奎木鬱。而張錫純謂山茱萸能收斂元氣，振作精神，固澀

滑脫，並且收斂之中兼具調暢之性，與少陽之性相合，用之能大補肝中生陽之氣，以助少陽之用。少陽之氣，至春始動，陽氣動則凍解水釋，陰化氣騰，腎水之上濟於心，亦賴此氣之吸引。何夢瑤《醫碥》云：「腎水上升，由肝木之汲引，道地左旋而上於天也。」萬物得此之力而振生機，臟腑十二經之氣化得此始能調暢而不病。周學海《讀醫隨筆·卷四·平肝者舒肝也非伐肝也》謂：「凡臟腑十二經之氣化，皆必借肝膽之氣化以鼓舞之，始能調暢而不病。」皆言此也，腎將水火之用附於肝膽，借少陽疏泄氣化之職，而運敷和之德。故奉此少陽生氣，可司水火之職。水升火降，坎離既濟人體腎氣左旋上升，由肝而至心。陽氣上升至心而盛，陽盛即是火。離卦屬火應心，而盛極必衰，升已必降。「心火下降，由肺金之斂抑，天道右旋而入於地也」（何夢瑤《醫碥》）。方中牡丹皮、茯苓、澤瀉之屬皆取火數（三兩），旨在肅肺降火。牡丹皮味辛氣寒，得金味以散心肝之鬱熱，以免木火刑金之虞，以助金氣之降；又享水寒之氣而入腎，善導心火下交於腎；澤瀉能使在上之水，傾瀉而下，是謂「天氣下為雨」。肺為水之上源，瀉水即是瀉肺，瀉肺則火自降。故《藥品化義》謂其能「清潤肺氣，通調水道，下輸膀胱」。茯苓善滲土中溼熱，土生金，土清則金肅。張錫純云本藥「雖為滲利之品，實能培土生金，有益於脾胃及肺」。即言此也，又「善斂心氣之浮越」，能令炎上之心火下伏而調達於腎。如此諸藥相伍，則水升火降，心腎相交，坎離既濟矣。

腎氣丸，藥雖僅 8 味，但組方用藥精妙，內容博大精深，囊括乾坤天地之道，陰陽氣血升降之機，臟腑氣化之理，五行制化之妙。倘能潛心揣摩，認真體會，明瞭其中滋味，則醫道思過半矣。正因為本方內涵豐富，療效確切，其臨床應用範圍日益擴大。凡腎之陰陽不足，水火不交諸症均可選用。

第二節　現代臨證概述

一、腎氣丸新解

(一) 現行教材對腎氣丸之誤解

　　《金匱要略‧血痹虛勞病脈證并治第六》第 15 條云：「虛勞腰痛，少腹拘急，小便不利者，八味腎氣丸主之。」《金匱要略講義》在釋義中云「本條論述腎陽不足的虛勞證治」，而用腎氣丸之意在於溫補腎陽，以助氣化。然在辨證分析中又云「腎陽虛則腰痛；腎氣不足，則膀胱氣化不利，故少腹拘急，小便不利」，忽言腎陽，忽言腎氣，此方究竟是補腎氣還是補腎陽，治療的證型到底是腎氣虛還是腎陽虛？書中解釋晦澀難明。而《金匱要略》某版教材雖將病機糾正為「腎氣虛」，在方義分析中也明確了「用八味腎氣丸益氣補腎」的功效，但在言及桂枝及肉桂區別時又云用肉桂意在引火歸原，針對命門火衰、虛火上浮、

真陽虧損等，對張仲景配用少許肉桂、附子，以「少火生氣」一言代之，對腎氣丸用大量補陰藥和少量補陽藥的方義尚未做出較透澈的分析，故未能展現仲景制方之妙的醫聖風範。而《方劑學》某版教材更是把腎氣丸放在補腎陽的方劑中，明言腎氣丸主治腎陽不足諸症，而用肉桂、附子意在「陰中求陽」，以致後世臨床把腎氣丸作為治療腎陽虛的方劑在廣泛使用，完全違背了張仲景制腎氣丸，並冠名為「腎氣丸」的本意。

(二) 腎氣丸乃張仲景補腎氣之方，而非補腎陽之方

要明確上述問題，首先當明腎氣與腎陽之區別。雖然氣屬陽，而在言及腎之氣時常云「陽氣」，但實際腎氣與腎陽是有區別的。腎氣的作用重在助膀胱之氣化，固納收澀小便，故腎氣虛是以小便餘瀝不盡、小便頻繁失禁等小便不利的現象為主，伴腰膝痠軟、耳鳴、舌質淡紅、苔薄白、脈沉弱（尺脈尤明顯）。而腎陽之作用重在溫煦，故腎陽虛以小便清長、夜尿頻多為主症，伴腰膝冷痛，四肢冷，得溫則減，耳鳴，舌質淡嫩，舌體胖，邊有齒痕，苔薄白或白潤，脈沉遲無力。既然腎氣虛和腎陽虛所致病症各有差異，因此治法、方藥也就各不相同，然放眼中藥領域，真正專門補腎氣的藥物幾乎沒有，基本以補腎陽的藥物為主，那麼如何表現補腎氣呢？這就是張仲景制腎氣丸的高明之處，試想，腎氣的化生需要什麼條件？正如水要化生為水蒸氣需要水與火一樣，腎氣的化生當然既需要腎中陰

液，也有賴於腎中之陽，且要使腎氣源源不斷地化生，腎中陰液必須充足，所以仲景重用三味補腎陰、益精血的藥物（乾地黃八兩、山藥四兩、山茱萸四兩）以滋腎陰，助生氣之源；而腎中之陽雖必不可少，但不可過盛，因若火過盛則會炙烤腎陰，使腎陰乾涸而無以生氣，所以用少量補腎陽的藥物（製附子一兩、桂枝一兩）以助少火，使腎陽可以溫煦蒸騰腎陰，使腎陰轉化為腎氣，以此達到補腎氣、助氣化的目的。正如柯琴所謂：「此腎氣丸納桂、附於滋陰劑中十倍之一，意不在補火，而在微微生火，即生腎氣也。」如此才能真正表現《黃帝內經》云「少火生氣」而不謂「少火生陽」之意。

（三）腎氣丸並非「陰中求陽」之代表方

明確了腎氣丸功在補腎氣、助氣化，乃張仲景用治腎氣虛的方劑這一思想後，則可糾正後世將腎氣丸作為「陰中求陽」的方劑理解的謬誤，讓後世學者真正理解「陰中求陽」、「陽中求陰」的含義。如不能明確腎氣丸非陰中求陽的代表方，則將與張景岳之意混淆不清，無法於臨床中好好地運用張景岳的這一學術理論。因為後世張景岳表現「陰中求陽」思想的方劑乃右歸丸，而仔細探究右歸丸，不難發現，右歸丸中乃使用大量補陽藥，少量補陰藥來達到「陰中求陽」的目的；而若將腎氣丸也作為「陰中求陽」的方劑，腎氣丸中又是用大量補陰藥，少量補陽藥，如此則會讓後學者難以理解究竟是使用大量補陰藥、少量補陽

藥來達到「陰中求陽」的目的，還是用大量補陽藥、少量補陰藥來達到「陰中求陽」的目的呢？如此則會影響臨床上更進一步地運用這一學術思想。要弄清這個問題，必須首先理清何謂「陰中求陽」？既為「求陽」，當然針對的是陽虛病症，既然陽虛，就當主力補陽，而不該主力補陰，因為若為陽虛，則易生內寒，陽虛內寒再重用補陰藥之滋膩，則易壅遏陽氣，加重病情；而若主以補陽為主，佐以補陰，則才能表現「治病求本」「陰陽互根」的思想。因此「陰中求陽」是指標對陽虛病症，用大量的補陽藥，佐以少量補陰藥進行治療的一種治法，正如張景岳所言：「善補陽者，必於陰中求陽，陽得陰助則化生無窮。」後世張景岳正是發現使用仲景之腎氣丸治療真正腎陽虛的患者難有良效，才另製右歸丸重用補陽藥來達到補腎陽的目的，又根據《黃帝內經》「陰陽互根」、「陽生陰長」的理論指導，佐加少量補陰藥達到陰中求陽的目的，且又可避免純陽辛燥傷陰的弊端，因此可以說張景岳「陰中求陽」的學術思想是受到了張仲景的啟發。

（四）腎氣丸也可補腎陽

前才言及腎氣丸乃補腎氣的方劑，非補腎陽的方劑，此又言腎氣丸可以補腎陽，是否前後矛盾呢？其實不然，「中醫不傳之祕在於量」，一個方劑由於方中藥物劑量的變化則會導致方劑主治、功效發生變化，而張仲景作為一代醫聖，將此更是運用得

爐火純青，如厚朴三物湯、厚朴大黃湯、小承氣湯均用大黃、厚朴、枳實這三味藥，但由於藥物劑量不同，則治法、主證大相逕庭，厚朴三物湯主治氣滯偏重的腹滿病症，厚朴大黃湯主治飲熱交結成實之痰飲病症，而小承氣湯則用治燥屎內結之陽明腑實病症。作為後世研習張仲景學說者，更該學習張仲景靈活變方的思維，透過靈活加減，將相同的藥物透過不同的藥物劑量組合，運用於不同的病症，如此才更能表現中醫「辨證論治」、「異病同治」的特色。就腎氣丸而言，如若將桂枝、製附子用量增加，將乾地黃、山藥、山茱萸用量減輕，或再加上溫補腎陽的藥物，則可將腎氣丸由補腎氣轉變為補腎陽，而用於治療腎陽虛病症。但此時方名就不該再叫「腎氣丸」，而該改作「腎陽丸」了。

二、單方妙用

◎案

姜某，女，15歲。1975年11月1日初診。患者於1年前因高熱住院，按風溼熱、急性腎炎治療，隨後又行扁桃腺摘除術。但未能控制發熱，一直間斷高熱不退。後曾在某醫院住院治療，住院期間經心電圖、肝功能、腎功能等檢查均屬正常，尿抗酸菌培養陰性，狼瘡細胞（－），多次化驗尿蛋白（＋＋），白血球及顆粒管型（＋）。最後確診為隱匿型慢性腎炎，應用環磷醯胺、Betamethasone以及中藥治療3月餘，減輕出院。但回

來後仍間斷發熱而求診中醫。近 3 天來發熱不退，T 39℃左右，顏面潮紅，口乾不喜飲，神倦乏力，大便自如，小便清長，下肢不腫發涼。其脈沉細而弱，兩尺如絲，舌苔薄白。中醫診斷為發熱。辨證為真寒假熱。宜從反治。方用腎氣丸加味。

處方：製附子 9g（先煎），肉桂 6g，熟地黃 12g，茯苓 15g，牡丹皮 9g，澤瀉 12g，炒山藥 15g，山茱萸 12g，牛膝 12g，白芍 9g，五味子 9g，生牡蠣 24g。3 劑，每日 1 劑，水煎服。

二診：服上藥後，已不發熱，下肢漸溫，繼服 6 劑。

三診：繼服上藥 6 劑後，口略乾。

處方：上方去製附子、肉桂，加菟絲子 12g、淫羊藿 12g、巴戟天 9g、肉蓯蓉 8g，共服 30 餘劑，再未復發，終以益腎健脾而告癒。

◎案

周某，男。半年前患紫癜性腎炎，經用 Prednisolone 每日 40mg，持續 55 天病情好轉，但出現精神異常，神經科診斷為「激素誘發精神症狀」，經用 Diazepam 等藥及針灸治療無效，被迫將 Prednisolone 逐步減至每日 15mg，精神異常減輕，但高度浮腫，加用 Furosemide、Indomethacin 效果不滿意。復將 Prednisolone 增至每日 35mg，精神症狀又出現，故邀中醫協助治療。症見：坐立不安，抱足痛泣，懷疑醫生要分割其軀體，不寐或寐中驚叫，健忘，面色白，髮少質柔，腰疲膝軟，四肢

顫抖,難以持筷,尿頻且多,浮腫不顯,舌苔薄白而滑,質偏淡,尺脈細弱。小便常規:紅血球(++),蛋白(+~++),BP(140~150)/(110~118)mmHg(1mmHg = 0.133kPa)。腎氣不足,則志氣衰,不能上通於腦,故疑慮善忘。中醫診斷為鬱證。辨證為腎氣不足。治以補腎為主。方用腎氣丸,佐以寧心鎮驚之品。

處方:生地黃 15g,山藥 10g,山茱萸 10g,牡丹皮 9g,茯苓 9g,澤瀉 9g,桂枝 5g,製附子 5g,磁石 20g(先煎),煅龍骨、煅牡蠣各 25g(先煎)。6 劑,每日 1 劑,水煎服。

二診:服上藥 6 劑後,夜能入睡 4 小時左右,啼哭未作,疑慮之狀明顯改善,再服 14 劑,諸症消失,尿液常規正常,BP 140/98mmHg。至此 Prednisolone 逐步減量,轉以中成藥腎氣丸每日 12g,分 2 次服。連服 60 天,Prednisolone 減至每日 5mg,患者一切如常,帶藥出院。

◎案

張某,男。2 個月前患皰疹樣天皰瘡,經服 Prednisolone 每日 60mg,2 個月後病情控制,唯頭目眩暈難忍,血壓偏高,曾服複方降壓片、羅布麻片等無效。後將 Prednisolone 減量,頭眩隨之好轉,但舊病發作,將 Prednisolone 用量恢復至每日 60mg 後原病治癒,然眩暈又作,故請中醫同治。症見:頭目昏眩,如坐車行舟,天旋物傾,起則欲仆,不能行走,伴神萎,健忘耳鳴,腰膝痠軟,食少,兩足略腫,舌苔薄白,脈細無力,兩

尺難尋。中醫診斷為眩暈。辨證為腎氣不足,髓海空虛,不能上充於腦。治以補益肝腎。方用腎氣丸加味。

處方:生地黃 15g,山藥 15g,山茱萸 15g,茯苓 8g,澤瀉 6g,牡丹皮 8g,桂枝 4g,製附子 4g,陳皮 6g,冬瓜皮 30g,炙黃耆 30g。7 劑,每日 1 劑,水煎服。

二診:服上藥 7 劑後,足腫先消,腰痠頭昏稍輕,血壓略有下降(168/108mmHg)。繼以原方去冬瓜皮,加黨參 10g,連服 15 劑,昏眩大減,行走自如,血壓漸降(152/104mmHg),舌苔薄。原方又進 55 劑,諸症皆除(血壓降至 138/94mmHg)。此時 Prednisolone 逐步減至每日 15mg,皰疹樣天皰瘡的症狀未見,續用上方去黃耆、黨參,40 劑,Prednisolone 減為每日 5mg,臨床症狀消失,血壓正常(132/85mmHg),轉以腎氣丸每日 10g 分 2 次服,以鞏固療效。

三、多方合用

本方在臨床中應用廣泛,常與其他經方、後世方合方應用。與經方合方舉例如下:

本方合真武湯加減治療治療以畏寒肢冷,倦怠乏力,氣短懶言,食少納呆,腰痠膝軟為主證的脾腎陽虛型慢性腎衰竭。

本方合玉屏風散治療咳嗽變異性哮喘療效顯著,對肺通氣功能改善有確切療效;治療慢性肺源性心臟病失代償期惡風怕

冷、形寒背冷、脈象沉遲，甚至出現牢脈等陽虛型。

本方合參蛤散治療小兒腎不納氣型咳嗽變異性哮喘療效好，可明顯改善患兒肺功能，有效緩解症狀同時避免典型哮喘的轉變。

本方合併逍遙丸治療以眼瞼顏面及軀幹四肢輕中度浮腫，時發時消，時輕時重，常因勞累、精神鬱怒及經期加重為主要臨床表現的特發性水腫。

本方合逍遙散加減治療以尿頻尿急尿痛等症狀，但多次檢查均無真性細菌尿，每遇勞累或心情不暢則病情加重，病勢纏綿，反覆發作的肝鬱腎虛為主的女性非感染性尿道症候群。

本方合四君子湯治療早期糖尿病性腎病蛋白尿。

本方合六君子湯治療心肺氣虛，痰濁壅肺，水氣凌心，脾不制水，腎失蒸化，水邪氾濫之肺心病危重症。

本方合六君子湯治療腎臟病腹膜透析相關營養不良。

本方合參苓白朮散為主治療痛風性腎痛病。

本方合萆薢滲溼湯治療以尿次稍多，排尿時尿道內有燒灼感及尿不盡感，或有骶部、會陰、下腹部、腹股溝區、尿道或睪丸不適或脹痛，有時合併虹膜炎、關節炎或神經炎，可有性功能紊亂，如性慾減退、早洩、遺精等主要臨床表現的慢性前列腺炎。

本方合五苓散聯合西藥人血白蛋白、注射用還原型穀胱甘

肽治療肝硬化腹水，還可治療尿崩症。

本方合補陽還五湯治療中風後神經性膀胱炎，獲得滿意療效。

本方合麻子仁丸治療以大便4～5天甚或1週以上1次，努責也不能暢通排大便，伴肛門及尾骶部墜脹不適、腹部脹滿、形寒肢冷、腰膝痠痛、下肢軟弱無力、小便不利或小便頻數，舌質淡苔白潤，脈沉遲等主要表現的老年便祕，獲得良好療效。

本方合血塞通治療以肢體出現感覺和運動神經病變表現，如沉重無力、麻木束縛感、自發性疼痛等，深淺感覺明顯減退、腱反射減弱或消失，及除外其他原因所致的周圍神經病變為主要病變的糖尿病末梢神經病變。

本方合複方血栓通膠囊治療以膝痠痛，畏寒肢冷或倦怠乏力，氣短懶言，口乾口渴，或口中黏膩，顏面及下肢輕度浮腫，夜尿多，手足麻木、舌下靜脈曲張、皮下瘀血，舌質紫暗或有瘀斑瘀點，舌苔黃膩，脈沉澀或沉弱為主要臨床症狀的早期糖尿病腎病。

本方合六味地黃丸加味治療以難以入睡，睡後易醒、醒後難以再入睡，睡眠不深，頭脹頭暈，記憶力減退等症狀；腦電圖、顱腦CT檢查排除其他顱內病變等表現的頑固性失眠。

本方合縮泉丸治療以咳嗽、打噴嚏、大笑，或體位改變，或提舉重物、登高等活動時，引起腹腔內壓力突然增加，使

患者出現不自主的尿液外溢為主要症狀的女性中老年張力性尿失禁。

本方合縮泉丸治療以尿頻尿急、小便不利、乏力倦怠、腰膝痠軟，舌淡苔白、脈細為主要臨床症候表現的膀胱頻動症（又稱膀胱過度活動症或尿道症候群），獲得較滿意療效。

本方合補中益氣湯治療以小便頻數，時時欲溲，且無尿急、尿痛，尿液常規無異常的尿頻，包括兒童和成年人。

本方合補中益氣丸、灸貼法治療四肢關節扭傷後腫脹不消，包括手部關節，腕關節，肘關節，足部關節，踝關節，膝關節；腫脹一直不消失或時癒時發者，療效滿意。

本方合補中益氣湯及浣腸治療以產婦產後 6 小時膀胱脹滿而不能自解小便，或產後數天小便不能解盡，測殘餘尿≧ 100ml 者為主要臨床症狀的產後尿瀦留。

本方合澤瀉湯治療以眩暈，如坐舟車，視物旋轉，不能站立，左側耳鳴，聽力減退，胸脘痞悶，噁心嘔吐，動則眩暈嘔吐更甚，閉目呻吟，腰痛肢冷，小便不利，下肢浮腫。面色蒼白，舌淡而胖，苔白厚膩，脈沉細為主要臨床症候的內耳眩暈病。

本方合血脂康膠囊治療以畏寒肢冷、眩暈、倦怠乏力、便溏為主症，以食少、脘腹作脹、面肢浮腫、舌淡質嫩、苔白、脈沉細為次症，證屬脾腎陽虛型的老年高脂血症。

本方合抵當湯加減治療糖尿病腦梗塞證屬陰虛血瘀者。本方合《金匱要略》人參湯加減治療克隆氏症。

本方合黃耆劉寄奴治療前列腺肥大引起癃閉證屬腎陽不足之證。

本方合針灸治療腎虛痰瘀型多囊卵巢症候群。

本方合三金片、抗生素治療老年慢性前列腺炎。

本方合腹針治療腎虛型神經源性膀胱炎。

本方合透明質酸鈉治療肝腎虧虛型膝關節骨性關節炎病。

本方合歸脾丸透過滋補肝腎、通陽化氣、健脾利水、益氣安神治療非酒精性脂肪性肝病。

本方合 Tinidazole 治療以全身可伴乏力、腰痠、腿軟、耳鳴、脫髮、夜尿頻多、平素怕冷、陽痿、月經不調、舌質淡苔少、脈沉細遲弱等為主要症候的腎氣虧損型牙周病。

本方合 Omeprazole 治療老年性逆流性胃食道炎。

本方合 Nifedipine 控釋片治療以眩暈、頭痛、腰痠、膝軟、畏寒肢冷為主症，以耳鳴、心悸、氣短、夜尿頻、舌淡苔白、脈沉細弱為次症的老年脾腎陽虛型高血壓。

本方合防己黃耆湯、Allopurinol 片治療慢性尿酸性腎病。

本方合二甲雙胍治療老年 2 型糖尿病，能夠將患者的血糖控制在正常範圍，降低心腦血管疾病發生率。

本方合清肺調血湯聯合西藥沙美特羅替卡松粉（250μg：60吸），1吸／次，1～2次／天，治療以咳嗽氣短，咳痰清稀，偶有咯血，神疲乏力，自汗盜汗，或食少腹脹，便溏；舌質紅，苔薄，脈弱而數為主要臨床症候的慢性阻塞性肺疾病穩定期。

本方合苓桂朮甘湯治療以主症為咳嗽、咳痰色白質稀量多、喘促，次症為胸悶氣短、神疲乏力、自汗及畏寒肢冷等以腎陽虛為臨床症候的慢性阻塞性肺疾病，臨床效果顯著，推薦在臨床上應用。

本方合中成藥膠囊治療慢性心力衰竭，可提高療效，其機制可能與抑制神經內分泌和細胞因子的過度刺激活化、降低炎症反應有關。

本方合止痛化症膠囊治療慢性盆腔炎，具有很好的臨床效果。

本方合通心絡膠囊、白帶丸治療慢性盆腔炎，療效確切，值得推廣應用。

本方合五子衍宗丸對動物生精具有較強的、明確的促進生精功能恢復的作用。

本方合當歸雞血藤湯加減外洗治療跟痛症，療效確切，值得推廣應用。

本方合 Mersalyl 治療疑難晚期血吸蟲病腹水，療效確切。

四、治法最佳化

（一）治法最佳化的方法

1. 辨證立法

辨證是確立治療法則或治病方法的前提，腎氣丸表現了異病同治的辨證思想。因腎虛不能溫養腎之經脈，故腰痛，氣化功能減退不能化氣行水，故小便不利，蒸化減弱，津液停聚，故上泛為痰，水溢下注則為腳氣，腎中陰陽俱虛則成消渴。所以確定病位在腎，病性為腎氣虧虛，故立溫補腎中陽氣一法。然而張仲景又獨出心裁，補陽則於陰中求陽，補氣則從陰中生氣，故後世醫家張景岳贊曰「善補陽者必於陰中求陽，陽得陰助而生化無窮」，可見辨證立法是治法最佳化的核心。

2. 常變宜機

立法用藥關鍵在於緊扣病機，知常達變，腎氣丸始終圍繞腎氣不足這一機制，熔補、瀉、溫、化四法於一爐，既補腎氣，又助氣化，後世醫家以此為基礎，隨證進行動態變化，治療腎虛諸病。若腎陰不足則去附桂，為六味地黃丸（錢乙《小兒藥證直訣》），成為滋補腎陰的祖方，主治腎陰不足，虛火上炎的症候。腎陽不溫則去澤瀉加杜仲、枸杞子則為右歸飲（張景岳《景岳全書》），變為專門補火之劑，主治一切命門火衰之證。腎虛不能化氣行水，加車前子、牛膝為（濟生）腎氣丸（嚴用和《濟生方》），令其利水之功加強，主治脾腎陽虛之水腫等症。由

是觀之，治法最佳化不能離開病機，必須以病機為中心，常變宜機而立法、組方、用藥，方能有的放矢。

3. 整體平調

人的生命現象與疾病現象都在不停地變化，「夫物之生從於化，物之極從於變，變化相薄，成敗之所由也」(《黃帝內經》)。因此治法最佳化必須從整體觀出發，從變化中求平衡。從腎氣丸的用量比例來看，補、瀉、溫之比為 2.6：1.3：1。其首先考慮陰陽協調，五臟相關。因腎之於肝，同屬於下焦，精血相生，乙癸同源，腎之於脾，一為先天之根，一為後天之本，先天資後天，後天養先天，所以主用熟地黃補腎；次用山茱萸、山藥，既助熟地黃之填補又兼補肝脾，為防補而不滯，故再配澤瀉泄腎濁，茯苓運脾溼，牡丹皮清肝熱；善補陽者則從陰中求陽，故更用少量製附子、肉桂補腎之陽，旨在微微生長少火，化生腎氣，合而用之，既協調陰陽，又兼顧臟腑，達到整體平調的目的。

4. 證法統一

辨證與立法是一個統一體。臨證時，醫者必須根據四診所獲，進行歸納、分析、確定症候，並依證制定相應治法，選方用藥，腎氣丸治「少腹不仁」，「腰痛，少腹拘急，小便不利」、「消渴，小便反多，飲一斗，小便一斗」、「轉胞不得溺」、「短氣」這五種病症，雖其表現不同，而病變均在下焦，腎陽不足，命門火衰，下元虛衰，腎氣不化，氣化紊亂則一，所以仲景確

立補腎為主，泄濁為輔，補瀉（2：1）兼施，生化（2.6：1）相助共成溫補良劑。

5. 法統方藥

方從法出，法隨證立，以法統方用藥是中醫治療疾病的基本原則，從腎氣丸的命名來看，不名溫腎，而名腎氣，意不在補火，而在生火，正表現了「陰中求陽」的治法，《醫宗金鑑》謂其「從陰養其陽，使腎陰攝水，則不直趨下源，腎氣上蒸則能生化津液」，譬如釜蓋，釜雖有水，必釜底有火，蓋乃潤而不乾，故以法名曰「腎氣」。後世醫家雷少逸深諳仲景之意，其著《時病論》時諸方皆以法名之，如清宣金臟法、金水相生法、兩解太陽法、卻暑調元法等，旨在隨證立法以法統方用藥。

（二）治法最佳化的意義

1. 治病求本

治法最佳化的首要意義就是治病求本。本者本於陰陽，因人之臟腑氣血，天之風寒暑溼，疾病之上下表裏，脈之浮沉遲數，藥之溫平寒熱，均可以陰陽括之。《黃帝內經》云：「陰陽者，天地之道也，萬物之綱紀，變化之父母，生殺之本始，神明之府也。」故治病必須根據陰陽變化規律，探討疾病的發生、發展、轉歸，辨證立法時必須結合陰陽盛衰，消長轉化，分析病情，抓住疾病本質，確定最精當的治法，方能提高療效。腎

氣丸始終抓住「腎氣不足」之本質，審度疾病，憑脈辨證，臨床收效良好。

2. 承先啟後

腎氣丸治法最佳化具有承先啟後的特點。徐靈胎云：「其論病皆本於《內經》，而神明變化之，其用藥皆本於《神農本草經》，而融會貫通之，其方則皆上古聖人，歷代相傳之經方，仲景間有隨證加減之法……真乃醫方之經也。」它既為中醫臨床奠定了基礎，又促進後世中醫學術的發展，至今仍有效地指導著臨床實踐。如錢乙六味地黃丸，嚴用和腎氣丸、十補丸，張景岳左、右歸（丸）飲等名方均導源於此。且後世張璐於本方加肉桂、蘆根治血淋；加補骨脂、鹿茸治尿數而多；加人參、鹿茸或巴戟天、肉蓯蓉、鎖陽、枸杞子治陽痿；合生脈散治嘔血。現代學者將本方廣泛用於哮喘、腎病、甲狀腺功能減退症、前列腺炎、男科諸病屬腎氣虧虛者，效果顯著。

中篇　辨證應用探討

第二章

臨證思維解析

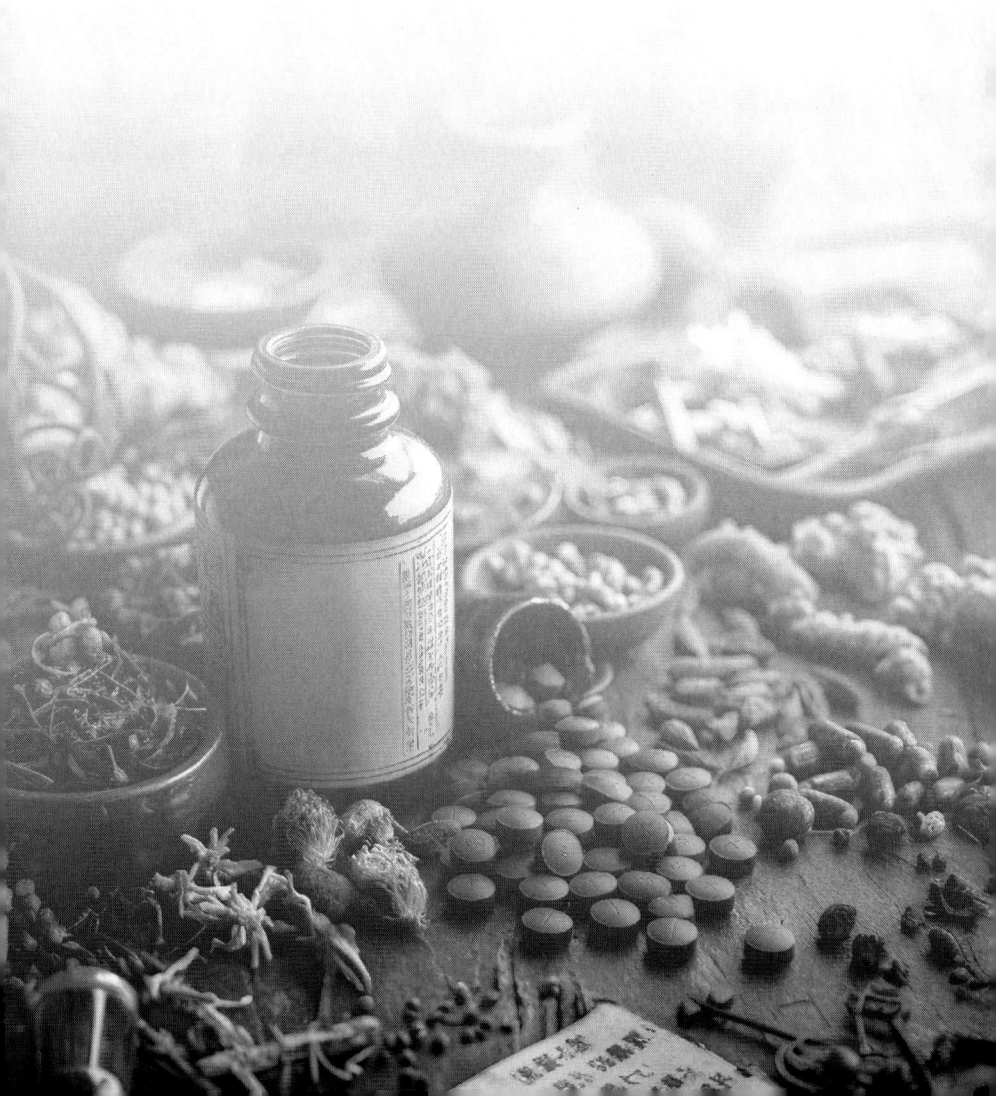

第一節　腎氣丸臨證規律

腎氣丸出自《金匱要略》，是《金匱要略》中出現次數最多的證，其整體病機為腎精虧耗，腎陽虛衰，溫煦與蒸騰氣化失職。論述本證的原文共 5 條，分別在「中風歷節病」、「血痹虛勞病」、「痰飲咳嗽病」、「消渴病」、「婦人雜病」等篇章中，出現「腰痛」、「少腹拘急」、「小便不利」、「腳氣上入」、「少腹不仁」、「短氣有微飲」、「消渴」、「小便反多，以飲一斗，小便一斗」、「飲食如故，煩熱不得臥而反倚息」、「不得溺」症狀，說明本證在雜病辨證中占有重要地位。

一、古代醫家證治規律

探討腎氣丸證治規律，發現古代醫家用本方治療 85 種各類病症，頻次超過 5 次者，有水腫、泄瀉、痰飲、瘧疾、消渴、鼓脹、哮喘、痢疾、虛勞、血證、癃閉、痿證、咳嗽、中風、淋證、噎膈；古代醫案共出現症狀 242 個，頻次超過 10 次以上者，有咳吐痰涎、下肢浮腫、不思飲食、下肢痿軟、少腹拘急、腹大如鼓、形寒肢冷、四肢逆冷、胸膈痞滿、腹痛、小便不利、寒熱往來、咳喘、氣喘、咳嗽、眩暈、形體消瘦、多食多飲、全身浮腫、飲食不進、體倦乏力、嘔吐、脘腹痞悶、小便淋澀、大便祕結、口渴、泄瀉等；古代醫案中共出現舌苔脈象 95 個，頻次超過 12 次以上者，舌：舌淡白、舌質胖大、舌

淡紅、舌淡胖、舌淡嫩、苔薄白、苔白膩、苔白、苔白滑；脈象：脈沉弱無力、脈沉細、脈弦細、脈細弱。看似繁多，但要掌握住「但見一證便是」這一原則。這裡的一證，須牢牢掌握腎氣虛證。

綜上，古代醫家應用腎氣丸治療疾病的症狀位於前六位者分別是咳吐痰涎、不思飲食、少腹拘急、形寒肢冷、胸膈痞滿、小便不利等，其中少腹拘急和小便不利與張仲景原方所論相同，同時，形寒肢冷位於第四位，說明腎氣丸已從治療腎氣虛之劑逐步擴展用於腎陽虛證的治療。日本醫家對於張仲景所說的「少腹不仁」或「少腹拘急」做了進一步闡釋，認為使用腎氣丸時其腹證當為「腹部、臍下軟弱無力，下腹部腹直肌呈拘攣、發硬狀。下腹部發冷，發脹，麻木不仁」。如《類聚方集覽》（日本尾臺元逸撰於日本永嘉六年）中云：「八味丸之症，其一，按臍下沒指，無抵抗者；其二，少腹拘急及拘急牽引陰股者。」《腹證奇覽》（日本稻葉克、和久田寅撰於十八世紀下葉）中亦云「臍下不仁或少腹不仁，小便不利者」可用腎氣丸。從舌脈而言，患者多表現為舌淡白、質胖，苔薄白，脈沉弱無力。舌淡白、質胖主陽氣虛弱，水溼不化，痰飲內停；脈沉無力主裏主虛；脈弱主虛。所以上述舌苔乃腎氣（陽）虛，氣化失常，水溼內停之徵象。

腎氣丸證的證治規律，總結如下：①腎氣丸證男女均可發病，男女發病比例相當。各個年齡組均有發病，以46～60歲

發病最多，15歲以下發病最少。發病季節以冬季最少，秋季最多，四季均有發病。②主要診斷指標：手足不溫少腹冷、腰膝痠軟、神疲乏力、夜尿頻多、小便不利、下肢浮腫、短氣、消渴，舌質淡，舌苔薄白或滑膩，脈沉、細、弱，尺脈尤甚。③腎氣丸證的病理演變機制為腎精不足，腎陽虛衰，而以命門火衰為主，主要見於虛勞等內傷雜病或婦科經帶胎產等症。④腎氣丸以地黃為主，補腎養精為先，少入附子、肉桂，激發腎氣，轉化腎陽。若欲溫煦陽氣，則用肉桂引火歸原，若欲化水，則用桂枝通陽化氣。方中三補三瀉皆不可少，實為補瀉兼施之劑。服用可用湯劑，可用丸劑，入丸劑當以酒服或淡鹽水送服。

二、現代醫家應用指徵

趙獻可崇尚「命門」學說而著稱，其對腎氣丸的應用脈象進行了描述：「易老云：八味丸治脈耗而虛，西北二方之劑也，金弱木勝，水少火虧。或脈鼓按之有力，服之亦效，何也？答曰：諸緊為寒，水虧也，為內虛水少，為木勝金弱，故服之有效。」、「若左尺脈虛弱而細數者，左腎之真陰不足也，用六味丸；右尺脈遲軟，或沉細而數欲絕者，是命門之相火不足也，用八味丸；至於兩尺微弱，是陰陽俱虛，用十補丸。」由此可見，該方的適應脈象有虛大、緊，右尺脈遲軟，或沉細而數、兩尺微弱，根據臨床觀察，以上基本可以涵蓋腎氣丸的脈象表現。

第二章 臨證思維解析

和田正系對腎氣丸的症候做了探討，他認為：臍下不仁是本方證的主症，虛勞和腳氣均為次症。項背強、頭重、夜尿、睡眠障礙等為客症，也是決定本方證有力的證據。客症不能代替主症，中醫對八味丸症狀的記載可謂言簡意賅。判斷八味丸證，要分別主次，去偽存真。

另外，張家瑋制定了診斷標準：根據古今文獻記載及臨床報導統計分析，將服用腎氣丸病症的臨床症狀按出現頻次的多少，分為特異性主症及一般性主症。其中，特異性主症包括畏寒肢冷、神疲倦怠、腰膝痠軟、氣短而喘、性功能減退及夜尿頻數等6項；一般性主症包括水腫、足跟疼痛、小便清長、遺尿或癃閉、健忘、眩暈耳鳴、面色白或黧黑、脫髮及納差食少等9項。對於特異性主症，每症按病情輕重及持續時間長短分別評計為6／4／2／0分；對於一般性主症，有是症者計為2分，無是症者計為0分。將特異性主症與一般性主症的評計分值累加達到24分者，即可診斷為腎氣丸證。

總之，腎氣丸為補腎助陽的常用方劑，臨床以腰痛腳軟，小便不利或反多，舌淡而胖，尺脈沉弱或沉細而遲為該方的臨證要點。

第二節　腎氣丸與其類方

一、《金匱要略》中的腎氣丸

腎氣丸首現於張仲景的《金匱要略》，書中凡五見，用以治療腳氣、虛勞、消渴、痰飲及婦人轉胞的疾患。腎氣丸方之治腳氣，見於書中《中風歷節病脈證并治篇》內，係附方，方名「崔氏八味丸」。或有因此而疑本方非仲景首用者。查《外臺祕要》所載崔氏（崔知悌）方五首的第四首，有「又若腳氣上入少腹，少腹不仁，即服張仲景八味丸方」者，由此段記載看來，腎氣丸必是先見於仲景著作中，而崔氏則是後來加以引用的。

腎氣丸以「腎氣」命名，其主要作用重在溫化腎氣。從上述《金匱要略》的腎氣丸五個主治條文中，不難看到腎氣丸的主症，多有腎氣不足而不能化水的表現，如小便不利、不得溺、小便反多、短氣有微飲等；有的是尿少，有的是停飲，有的是口渴尿多而有降無升。由於下焦為陰位，需陽助化，而本方的目的也在於要產生「少火生氣」與「溫之以氣」的作用，所以本方的方藥配伍意義，有「陰以抱陽」的特點。張仲景所以取「腎氣」名此方，當更與其著述謂「撰用《素尚‧九卷》」引用《上古天真論》的「腎氣」之義有關。至於後世以桂心（或肉桂）易桂枝，用本方於陽虛以溫補腎陽，名為桂附地黃丸或八味地黃丸。

第二章　臨證思維解析

二、張仲景的「常服腎氣丸」加減法

有些患者需要常服腎氣丸。關於常服腎氣丸的加減法，《肘後方》與《千金方》均有所徵引，如《千金方》於本方的方下載「仲景云：常服，去製附子加五味子；姚公云：加五味子三兩，肉蓯蓉四兩；張文仲云：五味子、肉蓯蓉各四兩」。這一加減法很有參考價值，頗有一定的道理，因為製附子為越陽藥，而腎惡燥，久服製附子恐因其辛燥反而傷胃，所以常服者宜減去製附子，加入消胃強陰的五味子、肉蓯蓉等藥。

除《肘後方》、《千金方》以外，《千金翼方》與《太平惠民和劑局方》也均徵引了張仲景《金匱要略》的腎氣丸方。《千金方》於腎氣丸外，更有由本方化裁出的「無比山藥丸」，治虛勞百損。《千金方》關於腎氣丸的其他加減法也很可取，如加玄參伍熟地黃以滋腎，加芍藥伍牡丹皮以滋肝等便是。

三、濟生腎氣丸之古今不同

宋代嚴用和論疾制方，很重視陰陽平調，故《濟生方》中之用製附子，主張與柔藥並進而制其剛，以期剛柔相濟，取效速而無後患。所以他所使用的製附子劑常有參附、耆附、沉附等的配伍。如十補丸治虛損，為八味腎氣丸加鹿茸、五味子；加減腎氣丸治勞傷腎經而弱甚者，為八味丸加鹿角、五味子、沉香，兼進黃耆湯。《濟生方·水腫門》載：治腎虛腰重腳腫小便

不利，用加味腎氣丸（即桂附八味丸加車前子、牛膝，今稱濟生腎氣丸）亦其例，車前子利小便而不走氣，與茯苓同功，牛膝又有補中續絕壯陽益精之用，所以本方對脾腎陽虛水邪為患小便不利者有一定療效，後世頗習用。

四、錢乙地黃丸與小兒腎虛

宋代不少臨床家喜歡使用香燥的方藥，是有其流弊的；尤其對於小兒，由於小兒為稚陽之體，陰氣未充，陽氣柔弱，過多地用香竄藥，非但耗陰，且易抑陽。錢乙注意到這個事實，因而便在柔潤藥方面進行鑽研以補其偏，所以有瀉白散、導赤散、阿膠散及地黃丸（今稱六味地黃丸）的創製和改革。地黃丸是腎氣丸減桂附而成，治小兒各種腎虛見證，如《小兒藥證直訣》載：用以治腎怯失音，囟開不合，神不足，目中白睛多，面色白及腎疳、骨疳、筋疳等病。這是錢乙化裁古方的傑作，與變四君子湯為異功散收溫而不燥、補而不滯的效果，有異曲同工之妙。地黃丸的創製，一方面為後世滋陰學派樹立先聲，影響丹溪、薛己的學術思想；一方面也指出了認為「小兒無腎虛」的說法是值得商榷的。現在我們臨床上所看到的小兒佝僂病、大腦發育不全等，有一些病例的症狀，確屬於地黃湯（丸）證，用此方治療有一定效用。

五、宋金元的其他腎氣丸與地黃丸類方

宋金元醫家，也習用腎氣丸與地黃丸類方劑，如陳自明《婦人大全良方》載：治婦女病也主滋養肝腎法，喜用六味丸、八味丸、加減濟生腎氣丸、十補丸等，且益陰腎氣丸（六味丸加當歸、生地黃、五味子）治婦人諸臟虧損，潮熱盜汗、月經不調等症。劉河間也在腎氣丸的基礎上化裁出地黃飲子以滋腎陰、補腎陽、安神開竅，治腎陰不足、腎氣不制暴盛之心火等症。

朱丹溪除了也使用八味丸、濟生腎氣丸、無比山藥丸等方以外，由於他跌於《太平惠民和劑局方》多燥劑、溫熱補陽之弊，立「陰常不足，陽常有餘，血常不足，氣常有餘」之論；主張多用滋陰降火方藥，所以他在六味丸加味而成之楊氏還少丹中去枳實，名為滋陰大補丸（《丹溪心法》），為養陰名方，實則也是地黃丸類方。

李杲的益陰腎氣丸（陳自明「益陰腎氣丸」中加柴胡），也是地黃丸類方；《蘭室祕藏》用以治「內障眼」，這是由於李杲認為內傷發病多起於元氣不足、陰火獨旺的緣故，後世亦常以本方治腎虛目疾，名為明目地黃丸者。此外，李杲的弟子王好古也開始用都氣丸（六味丸加五味子）及瀉腎丸（《斑論萃英》），皆地黃丸類方。

六、薛立齋的地黃丸與多方的合用法

明代有不少名醫如戴思恭等，曾從學於丹溪，因而受丹溪的學術思想影響頗大。薛立齋則不然，偏於溫補，主培元氣、補胃水以固本，所以常用四君子湯、四物湯、八珍湯、十全大補湯、六味丸及八味丸等藥劑。同時，由於他治陰虛用丹溪補陰丸效果不夠理想，便更多地應用六味地黃丸（湯），奉為補陰的劑，並認為肝腎得治，使君相二火可以自安。

他在臨床運用地黃丸方面有一定創造性，如培元氣補腎水，用地黃丸合補中益氣湯，現在臨床醫生也常喜這樣遣方。他治婦女鬱怒傷肝脾、血虛氣滯而出現月經不調、兩脅脹悶等症，用地黃湯合小逍遙散加減，稱滋腎生肝飲，較之丹溪的越鞠丸，則有和而不峻的妙處。又如治腎水不足、虛火上炎、咳唾濃血、發熱作渴、小便不調，用六味地黃湯合生脈散加減，稱人參補肺湯。此外，更有九味地黃丸及抑陰地黃丸等的應用，可謂靈活有識。

七、張景岳化裁的腎氣丸與地黃丸類方

薛立齋雖然倡導溫補於先，但以「陰常不足，陽非有餘」等理論，論證溫補固本的原則，並由此而形成溫補學派的，還是張景岳。他在治療上認為要慎用寒涼以免傷陽氣，慎用攻伐以免傷陰，辨證著重了解命陽水火的虛損輕重，而左右化裁溫補

的方藥。《景岳全書・新方八陣》中的左歸丸、右歸丸、左歸飲、右歸飲，就是代表性的方劑，這四首方劑，均屬地黃丸與腎氣丸類方，亦即皆由後二者所化裁而出。左歸丸係在地黃丸中去滲泄之牡丹皮、澤瀉、茯苓，加枸杞子、菟絲子、牛膝、鹿膠、龜膠等滋養藥，故左歸丸較地黃丸滋補過之，變平補肝腎為峻補腎陰。右歸丸係在腎氣丸中去牡丹皮、澤瀉、茯苓，加枸杞子、菟絲子、鹿膠、杜仲、當歸，故右歸丸較腎氣丸多溫壯藥而溫補過之，變溫化腎氣為溫壯元陽；是臨床應用腎氣丸與地黃丸上的一大發展。

張景岳的左歸飲、右歸飲與左歸丸、右歸丸的藥味不同，但皆自地黃丸與腎氣丸蛻化而來；左歸飲治陰衰陽勝，右歸飲治陽衰陰勝。左歸飲與右歸飲方中皆有炙甘草，有些學者頗不以為然，如尤在涇、陳修園等，認為左歸飲、右歸飲，乃下焦藥劑，用甘草恐藥力不能下達，同時，許多下焦方劑如六味、八味、還少、腎氣、美髯等方，亦皆未用甘草。

八、《醫貫》中腎氣丸與地黃丸類方

《醫貫》作者趙獻可認為命門為一身之主，強調人身真水真火，真陰真陽二氣的重要，辨證須自水火陰陽二氣的盛衰著眼；指出火之有餘者，乃由於具水不足，不可去火，宜補水以配火，可用六味丸「壯水之主，以制陽光」；火之不足者，因而反見水之有餘，不必瀉水，但於水中補火，可用八味丸「益火之

源，以消陰翳」。極力推崇六味丸與八味丸，並謂「不能用六味丸、八味丸之神劑，其於醫理尚欠大半」強調了二方的藥效。

《醫貫》中六味丸與八味丸之應用範圍甚廣，不但內傷雜病用之，且亦用之於外感時病。如書中舉傷寒口渴一症為例，謂邪熱入於胃府，消耗津液，徒知用黃芩、黃連、黃柏、五味子、天花粉、石膏、知母止渴無益，必須用六味大劑滋其真陰，渴自可癒，而病也就不會再傳入少陰。在雜病領域中的應用方面，如以六味丸、八味丸治痰證、血證、喘證、中滿、消渴等，甚驗。

九、高鼓峰腎氣丸與地黃丸類方

高鼓峰亦常用腎氣丸與地黃丸類方，見於《醫宗己任編》，並提出「先天之陰虛，六味左歸之類是也，先天之陽虛，八味右歸之類是也。如書中腎虛不能納氣者用都氣丸，過服烏、附者用六味加黃柏、知母，無根之火狂越於外者用人參桂附八味，傷寒發熱、脅痛、耳聾、口乾、舌黑、邪不清，用疏肝益腎湯，鼓症用加減濟生腎氣丸等皆是。

高鼓峰靈活應用腎氣丸與地黃丸類方。如治「咳嗽」有二補法，以六君子湯與六味丸並用，前者補土生金，後者滋水生木。治「弱症」命陰虛損，脾土不運，生氣不旺者，用大劑養榮湯加製附子吞八味丸；陰虛而為勞怯弱症者，用歸脾湯加麥冬、五味子、白芍，去木香，合六味丸。

十、其他腎氣丸與地黃丸類方

腎氣丸與地黃丸類方,除以上所舉者外,尚有肺腎同治的八仙長壽丸(即麥味地黃丸),以及參麥地黃丸(地黃丸加西洋參、麥冬);治肝腎不足而有目疾的杞菊地黃丸(地黃丸加枸杞子、菊花);治目病火衰的益陰地黃丸,目病有火的滋陰地黃丸;《三指禪》的鹿茸桂附丸以及六味加杜仲、牛膝方;《醫學妙諦》的桑麻六味湯;《感證寶筏》的加味都氣湯;《產科心法》的五子六味丸等。各有其證治範圍,均可作為腎氣丸與地黃丸的類方,在加減藥味方面也各具特色。

第三節 臨證思路與加減

一、腎氣丸加減變化規律

由於疾病病因病機的複雜性與多樣性,故本方臨床應用時多隨證加減,以適合疾病的變化。概言之,不外乎藥量、藥味與劑型三方面的變化。

(一)藥量增減

古代醫家記錄醫案時,多以「腎氣丸治之」而未注明藥物具體劑量,故本文試從古代方書對於腎氣丸的記載探討本方藥物

劑量的變化。古代醫家應用本方時，多根據病情需求而對腎氣丸中部分藥物進行了加減，主要表現在桂枝和製附子二味藥，如《肘後備急方》中桂枝用二兩；《外臺祕要》中桂心三兩、製附子二兩；《太平惠民和劑局方》肉桂二兩、製附子二兩；《醫方集解》桂枝三兩、製附子四兩。這種趨勢反映了醫家認為腎氣丸原方中桂枝、製附子各用一兩，溫補腎陽的力量不足，故加重製附子和桂枝的用量，且多易桂枝為肉桂，易乾地黃為熟地黃，以冀提高本方溫補腎陽的功效。透過上述變化，使腎氣丸由一首溫補腎氣之劑衍變成為溫補腎陽之方。

（二）藥味加減

古代醫家對於本方的加減變化主要是透過辨證論治，選用適當的藥物，以適合病情的需求，提高療效。脾為後天之本，腎為先天之本。脾之健運，化生精微，須藉助於腎中精氣的蒸騰氣化作用，而腎中精氣亦有賴於後天水穀精微的培育和充養，才能不斷充盈和成熟，因此，脾與腎在生理上相互資助、相互促進，在病理上亦常相互影響，互為因果。古代醫家在臨床應用本方，常合補中益氣湯、六君子湯、人參等補氣方藥以補益脾氣，使脾氣充則運化有權，五臟得養，以助腎氣丸來溫補腎氣。「脾陽根於腎陽」，如腎臟陽氣虛弱不能溫煦脾陽，則可見腹部冷痛，下利清穀，或五更泄瀉，水腫等症，故醫家亦常合用製附子理中丸溫補脾陽，以助腎氣丸溫補之效。

（三）劑型變化

因腎虛病症需久服、多服方能奏效，故張仲景原方用為丸劑，以圖用丸劑緩補。李杲言：「丸者緩也，舒緩而治之也。」丸劑與湯劑相比，吸收較慢，藥效持久，節省藥材，便於攜帶與服用，適用於慢性、虛弱性疾病。但由於臨床疾病的複雜性與多樣性，單純丸劑往往難以適應病情的需求，臨床多將其改為湯劑，以便根據病情的變化而隨證加減。現在市售成藥腎氣丸的配方不盡相同。根據記載：部分藥廠出品的為《金匱要略》腎氣丸原方的藥味和劑量；部分藥廠出品的實為濟生腎氣丸，即腎氣丸加牛膝、車前子（用肉桂）。因此成藥腎氣丸的處方不太一致，臨床應用時應當注意選擇。

縱觀古今醫家多對本方隨證加減，增加方藥頻次超過9次者，方子有補中益氣湯、六君子湯、歸脾湯、十全大補丸、八珍湯、製附子理中丸，中藥有牛膝、人參、沉香、杜仲、益智仁、麥冬、五味子、車前子。

二、臨床加減運用

在醫案中表現較多的加減運用為：①畏寒肢冷較甚，可將桂枝改為肉桂，並加重桂枝、製附子之用量，以增強溫補腎陽之力；②兼痰飲喘咳，加乾薑、細辛、半夏等用以溫肺化飲；夜尿較多，可加巴戟天、益智仁、金櫻子、芡實等以助溫陽固

攝之功；③陽痿不舉，可加巴戟天、鎖陽、淫羊藿等以扶陽振痿；④兼水溼內停，水腫、小便不利明顯者，加車前子、川牛膝以溫補腎陽，利水消腫；⑤面色黧黑、肢體羸瘦，足膝軟弱等腎陽虧損，精血不足之證，加五味子、鹿茸以補腎陽、益精血。

臨床上腎氣丸的加減運用遠不止於此，其整體原則是：觀其脈證，知犯何逆，隨證治之。

第四節　腎氣丸臨床應用規律

腎氣丸出自《金匱要略》，乃張仲景設立治療腳氣上衝、虛勞腰痛、消渴、短氣有微飲、婦女轉胞五類病症的方劑，該方制方嚴謹，配伍精當，療效顯著，故對現今臨床發揮著廣泛的指導作用。在臨床上根據不同患者的實際情況，靈活加減運用此方，更理想地發揮經方的臨床效驗，必須準確掌握該方所針對的病機、表現的治法、配伍的特點、劑量的比例，真正做到理、法、方、藥一線貫通，充分展現中醫辨證論治的特色。腎氣丸作為最著名的經方之一，臨床應用範圍極其廣泛。

腎氣丸證治的理論、臨床與實驗的中外研究資料非常豐富，臨床應用涉及內、外、婦、兒、五官等臨床各科。凡屬腎陽虛者，廣泛應用治，慢性支氣管哮喘、慢性氣管炎，尤以老

第二章 臨證思維解析

年陽虛喘為好。

本方配合精當，組方合理，協調多臟功能，有補有瀉，陰陽並補是腎氣丸組方的特點。方中以地黃滋補腎陰，山茱萸補益肝陰，山藥補益脾陰，以澤瀉泄腎濁而不傷腎氣，牡丹皮主陰清肝，合澤瀉可降虛元之火，茯苓健脾而滲溼，利水而不傷正。諸藥協同，可調整腎、肝、脾三臟功能，有開有合，寓瀉於補，使補而不膩，瀉邪而不傷正。在眾多滋陰藥中，佐以桂枝、製附子各一兩，意在陰中求陽，陰生陽長，即所謂「少火生氣」之義，諸陰藥得附桂之溫化則滋而不滯，附子、肉桂得陰藥之潤則溫而不燥。故諸藥合用可協調腎臟陰陽、激發元氣之根。病症迥異，病理本質則一。

腎為先天之本，水火之臟，五臟六腑之根本，五臟陰陽調節中心。腎氣盛則五臟得養，腎氣衰則五臟陰陽失調，五臟之傷，窮必及腎，故理虛以治腎為本，腎氣不足可導致一系列表現不同的症狀。如腎主水，合膀胱司氣化，腎氣不足，則膀胱氣化失司，可見諸小便或多或少或頻或閉等異常；腎藏龍雷之火，為一身陽氣之根，命火不足則臟腑形骨無以溫煦，功能下降而體溫不升。腎氣之虛，虛陽上浮則可見內傷發熱；腎司開合，前後不利責之腎，腎氣不足，中陽不振，陰寒下迫可見泄瀉；陰寒固結則見便祕等。要言之，凡具有腎氣虛弱、陰陽兩虛這一共同的病理本質，均可用腎氣丸治療。

根據以上理論、臨床和實驗研究結果，腎氣丸臨床應用有

中篇　辨證應用探討

如下之規律：①無論西醫何種系統疾病，只要透過中醫辨證表現腎氣虛者，皆可用腎氣丸治療。尤其對腎氣虛，水液代謝失常而表現小便異常者應用最佳。②氣為陽，血為陰。腎氣虛，往往表現有虛寒症候，故腎陽虛患者也可用腎氣丸治療。但在應用時將原方乾地黃，改為熟地黃為宜。適當加重肉桂、製附子用量，效果更佳。③表現腎陰虛者，去桂枝、製附子。陰虛火旺者，加黃柏、知母、地骨皮等。④以方中乾地黃、山茱萸、山藥、桂枝、製附子陰陽雙補，培補腎氣為基本方，對腎虛而表現腎主藏精、主生殖功能下降，有陽痿、遺精、不孕等症狀者，加用填補腎精的藥物如鹿角膠、阿膠、菟絲子等。⑤「腎主骨生髓」，腎虛而表現骨骼方面症狀者，如骨質疏鬆、增生性骨關節炎、股骨頭壞死等加用骨碎補、狗骨、豬骨髓、補骨脂等。

由於不同疾病在各自的發生發展過程中可能表現出某種相同的症候，因此中醫強調「異病同治」；針對不同種疾病的相同的症候而施用同一處方又常常能收到令人滿意的治療結果，腎氣丸在內科多系統、多病種的應用也恰恰證明了這一點。

第五節　臨證應用調護與預後

　　腎氣丸功能主治溫補腎陽，化氣行水。用於腎虛水腫，腰膝痠軟，小便不利，畏寒肢冷。服用腎氣丸的注意事項有：①孕婦忌服。②不宜和外感藥同時服用。③服本藥時不宜同時服用赤石脂或其製劑。④本品中有肉桂屬溫熱藥，不適用於具有口乾舌燥，煩躁氣急，便乾尿黃症狀的糖尿病，慢性腎炎，高血壓，心臟病的患者。⑤按照用法用量服，小兒及年老體虛者應在醫師指導下服用。⑥本品宜飯前服或進食同時服。⑦服藥2週後症狀無改善，或出現食慾不振、頭痛、胃脘不適等症狀時，應去醫院就診。⑧藥品性狀發生改變時禁止服用。⑨兒童必須在成人的監護下使用。⑩請將此藥品放在兒童不能接觸的地方。如正在服用其他藥品，使用本品前請諮詢醫師或藥師。

中篇　辨證應用探討

第三章

分科應用解析

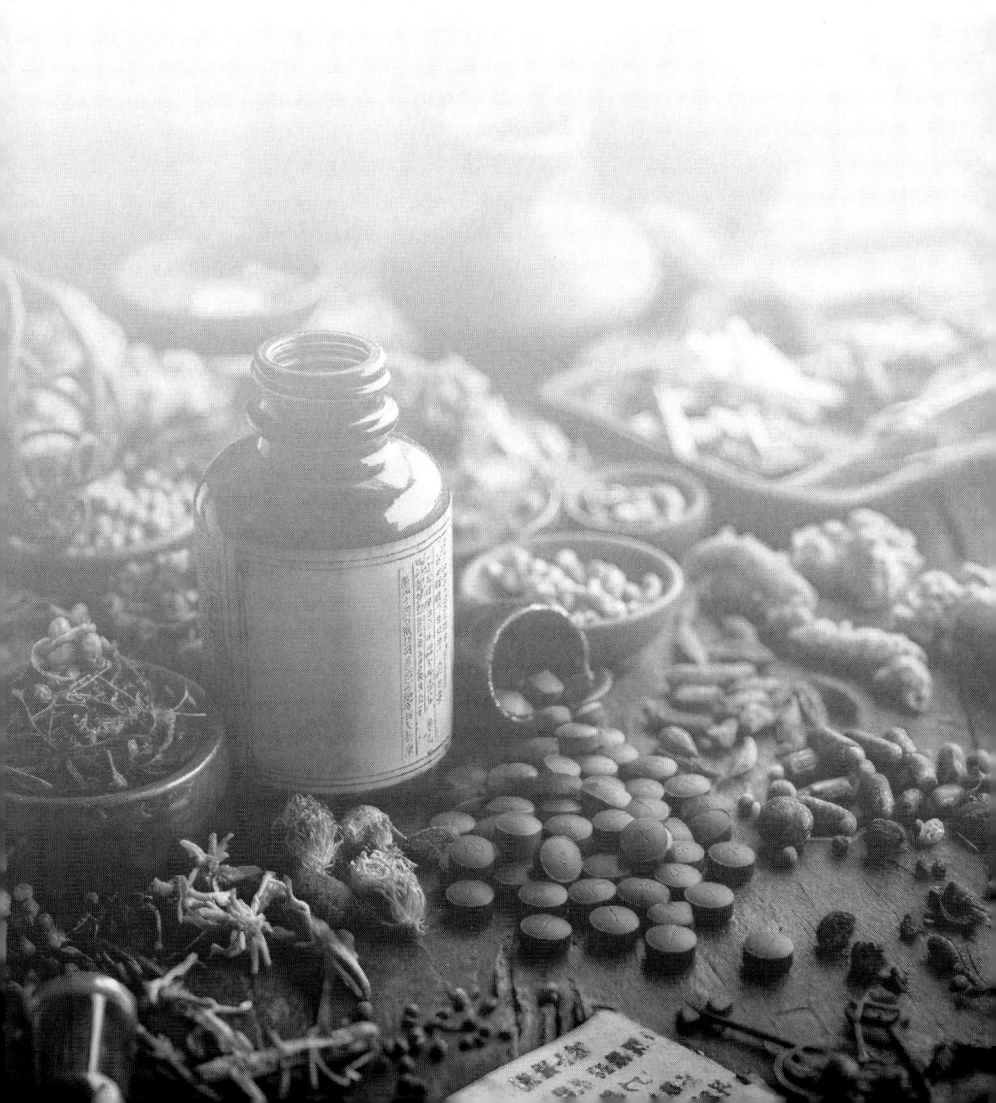

第一節　內科疾病

一、呼吸系統疾病

慢性支氣管炎

慢性支氣管炎是氣管、支氣管黏膜及其周圍組織的慢性非特異性炎症。臨床上以咳嗽、咯痰為主要症狀，或有喘息，每年持續3個月，連續2年或2年以上，並排除具有咳嗽、咯痰、喘息的其他疾病。該病常反覆發作，一旦發作，遷延難癒，患者非常痛苦，嚴重影響工作生活。因此，預防和控制慢性支氣管炎發作也是很重要的。急性期治療多以控制感染、鎮咳祛痰、平喘為主；緩解期增強體質、預防感冒等防止病變加重。

慢性支氣管炎屬於中醫「咳嗽」範疇，中醫認為咳嗽作為肺系的主要症候之一，病因分外感、內傷。治療上當辨外感內傷，外感病多屬邪實，治當祛邪利肺，內傷多屬邪實正虛，治當祛邪止咳、扶正補虛、分別主次處理。另外病有治上、治中、治下之分，治上者，指治肺，主要是溫宣、清肅兩法；治中者，指治脾，即健脾化痰、補脾養肺等法；治下者，指治腎，咳嗽日久，咳而氣短，則可考慮益腎的方法。

醫案精選

◎案

李某，男，63歲。症見：咳嗽、咯痰而清稀，動則氣喘，

第三章 分科應用解析

呼多吸少，面唇青紫，遇寒加重，納食少、夜眠差，舌質淡而潤，脈沉弱。中醫辨證為喘證。辨證為肺腎氣虛。方用腎氣丸加減。

處方：熟地黃15g，山藥15g，山茱萸15g，澤瀉15g，牡丹皮10g，茯苓15g，製附子3g，肉桂6g，陳皮10g，半夏10g，厚朴15g，紫蘇子10g，紫菀15g，杏仁10g，甘草6g。5劑，每日1劑，水煎分2次溫服。

二診：服上藥後，咳嗽、咯痰減輕，呼吸困難好轉，上方加減又進10劑，諸症明顯減輕，後以香砂六君子湯調治10餘天，病情趨於穩定。

按慢性氣管炎是一種常見病，目前認為與感染、理化因素、過敏有關，多發於中年以上，病程緩慢。中醫學認為「五臟六腑皆令人咳，非獨肺也」。肺主呼氣，腎主納氣，肺的呼吸功能需要腎的納氣作用來協助。腎氣充盛，吸入之氣方能經肺之肅降而下納於腎。若腎的精氣虛衰攝納無權，氣浮於上，或肺氣久虛，久病及腎，均可導致腎不納氣，出現動則氣喘等症。本案發病日久，肺腎俱虛，故諸症叢生，用腎氣丸補腎陰腎陽，加降氣止咳平喘藥，切中病機，標本同治，故諸症減輕。

慢性支氣管炎中醫稱為「咳嗽」，是因六淫外邪襲肺，或臟腑功能失調，內傷及肺，肺氣失宣所致。外感之咳與內傷之咳相互影響為病，病久則邪實轉為正虛，易反覆感邪，而致咳嗽頻作，特別在氣候變化時比較明顯。肺臟虛弱，陰傷氣耗，久

則及腎，腎主全身之氣，腎氣不足更易受外邪的侵襲誘發。治療上應祛邪止咳，扶正補虛，標本兼顧，除直接治肺外，需從補腎等調護正氣入手為宜。

腎氣丸是在六味地黃丸的基礎上加了製附子和肉桂，腎氣丸中的熟地黃能滋腎填精；山茱萸養陰澀精；山藥補脾固精。以上三藥配合能滋腎陰、養肝血、益脾陰而澀精止遺；澤瀉能清泄腎火，並能防止熟地黃之滋膩作用；牡丹皮能清瀉肝火，並能制止山茱萸的溫燥性；茯苓淡滲脾溼，能助山藥健脾之功效，臨床上可用於多種慢性病的輔助治療。久咳多虛，肺病及腎、肝、脾等，導致多臟虛衰，加用腎氣丸，可以固護腎、肝、脾從而達到養肺護肺的目的。

二、循環系統疾病

（一）慢性心力衰竭

慢性心力衰竭（簡稱「慢性心衰」）亦稱慢性心功能不全，是各種心臟疾病的終末階段，是由於慢性心臟病變和長期心室負荷過重，以致心肌收縮減損，因心臟血液排出困難，靜脈系統瘀血，而動脈系統搏出量減少，不能滿足組織代謝需求的一種心臟病。近年來隨著人口高齡化的不斷加深，高血壓、冠心病作為引起慢性心衰的基礎心臟病構成比的比例明顯上升，使得該病的發病率呈現出上升趨勢。70歲以上人群患病率更上升至10%以上。心力衰竭和惡性腫瘤的5年病死率基本相仿，嚴

第三章　分科應用解析

重危害人類的生命安全和生活品質。慢性心衰正在成為 21 世紀最重要的心血管疾病，其基本治療方案從「黃金搭檔」(ACEI＋β受體阻滯劑) 轉變為「金三角」(ACEI＋β受體阻滯劑＋醛固酮受體拮抗劑)，在臨床中，體液瀦留者當使用利尿劑，Digoxin 應用於開始使用「金三角」但症狀沒有緩解的嚴重心衰患者；對於已接受最佳藥物治療仍持續存在心力衰竭患者，建議使用雙心室起搏治療。但長期治療有明顯的不良反應。

慢性心力衰竭屬於中醫學「心悸」、「水腫」、「支飲」、「喘證」等範疇，其病機屬本虛標實，虛實夾雜之證，本虛以氣血陰陽虧虛為本，標實以痰濁、血瘀、水停為標。心氣不足，則運血無力，心血不足，則出現心悸、氣短等症狀，而血運不暢，則血脈瘀阻，瘀血內生，痹阻心脈則出現胸悶、胸痛等症，心氣虛衰日久，氣損及陽，導致心陽不振，水溼運化不利，阻礙津液運行，膀胱氣化失司，水溢肌膚，則發為水腫。心力衰竭的病位在心，與肺、脾、腎等密切相關。然而本虛與標實相互影響，相互作用，互為因果。

應用指徵：①呼吸困難，喘氣，肢體水腫，胸悶憋氣，勞動後尤甚；②體檢肝臟腫大、肺部溼囉音，頸靜脈怒張，心臟聽診奔馬律、有雜音；③腰膝痠軟，手足冰冷，舌淡胖苔白或膩，脈沉細遲；④胸部 X 光片和超音波心動圖顯示心室增大；⑤同時排除肝、腎等重要器官功能衰竭導致的心衰。凡符合上述指徵的患者均可用本方加減治療。

處方：桂枝 12g，製附子 12g，地黃 12g，山茱萸 10g，山藥 15g，茯苓 15g，牡丹皮 15g，澤瀉 10g。

加減：大汗出者，加人參、黃耆、煅龍骨、煅牡蠣；水腫者，加葶藶子、車前子、五加皮；夾瘀者加丹參、赤芍、川芎、紅花、桃仁；兼陰傷者，加枸杞子、麥冬。

臨床研究

◎案

譚梅英等用腎氣丸治療慢性心力衰竭，將 62 例患者分觀察組 30 例，對照組 32 例。開始時兩組均服利尿劑安體舒通（螺內脂）20mg，3 次／天，連用 14 天後，給予觀察組患者口服腎氣丸，5g／次，2 次／天；對照組給予 Digoxin 0.25mg，1 次／天，兩組療程各 3 個月。結果發現兩者在治療療效上雖沒有明顯差異，但心胸比例方面比較，觀察組較治療前明顯縮小，對照組變化不大。張楊卿透過加味腎氣丸治療慢性心衰，將 69 例患者隨機分為治療組 35 人和對照組 34 人，給予對照組採用 β 受體阻滯劑、利尿劑和洋地黃等常規西藥治療，8 週為 1 個療程；而治療組在對照組基礎上加用加味腎氣丸治療。

處方：桂枝 12g，製附子 12g，地黃 12g，山茱萸 10g，山藥 15g，茯苓 15g，牡丹皮 15g，澤瀉 10g，黃耆 30g，黨參 15g，丹參 15g，川芎 10g。煎湯 200ml，每日 2 次。

8 週為 1 個療程。治療 1 個療程後治療組顯效 19 例，有效

14例，無效2例，總有效率94.29%；對照組顯效10例，有效15例，無效9例，總有效率73.53%。兩組療效有顯著性差異（P＜0.05）。

　　按目前心衰的治療仍離不開利尿劑和洋地黃類強心劑。利尿劑透過排鈉排水對緩解瘀血症狀、減輕水腫有十分顯著的效果。但長期應用會出現電解質紊亂，特別是高血鉀或低血鉀均可導致嚴重的後果。洋地黃類藥物的正性肌力作用可增強心肌的收縮力，使心臟排血量明顯增加，是治療心衰的主要藥物。但這類藥物的中毒劑量僅是有效劑量的2倍，安全係數低，在心肌缺血缺氧及電解質紊亂時極易引起中毒。心力衰竭患者常出現心悸氣喘、畏寒肢冷、腰痠無力、尿少、面色蒼白或青紫、面浮身腫（腰以下甚並按之凹陷不起）、舌淡苔白、脈沉細或結代等腎陽虛症候。故清代陳士鐸《石室祕錄敘述‧本治法》曰：「欲安心者當治腎，欲治腎者當治心。」腎氣丸出自《金匱要略》，由地黃、山茱萸、山藥、牡丹皮、茯苓、澤瀉、桂枝、製附子組成，同仁堂藥廠加車前子和牛膝（也稱《濟生》腎氣丸）。方中桂枝、製附子，溫補腎中之陽；地黃、山茱萸，滋補腎陰，意在「善補陽者，於陰中求陽」；山藥、茯苓，利水滲溼；牛膝、車前子，益腎泄濁；全方共奏溫補腎陽、化氣行水之功。藥理研究顯示，腎氣丸具有明顯的強心、抗心肌缺血缺氧、抗心律失常、舒張外周血管、改善腎功能和利尿等作用。該藥能抑制或逆轉心臟重構的發展，從而增強心臟的代償能力，延長患者的存活時間。此外，服用該藥後，畏寒肢冷、腰痠腿軟等腎陽

虛症狀也消除或減輕；至於不良反應，在觀察期間尚未發現。毒理研究也顯示，常規劑量的腎氣丸是非常安全的。

（二）冠心病

冠狀動脈粥狀硬化性心臟病（簡稱「冠心病」），是指冠狀動脈發生粥狀硬化引起管腔狹窄或閉塞，導致心肌缺血缺氧或壞死而引起的心臟病，也稱缺血性心臟病。該病是動脈粥狀硬化導致器官病變最常見的類型，也是嚴重危害人類健康的常見病。本病多見於40歲以上的成人，近年來發病呈年輕化趨勢。冠心病常分為隱匿型或無症狀型冠心病、心絞痛、心肌梗塞、心力衰竭、猝死五種類型；近年來根據發病特點又分為慢性冠脈病（包括隱匿性冠心病、穩定型心絞痛、缺血性心肌病等），急性冠狀動脈症候群（不穩定型心絞痛、非 ST 段抬高型心肌梗塞）。由於冠心病病理生理變化的不同，其主要表現不盡相同，多為典型胸痛，即由勞累或情緒激動誘發的心前區絞痛或壓榨性痛等，臨床重在明確診斷，及時治療。

冠心病屬於中醫「胸痹」範疇，中醫認為本病的發生多與寒邪內侵、飲食失調、情志失調、勞倦內傷、年邁體虛等因素有關，其病機有虛實之分，實為寒凝、血瘀、氣滯、痰濁、痹阻胸陽，阻滯心脈，治以活血化瘀、辛溫散寒、泄濁豁痰、宣通心陽等法；虛為氣虛、陰傷、陽衰，肺、脾、肝、腎虧虛，心脈失養，治以益氣通脈、滋陰益腎、益氣溫陽等法。臨床胸痹

常伴有陽虛之象，故在治療中配合溫固陽氣之劑，以取溫陽散寒之功。

應用指徵：胸悶胸痛，心慌氣短，動則更甚，面色白，神倦怯寒，四肢欠溫或腫脹，舌質淡胖，苔白，脈沉遲。凡符合上述指徵的患者均可用本方加減治療。

處方：熟地黃 30g，山藥 15g，山茱萸 15g，澤瀉 10g，茯苓 10g，牡丹皮 10g，製附子 3g，肉桂 3g。

加減：伴水腫、喘促、心悸者加豬苓、黃耆、防己；若兼心血瘀阻者加丹參、桃仁、水蛭；兼痰濁阻滯者加瓜蔞、法半夏、陳皮；兼陰寒凝滯者加薤白、製川烏；心腎陰虛者去肉桂，加玄參、酸棗仁、枸杞子；氣陰兩虛者加黃耆、麥冬、五味子；陽氣虧虛者製附子、肉桂酌情加量。

臨床研究

張益康用腎氣丸加減治療冠心病不穩定型心絞痛，將 75 例患者，隨機分為治療組 40 例，對照組 35 例。對照組常規給予阿斯匹靈抗血小板聚集、硝酸酯類藥物擴張血管治療。治療組在對照組常規治療的基礎上配合腎氣丸為主辨證加減治療。每天 1 劑，水煎取汁 300ml，分 2 次口服，早、晚各 1 次。兩組均治療 10 天為 1 個療程，共 2 個療程。結果心絞痛症狀療效總有效率治療組為 92.50%，對照組為 74.29%；心電圖改善總有效率治療組為 80.00%，對照組為 62.86%，兩組比較，差異均有顯著性意義（$P < 0.05$）。

按心絞痛是指冠狀動脈粥狀硬化、狹窄導致心肌急遽、暫時的缺血、缺氧而引起的心臟病，其中不穩定型心絞痛是介於穩定型心絞痛和急性心肌梗塞之間的一種臨床症候群。中醫學認為，不穩定型心絞痛屬「厥心痛」、「胸痹」等範疇，其主要表現為胸中氣塞、心痛、短氣，病機關鍵為胸中陽氣虛衰。本病的病機重點是心腎陽虛，病位在心，但其根在腎元。腎陽虛，命門之火衰微，心陽失煦，推動乏力，導致血脈不暢，引起心絞痛。正如《素問‧臟氣法時論》所言：「腎病者⋯⋯虛則胸中痛。」故臨床治療本病應用腎氣丸補腎助陽，使命門之火充足，心陽得以振奮，血脈暢行於脈道之中，達到溫陽活血、通絡止痛的效果。現代藥理研究顯示，方中製附子有強心作用，可以復活衰退的細胞，改善細胞的新陳代謝；肉桂可調節中樞及末梢神經以擴張血管，改善血液循環；牡丹皮可調節血液循環，改善生理功能。另據文獻報導，腎氣丸有改善微循環、降壓、調脂、防治動脈硬化的作用，並可增強機體免疫功能。本觀察說明，在常規西藥治療基礎上加用腎氣丸治療不穩定型心絞痛在緩解心絞痛症狀、心電圖改善等方面顯示其療效優於單用西藥治療，表示中西醫結合方法療效確切，值得臨床推廣。

（三）原發性高血壓

原發性高血壓是以體循環動脈壓升高為主要臨床表現的臨床症候群，如不能得到及時有效的治療，可引發心室重構，進而導致患者出現心、腦、腎等系統的病變，病情嚴重者可能會

導致猝死,嚴重威脅患者的生命安全。因器官功能退化、血管老化等因素,老年人血壓的調節能力明顯低於年輕人,高血壓發病率高,其特點為收縮期血壓增高和脈壓差增大。目前原發性高血壓尚無根治的方法,主要以降壓治療為主,從而減少高血壓患者心、腦血管疾病的發生率和死亡率。

該病屬於中醫學「頭痛」、「眩暈」等範疇,中醫認為本病多屬本虛,或本虛標實證,常見病症有肝陽上亢、腎精不足、氣血虧虛、痰濁內蘊、瘀血阻絡等症型。各症候之間後可出現相互轉化,或不同症候相兼出現。針對本病症的不同症候,治療可根據標本緩急分別採取平肝、熄風、潛陽、清火、化痰、化瘀等法以治其標,補益氣血,補益肝腎等法以治其標。

應用指徵:①血壓≧140/90mmHg;②頭痛且空,頭暈耳鳴,心慌乏力,情緒激動或勞累後加重;③腰膝痠軟,畏寒肢冷,舌淡苔白,脈沉細。凡符合上述指徵的患者均可用本方加減治療。

處方:熟地黃24g,山茱萸12g,山藥12g,澤瀉9g,茯苓9g,牡丹皮9g,桂枝3g,製附子3g。

加減:遺精滑泄者,加芡實、桑螵蛸;失眠、多夢者,加酸棗仁、柏子仁;耳鳴重聽者,加鬱金、石菖蒲;眩暈較甚,嘔吐頻作者,加代赭石、旋覆花。

臨床研究

　　研究觀察腎氣丸聯合 Enalapril 治療 73 例原發性高血壓病患者，結果顯示其降壓的同時不增加腎功能損害，還能夠明顯減少尿微量白蛋白含量，保護腎功能，其機制可能與改善腎臟血流動力學有關，具體機制有待進一步研究。劉旭東用腎氣丸聯合 Nifedipine 控釋片治療老年脾腎陽虛型高血壓，將 96 例患者分為對照組和研究組各 48 人。兩組患者停用原有抗高血壓治療 2 週後開始治療。對照組：口服 Nifedipine 控釋片 30mg，1 次／天，每週測量 4 次患者的血壓，以 4 次血壓的平均值作為本週血壓值，如本週血壓未能下降，次週增加 Nifedipine 的用量，最大劑量為 90mg／天。研究組：在對照組的基礎上加用腎氣丸 6g 口服，2 次／天。兩組患者在用藥期間停用其他可能影響血壓的藥物，以 6 週為 1 個療程。結果顯示，與對照組比較，血壓方面，研究組血壓下降效果更明顯（$P < 0.05$）；血脂方面，TC、TG、LDL-C 和 HDL-C 有明顯改善；療效方面，研究組有效率為 100％，對照組為 79.17％，差異有統計學意義（$P < 0.05$）。

　　按高血壓病的主要臨床特徵是體循環動脈壓升高，調查顯示，目前高血壓病的發病率超過 20％，老年人是高血壓的高發人群，60 歲以上老年人高血壓的發病率超過 50％，80 歲以上的高齡人群高血壓的發病率超過 70％。中西醫結合治療有助於改善老年高血壓患者的臨床症狀，有利於血壓控制，具有重要

第三章 分科應用解析

的臨床價值。中醫辨證施治，調節陰陽，數千年來累積了豐富的經驗，《傷寒論》、《金匱要略》為東漢張仲景所著，其中方劑用藥精當、配伍嚴謹、力專效宏，具有很高的應用價值，而腎氣丸出自《金匱要略》，可溫補腎氣腎陽，腎之氣陽充足則能溫煦脾陽，達到脾腎同治。研究顯示，腎陽虛的主要病理生理基礎為下視丘調節功能紊亂，下視丘－腦下垂體－甲狀腺軸異常引發的表現與腎陽虛證符合度較高，腎氣丸可升高腎陽虛動物模型 TRH，T_3，T_4 含量，降低 TSH 含量，改善陽虛引發的下視丘－腦下垂體－甲狀腺軸異常。鐘相根等認為，經方現代應用的關鍵是不拘病名和緊扣病機，選擇脾腎陽虛型老年高血壓病患者進行研究，符合腎氣丸的主治病機，結果顯示，腎氣丸不僅能夠提高老年脾腎陽虛型高血壓的治療效果，而且能夠減輕患者的中醫症候，說明腎氣丸可改善患者的脾腎陽虛症候。腎氣丸可增強降血壓效果，可能與以下機制有關：①製附子有效成分烏頭鹼可阻斷 α 受體，興奮 β 受體，可擴張血管，降低血壓。②高血壓的發病機制中，心排出量和外周血管阻力是主要原因，桂枝的有效成分桂皮醛可降低心排出量，抑制去甲腎上腺素導致的外周血管阻力升高舒張外周血管，降低血壓水平。③澤瀉可增加前列環素和 NO 的釋放，擴張血管，降低血壓，其成分澤瀉醇可抑制腎上腺素和血管緊張素導致的血管收縮，發揮降血壓的作用。

（四）眩暈

椎基底動脈供血不足的主要原因多由於腦動脈粥狀硬化，血黏度增高，血液流動速度減慢以及頸椎病椎動脈受壓等原因引起。臨床中遇到老年眩暈者較為多數，有報導以滋腎活血熄風法、滋補肝腎活血法治療效果明顯。

椎基底動脈供血不足所致症狀多以頭暈目眩、站立不穩為主，在中醫學屬「眩暈」、「小中風」範疇，主要發生在老年人群。人到老年，腎氣虛衰，腎為人體陽氣的根本，腎衰則人體的陽氣不足。陽虛陰盛，「陽化氣陰成形」，故氣虛不能行血，血行不暢，瘀阻於內。《靈樞‧海論》云「腦為髓海」、「髓海不足則脛酸眩冒」。腎主骨生髓，腎虛則髓海不足，髓海失養，發為眩暈。

臨床研究

王萍選擇60歲以上椎基底動脈供血不足所致眩暈患者36例，以腎氣丸湯劑隨證加減煎服。

處方：製附子15g，肉桂3g，熟地黃10g，山藥10g，山茱萸10g，茯苓8g，澤瀉8g，丹參15g，川芎15g，赤芍15g，菟絲子10g，黃精10g。以上藥物水煎服，每日1劑，最少服藥2週，最多服藥4週。

結果以症狀消失，TCD檢查正常為治癒，本組治癒9例，總有效率為91.7%。TCD檢查治療後與治療前比較（$P < 0.05$）；

血液流變學與血脂治療後與治療前比較（$P < 0.05$，$P < 0.01$）。

按以溫補腎陽為主治療老年患者的眩暈病症，以補腎陽的經典方腎氣丸為主溫陽補腎，配合川芎、赤芍、當歸活血化瘀通脈，療效明顯。血黏度的增高是缺血性腦血管疾病的主要原因，也是椎基底動脈供血不足的重要原因。川芎、赤芍、當歸能擴張血管，改善微循環，增加腦血流量，並能抑制血小板聚集，降低血黏度；枸杞子、菟絲子、黃精有抗動脈硬化、降脂作用，因而對血脂、血流變、椎基底動脈血流速度有明顯改善。本次臨床觀察顯示，以溫補腎陽為主治療老年性椎基底動脈供血不足切中病機，療效明顯。

醫案精選
◎案

某，女，65歲。2007年8月7日初診。因頭暈發熱半個月，BP 240/160mmHg，服Captopril、珍菊降壓片等降壓藥無效，伴乏力、噁心、腰膝痠軟、畏寒、舌淡紅苔薄白、脈沉弱。腦CT：正常。中醫辨證為腎陽不足、氣血虧虛、虛陽上擾。治以溫腎陽，補氣血，收斂陽氣。方用腎氣丸加減。

處方：熟地黃40g，山藥30g，山茱萸30g，茯苓15g，澤瀉15g，牡丹皮15g，黃耆50g，牛膝30g，車前子20g，生牡蠣50g，製附子10g，肉桂10g。7劑，每日1劑，水煎服。

二診：8月14日，頭暈減輕，BP 160/110mmHg，繼服上方加玳瑁30g、黨參20g。每日1劑，水煎服，連用7劑。

中篇　辨證應用探討

三診：8月21日，BP 140/100mmHg。患者無頭暈，腰膝痠軟亦減輕，守方加減，繼服1月餘病癒。

按該患者年高體弱，腎陽不足，氣血虧虛而致虛陽上擾。故用熟地黃、山藥、山茱萸、黃耆益氣養血，補肝腎；茯苓、澤瀉、牡丹皮、車前子泄熱利水；牛膝引血下行；生牡蠣收斂陽氣；製附子、肉桂加於大劑滋陰藥中，能補命門之火而引火歸原。諸藥合用使氣血充足，腎陽得充而虛火歸原，病遂漸癒。

◎案

某，男，49歲。2006年3月2日初診。患者在1年前因外感風寒後出現眩暈，不能行走，噁心嘔吐，心悸，持續約1天後自行緩解，緩解後覺頭昏重，乏力，2天後恢復正常。每隔10天左右發作一次，曾在某醫院做CT，未見異常。腦血流圖等診斷為腦供血不足。靜脈注射改善腦供血不足的藥物，口服Flunarizine等藥物，住院20餘天，仍發作。又服中藥（具體不詳）療效差。症見：頭昏重、腰背冷痛，畏寒惡風，乏力，精神差，有性冷淡表現，房事時早洩，舌質淡，苔白膩，脈沉細。中醫診斷為眩暈。辨證為腎虛、髓海不足。方用腎氣丸加減。

處方：製附子15g（先煎），桂枝10g，山茱萸10g，山藥30g，生地黃15g，茯苓15g，牡丹皮15g，澤瀉15g，淫羊藿30g，仙茅20g，黃耆80g，白朮15g，水蛭10g，羌活15g，防風15g。3劑，每日1劑，水煎服。

服藥後患者腰背冷痛、畏寒、惡風等症好轉，精神較好。

在發作週期第 11 天眩暈再發作，但持續時間只有 5 小時，症狀較以前減輕。繼續服藥 5 劑，在發作週期又有輕微發作，時間 1 小時左右。又繼續服藥 10 餘劑，諸症消失，隨訪其後未見復發。

按本案患者辨證屬腎虛、髓海不足而眩暈。《素問‧上古天真論》曰：「腎者主水，受五臟六腑之精而藏之。」《醫方集解》中所述「腎精不足，則志氣衰，不能上通於心，故迷惑善忘也」。腎精不足，精不化氣，氣虛不能帥血而行，血行不暢，久致血瘀阻滯腦絡，加重腦部缺血，則眩暈。患者頭昏，腰背冷痛，畏寒，惡風，性冷淡，房事時早洩，舌質淡，苔白膩，脈沉細無力，乃腎陽虛衰之徵。用桂附地黃丸加二仙溫補腎陽，黃耆益氣，水蛭活血化瘀，白朮、羌活散寒兼健脾除溼，共奏溫脾補腎、益氣活血除溼之效。

三、消化系統疾病

（一）便祕

便祕是指排便困難或費力、排便不暢、排便次數減少、糞便乾結量少。據調查，老年人便祕高達 15%～20%，女性多於男性，且隨著年齡增長，患病率明顯增加。導致便祕的原因很多，如結腸肛門疾病、神經精神疾患、不良生活習慣、心理因素等，通常可從飲食、排便習慣、適當活動等來調節，或者酌情選用促進胃腸動力藥、瀉藥或灌腸治療。

「便祕」中西醫病名相同，中醫認為便祕發病的原因歸納起來有飲食不節、情志失調、外邪侵犯、年老體虛等；病機主要是熱結、氣滯、寒凝、氣血陰陽虧虛所致；其基本病變屬於大腸傳導失常，同時與多個臟腑功能失調有關。治療應予以通下為主，但絕不可單純用瀉下藥，應根據不同的病因採取相應的治法。實祕以祛邪為主，給予泄熱、溫散、通導之法，使邪去便通；虛祕以扶正為先，給予益氣溫陽、滋陰養血之法，使正盛便通。

應用指徵：①便祕間隔時間超過自己的習慣 1 天以上，或兩次排便時間間隔 3 天以上；②大便乾或不乾，排出困難，小便清長；③面色白，四肢不溫，腹中冷痛或腰膝痠軟；④舌淡苔白，脈沉遲。凡符合上述指徵的患者均可用本方加減治療。

處方：製附子 10g，桂枝 10g，熟地黃 15g，山藥 15g，山茱萸 15g，澤瀉 6g，茯苓 6g，牡丹皮 10g。

加減：氣虛者加黨參 30g、白朮 20g；血虛者加當歸 20g；陰虛者加麥冬 10g、玄參 10g；寒凝氣滯腹痛較劇者加木香 10g。

臨床應用

張俊強用加味金匱腎氣湯治療老年性便祕 50 例。

處方：肉桂 6g，製附子 10g，山藥 30g，山茱萸 15g，熟地黃 30g，牡丹皮 10g，茯苓 15g，肉蓯蓉 20g，澤瀉 10g，升麻

第三章 分科應用解析

10g,製何首烏 20g,枳殼 20g,甘草 6g,檳榔 6g。每日 1 劑,用水煎 400ml,分為早、晚服用。

連續服用 10 天為 1 個療程,療程間隔 2 天,根據患者病情一般服用 1～4 個療程。結果顯示在治療第 2 個療程之後,治療後有效、治癒劑總治癒率分別為 28%、20% 和 96%;在治療第 4 個療程之後,治療後有效、治癒劑總治癒率分別為 39%、10% 和 98%;另外史珺用腎氣丸加減治療 1 例便祕,僅 3 劑後患者 30 餘年的習慣性便祕即通。宋少軍等選擇陽氣虛衰,腸腑動氣不足所致老年性便祕患者 110 例,隨機分為治療組 60 和對照組 50 例。治療組採用金匱腎氣丸湯劑隨證加減煎服,對照組採用麻子仁丸治療。2 組均連續用藥 10 天為 1 個療程。結果經 1～4 個療程治療,以症狀體徵消失,大便 1～2 天 1 次,隨訪 3 個月無復發為治癒,2 個療程後兩組療效比較:治療組總有效率 93.3%,對照組總有效率 62.0%;4 個療程後兩組療效比較:治療組總有效率 98.3%,對照組總有效率 80.0%。

醫案精選
◎案

曹某,女,56 歲。2010 年 7 月 5 日初診。主訴「便祕 30 餘年,加重 5 天」。30 年前出現大便乾燥,解出困難。常自服大黃蘇打片、三黃片、麻仁丸等瀉火通便藥治療,藥量逐漸加重。近兩年,常出現機械性腸梗阻,需灌腸大便方通。但每次灌腸後覺腹痛短氣,異常痛苦。今大便 5 日未行,患者家屬懼怕

中篇　辨證應用探討

再次灌腸治療而求診中醫。患者現便祕，腹脹，畏寒，乏力短氣，頭昏，腰背痠冷，不欲食。舌邊齒痕，苔白膩，脈遲。中醫診斷為便祕。辨證為脾腎陽虛。治以溫補脾腎、滋水行舟。方用腎氣丸加減。

處方：製附子10g，桂枝10g，熟地黃15g，山藥15g，山茱萸15g，澤瀉6g，茯苓6g，肉蓯蓉30g，當歸15g，火麻仁15g，黃耆15g，紅參6g，大黃6g（沖服）。3劑，每日1劑，水煎服。

二診：服上藥後，大便通，無腹痛腹脹，食慾好轉。原方去大黃、火麻仁，加鹿角膠續服。

按該患者久病常服瀉火藥，損傷脾腎陽氣。脾主運化，腎主二便，脾腎陽虛故大便不通，以腎氣丸溫腎陽，參、芪補氣，當歸補血潤腸，肉蓯蓉溫腎潤腸，火麻仁、大黃通便而取效。

◎案

王某，女，53歲。以下腹痛不能動就診。血液、尿液、大便常規化驗無異常發現。患者便祕10餘年，每5～8天一行，平素靠服番瀉葉、三黃片等苦寒瀉藥排便。近1年來服排毒養顏膠囊維持大便。平素下腹脹滿如鼓，納差，畏寒肢冷，面色晦暗，氣短乏力，近10天未行大便。脈沉細無力，舌體胖大質暗，苔白滑。中醫診斷為冷祕。辨證為腎陽虛衰、陰寒固結。方用腎氣丸加減。

處方：腎氣丸原方倍製附子，加乾薑 10g、生大黃 5g，3劑，每日 1 劑，水煎服。藥後患者矢氣頻頻，大便稀，腹脹痛大減，原方再服 2 劑，繼改丸服 20 餘天，諸症告癒。

按腎虛所致便祕，稱之為冷祕，《醫貫》謂：「大便之能開而復能閉者，腎操權也，今腎既虛衰，腸氣內攻，喜熱惡冷，宜以八味地黃丸料大劑煎之，冷飲即癒。」

中醫學認為人體生命活動的原動力是陽氣。隨著人們年齡的增長，人在中老年之後往往會出現陽氣不足的情況，故老年人多見便祕。由於陽氣虛衰，不能夠溫陽化氣，使得腸腑動氣不足導致便祕。此類便祕屬於虛祕，將會對人的生活品質造成極為嚴重的影響，其表現症狀為大便艱澀，排出困難，便質或乾或不乾，面色無華，喜熱畏寒，四肢不溫，腹中冷痛，舌淡苔白，腰脊痠冷，脈沉遲。該患者久病常服瀉火藥，損傷脾腎陽氣；脾主運化，腎主二便，脾腎陽虛故大便不通，以腎氣丸溫腎陽，參、芪補氣，當歸補血潤腸，肉蓯蓉溫腎潤腸，火麻仁、大黃通便而取效，故臨床使用加味腎氣丸治療陽虛便祕可以扶陽固本，治病求因，效果較為顯著，值得推廣。

(二)慢性胃腸炎

慢性胃腸炎指胃黏膜和腸黏膜的慢性炎症，因胃和腸在解剖位置上相鄰，且生理結構相似，故通常將慢性胃炎及慢性腸炎合稱為慢性胃腸炎，也有稱之慢性腸胃炎。多由飲食不潔、微生物（細菌、真菌、病毒等）感染、藥物刺激、環境及心理因

素等多種原因所致。臨床主要表現為食慾減退、上腹部不適、噁心、嘔吐、噯氣或反覆發作的腹痛、腹瀉及消化不良等。

慢性胃炎中醫沒有具體病名與之對應,但幾乎囊括了中醫脾胃系病症的所有證名,如「胃痛」、「痞滿」、「腹痛」、「泄瀉」、「便祕」、「痢疾」等。中醫沒有「腸」的說法,所謂「胃家者」即指胃與腸腑。脾主運化,主升清,主統血,主肌肉、四肢;胃與脾同居中焦,主收納、腐熟水穀,主通降,與脾相表裏,共有「後天之本」之稱,五臟六腑均賴以所養。所以脾胃的病理表現主要是收納、運化、升降、統攝等功能的異常;由於脾胃與肝腎關係密切,以上病症雖屬於脾胃,臨證中還應注意臟腑之間的關聯;此外,脾胃作為人體重要臟腑,氣血、津液、痰溼水飲等方面的病症多與之有關,臨床應注意整體關係。在治療上,分別針對每個病症的病因病機設立相應的治法,提高治療的效果。

應用指徵:①腹部脹滿或脹痛不適,得溫則舒,食慾下降,嘔吐清水,腸鳴即瀉、完穀不化、瀉後則安等胃腸症狀;②面色晦暗、形寒肢冷、腰膝痠軟;③胃腸鋇劑 X 光或電子胃腸鏡檢查顯示慢性胃炎、慢性腸炎病變;④舌淡胖苔白,脈沉細遲弱。凡符合上述指徵的患者均可用本方加減治療。

處方:肉桂 5g(後下),製附子 12g(先煎),熟地黃 12g,山茱萸 12g,茯苓 12g,山藥 12g,牡丹皮 10g,澤瀉 10g。

加減:腰膝痠軟明顯者,加補骨脂 10g、枸杞子 10g;臍腹

冷痛，加乾薑 10g、炒白朮 15g；五更瀉，加補骨脂 15g、肉荳蔻 12g；積滯未盡，加枳殼 10g、山楂 10g。

臨床研究

覃鵬章治療證屬脾腎陽虛型淺表性胃炎 1 例，予以腎氣丸（濃縮丸）2 瓶，口服；10 天後，夜尿減少，腰痛、惡冷減輕，胃痛略有好轉；再服 1 個月，諸症皆去，隨訪 2 年未再復發。張榮華等用腎氣丸治療脾腎陽虛型的慢性腸炎，每次 1 丸，每日 2 次，治療 6 日後好轉，繼續治療 10 餘日痊癒；另外對於虛寒型的慢性潰瘍性結腸炎，他還用腎氣丸，每次 1 丸，每日 3 次，服用 40 天後開始顯效，繼續鞏固治療 2 個月，瀉下已癒，水腫減輕，隨訪半年未復發。鄭榮林治療腎陽虛衰型的五更瀉，用腎氣丸原方加減。

處方：黃耆 20g，製附子 12g（先煎），熟地黃 12g，山茱萸 12g，茯苓 12g，山藥 12g，補骨脂 12g，肉荳蔻 10g，罌粟殼 6g，肉桂 5g（後下）。5 劑，每日 1 劑，水煎服。

5 劑後腹瀉好轉，12 劑後黎明腸鳴腹瀉痊癒，囑其繼續服用腎氣丸 1 個月，每日 2 丸，分早、晚 2 次服，用淡鹽水送服，停藥半年後未見復發。

醫案精選
◎案

姚某，女，28 歲。2004 年 2 月 4 日初診。間斷性腹瀉 1 年餘，遇寒加重，每次發作前有腰痛如風吹感，繼而腸鳴瀉下，

中篇　辨證應用探討

大便稀溏，完穀不化，腹痛隱隱，不欲飲食，口淡無味，腰膝痠困乏力，多處以慢性腸炎診治，口服抗生素治療，但只能暫時緩解症狀，停藥後又復發。症見：脈沉遲無力，體型瘦弱，心肺正常，腹平坦，壓痛不明顯，腸鳴音活躍，兩下肢無浮腫，舌質淡、苔薄白、舌體胖大、邊有齒痕。查：血液常規正常，大便常規水樣便，白血球少數，紅血球（＋）。

處方：腎氣丸，每次1丸，每日2次。服用6天後，自訴腰腹冷痛好轉，大便成形。繼以此藥鞏固治療10餘日痊癒。半年後隨訪，未復發。

◎案

張某，男，69歲。2005年3月12日初診。大便不成形，有黏液，每日瀉下6～8次，伴腹痛，手足腫，小便不利，尿頻數，夜尿多半年餘，多處求治無效，確診為慢性潰瘍性結腸炎。查舌質淡，苔薄白潤，脈沉遲無力。心律整，無雜音，左下腹壓痛，兩下肢水腫，血液、尿液常規均正常，大便常規：白血球（＋＋），紅血球（＋）。

處方：腎氣丸，每次1丸，每日3次。服用40天後精神好轉，腰腹冷痛減輕，大便瀉下次數2～3次／日，繼續鞏固治療2個月，瀉下已癒，水腫減輕。隨訪半年未復發。

按腎陽為諸陽之本，腎陽虛致脾陽不足，水穀不能腐熟，水穀並注腸間，故為泄瀉，水溼泛溢肌膚，故見水腫。治病求本，故用腎氣丸中的熟地黃、山茱萸補益腎陰而攝精氣；山藥、

茯苓健脾滲溼；澤瀉泄腎中水邪；牡丹皮清肝膽相火；而製附子、肉桂則補命門真火，引火歸原。腎中真陰真陽皆得補益，陽蒸陰化，腎氣充盈，諸症皆消。

（三）呃逆

呃逆即打嗝，指氣從胃中上逆喉間頻頻作聲，聲音急而短促，屬於生理上常見的現象，有橫膈膜痙攣收縮引起的。健康人也可發生暫時性的呃逆，多與飲食有關，特別是飲食過快、過飽，攝取過熱或過冷的飲料、飲酒、過度抽菸等，或外界溫度變化都可引起。若呃逆頻繁或持續 24 小時以上，成為難治性呃逆，多見於某些疾病，如胃腸神經官能症、胃擴張、胸腹腔腫瘤、肝硬化晚期、腦血管疾病、尿毒症及胸腹手術後所引起的膈肌痙攣等。西醫沒有「呃逆」的單獨疾病名，通常作為一種伴隨症狀出現在上述疾病中。而中醫對此「呃逆」有明確的闡述。

中醫認為呃逆多由飲食不當、情志不遂或正氣虧虛所致；而胃失和降、氣逆動膈是呃逆的主要病機，其病位雖在膈、胃，但與肝、脾、肺、腎等諸臟腑有關，有虛實之分。治療以理氣和胃、降逆止呃為原則，分清虛實寒熱，在辨證論治的同時，適當加用降逆止嘔之品，以標本兼治。

應用指徵：①呃逆低長無力，氣不得續，不能自止，泛吐清水；②脘腹不舒，喜溫喜按，面色白，手足不溫，食少乏力、

便溏乏力；③舌質淡，苔薄白，脈細弱。凡符合上述指徵的患者均可用本方加減治療。

處方：熟地黃 30g，山茱萸 15g，山藥 30g，澤瀉 15g，茯苓 10g，牡丹皮 10g，製附子 12g（先煎），肉桂 3g。

加減：胃寒者加丁香、柿蒂；胃熱者加竹葉、石膏；胸脅滿悶者加木香、川楝子；食少便溏者加黨參、炒白朮；口乾舌燥、舌紅少苔者加麥冬、玉竹。

醫案精選
◎案

郭某，男，61歲。2008年11月3日初診。主訴：呃逆伴畏寒怕冷1個月。主症：呃逆頻繁，伴夜尿多、睡眠及精神差。既往患慢性腎炎2年，尿蛋白持續（+～++），幾經診療，慢性腎炎病情穩定但出現呃逆症狀，如此發病，每日5～6次，痛苦不堪，難以正常工作。每天除睡眠後呃逆停止，醒後即始。就診時呃逆發作，但斷續不繼，時有氣不順接，呃聲低不甚響亮，伴尿多，食慾差，口淡，望其面白，唇淡，舌質淡嫩、苔白，四肢欠溫，腰膝痠軟，畏寒怕冷，大便薄，脈沉細。四診合參，中醫診斷為呃逆。辨證為腎氣虧虛、腎不納氣。治以補腎納氣、降逆止呃。方用腎氣丸加減。

處方：熟地黃 30g，山茱萸 15g，山藥 30g，澤瀉 15g，茯苓 10g，牡丹皮 10g，製附子 12g（先煎），肉桂 3g，木香 10g，旋覆花 12g（包煎）。

第三章　分科應用解析

納差酌加陳皮、半夏、白朮、薏仁、雞內金、麥芽等健脾化溼，助胃納穀。水煎服，每日1劑，半月後呃逆減半，尿量明顯減少，納增。再服半月，呃逆停止，胃納明顯增加，精神好轉。繼以腎氣丸加減調理，隨訪半年呃逆未再發作。

按呃逆一症，俗稱「打嗝」，自古醫學記載頗多，如《黃帝內經》稱「噦」，《素問‧宣明五氣論》：「胃為氣逆，為噦。」《靈樞‧口問》：「穀入於胃，胃氣上注於肺。今有故寒氣與新穀氣，俱還入於胃，新故相亂，真邪相攻，氣並相逆，復出於胃，故為噦。」因指出本病氣逆上衝，呃呃連聲的臨床特點，故病名逐漸統一而被稱為「呃逆」。基本病機：胃失和降，膈間氣機不利，胃氣上逆動膈；病位在膈，關鍵臟腑在胃，與肺、肝、脾、腎密切相關。本症見於多種疾病中，常因情志不遂，飲食不節，正氣虛弱而出現；也可偶然發生，為膈肌痙攣所致。中醫對「氣逆」傳統的治則為「逆則平之」，對胃氣上逆引起的呃逆主張和胃降逆平呃。臨床常常運用橘皮竹茹湯、丁香柿蒂湯、旋覆代赭湯，選用旋覆花、代赭石、丁香、柿蒂等降逆之品，對於初起單純的輕症療效肯定，而對持續不斷頑固性呃逆，尤其是急慢性嚴重階段之呃逆，單用和胃降逆之法往往難以奏效。辨證上首先掌握虛實，分辨寒熱。此案從腎論治，療效頗豐。此患年高，兼有慢性腎炎病史，久病腎陽虧虛，致使腎氣不能攝納，虛氣上逆動膈而發為呃逆。腎氣丸能溫補腎陽，固攝納氣，使氣納於腎而不至上逆動膈，故呃逆自止。方中六味地黃丸雖滋補腎陰，之中加入少量製附子、肉桂以溫陽，目的在於

陰中求陽，少火生氣，助命門以溫陽化氣；木香、旋覆花降逆止呃效佳；諸藥合用，溫陽納氣而取效。

（四）逆流性食道炎

逆流性食道炎屬於逆流性食道病中的一種，是由胃、十二指腸內容物逆流入食道引起的食道炎症性病變。其病理變化為黏膜的破損，即食道糜爛或食道潰瘍；臨床表現以燒心、反流為主要症狀，伴有上腹脹痛、咽部異物感、吞嚥困難，或表現為不典型的咳嗽、哮喘或咽喉炎等症。治療上多以藥物為主，首選質子泵類，經治療後大多數患者預後良好，但病情易反覆。

本病屬於中醫的「胸痛」、「胃痛」範疇，中醫多從辨證論治，病機多考慮為肝胃不和、脾胃不和，或氣滯血瘀等。

醫案精選

◎案

趙某，男，55歲。2004年10月6日初診。自述胸前及心窩區燒灼樣疼痛、泛酸、咳嗽等症反覆發作1年。1年前胃鏡檢查診斷為逆流性食道炎。發作時服西藥Omeprazole腸溶膠囊、Domperidone等，胸骨後疼痛能明顯緩解，但慢性咳嗽、夜間痰涎上泛嗆咳等症不見好轉。1週前胃鏡複查可見：食道下段黏膜充血、水腫、有條狀糜爛點。症見：胃脘脹悶，食物嚥下時有痛感，咳嗽，夜間痰涎上泛嗆咳，甚則不能平臥，腰痠困乏，大便稀軟，飲食稍有不慎則腹瀉。形體肥胖，面色黧黑，舌體

胖大，苔白厚膩，脈沉細弱。中醫診斷為痞證、咳嗽、腹瀉。辨證為脾腎陽虛、痰涎上泛。治以溫腎健脾、降逆化痰。方以腎氣丸加減。

處方：製附子10g（先煎），肉桂6g，熟地黃12g，山藥15g，山茱萸10g，仙茅15g，巴戟天10g，黨參15g，白朮18g，茯苓15g，陳皮10g，半夏10g，厚朴12g，甘草6g。7劑，每日1劑，水煎服。

二診：藥後咳嗽，痰涎上泛之症明顯減輕。效不更方，再服7劑。

三診：自述慢性咳嗽基本消失，胃脘脹悶、夜間嗆咳、腰痛均明顯減輕，胸脘疼痛很少出現。囑患者改服腎氣丸10粒，2次／天，配服香砂六君子丸10粒，2次／天。堅持服藥2個月後，上述症狀均消失。隨訪半年未復發。

按逆流性食道炎是由於胃或腸內溶物逆流入食道而引起的食道黏膜炎症。主要表現為胸骨後燒灼疼痛、泛酸以及慢性咳嗽等症。此案患者間斷服西藥胸骨後燒灼疼痛能緩解。但咳嗽、上腹脹滿、泛酸、腰痠困乏、夜間嗆咳不見好轉。究其病史，患者稟賦素虛，久病失調，腎陽耗虧，不能溫化水液，致水邪氾濫而上逆，屬腎虛多唾之候。《景岳全書》中所述：夫人之多痰，悉由中虛而然，蓋痰即水也，其本在腎，其標在脾。在腎者水不歸原；在脾者飲食不化，土不制水也。故用腎氣丸溫補腎陽以制水；六君子湯健脾化痰利溼。標本同治，腎陽充

足，水不上泛，則胸痛、咳嗽、痰涎上嗆及腰痛等症消失；脾氣健運，溼化痰消，則胃脘脹悶、吞酸、腹瀉等症自除。

四、泌尿系統疾病

(一)慢性腎小球腎炎

慢性腎小球腎炎簡稱慢性腎炎，是一組臨床症狀相似，但發病原因不一，病理改變多樣，病程、預後和轉歸不盡相同的慢性腎小球疾病的總稱。其病因、發病機制和病理類型不盡相同，但起始因素多為免疫介導炎症；可見於多種腎臟病理類型，隨病情進展可導致腎小球硬化，從而演變為硬化性腎小球腎炎。該病發病隱匿、緩慢，臨床上以蛋白尿、血尿、水腫、高血壓和腎功能不全為特徵，隨著疾病的不斷發展，患者多於2～3年或20～30年後終將出現腎功能衰竭。故治療上多以防止或延緩腎功能進行性惡化、改善或緩解臨床症狀及預防心腦血管併發症為主要目的，透過積極控制高血壓或減少尿蛋白、限制蛋白攝取等綜合治療為主。

慢性腎小球腎炎屬中醫的「水腫」、「虛勞」、「尿血」、「腰痛」、「關格」等範疇。中醫認為本病多由風邪襲表、瘡毒內犯、外感水溼、飲食不節或久病勞倦所致，發病機制為肺失通調、脾失轉輸、腎失開合、三焦氣化不利，臨床辨證以陰陽為綱，分清病因、病位，注意寒熱虛實的錯雜與轉化。治療上，陽水

者宜發汗、利水或攻逐,配合清熱解毒、健脾理氣等法;陰水者當溫腎健脾,配合利水、養陰、活血、祛瘀等法。

醫案精選

◎案

張某,男,52歲。患慢性腎小球腎炎2年3個月,2005年出現雙下肢水腫。經某醫院診斷為慢性腎小球腎炎,一直服降壓、利尿藥物治療,效果欠佳。症見:腰痛,雙下肢痠軟無力,水腫,舌淡紅,有裂紋,苔薄白,脈左沉細弦,右弦,右大於左。查:尿蛋白(+),潛血(+),BP 185/115mmHg。中醫診斷為水腫。辨證為脾腎虧虛、溼熱內蘊、水溼停滯。治以健脾補腎、清利溼熱,佐以宣肺利水。方用知柏地黃湯合麻黃連翹赤小豆湯加減等治療,效果差。雙下肢水腫不僅未消,反而增添了雙下肢、雙足發涼,夜間雙下肢痙攣,舌邊齒痕,苔薄白,脈左沉細,右弦細,右大於左。此過用寒涼,傷人體元陽,治以健脾溫腎、利溼解毒,佐以舒筋利脈、涼血止血。方用腎氣丸加減。

處方:熟地黃30g,山藥15g,牡丹皮10g,澤瀉10g,茯苓10g,枸杞子15g,肉桂5g,製附子10g,車前子30g(包煎),懷牛膝15g,黃耆30g,木瓜15g,芡實10g,茜草10g,土茯苓60g,甘草6g。每日1劑,水煎服。

中篇　辨證應用探討

上方加減共服 25 劑，雙下肢及雙足發涼基本解除，痙攣、水腫消失。4 次尿化驗檢查：尿蛋白（+），潛血（－），配製丸藥鞏固療效。

◎案

某，女，40 歲。2006 年 10 月 12 日初診。眼瞼浮腫，小便不利 3 天。既往有慢性腎小球腎炎 20 餘年，此次因情緒刺激，受涼勞累而誘發。症見：眼瞼浮腫、腰痛，畏寒，噁心，小便不利，全身乏力，面色蒼白而灰滯，舌質淡胖苔厚膩，脈沉濡。輔助檢查尿液常規示尿蛋白（+++），潛血（+++），鏡檢顆粒管型 6～7 個／HP，白血球（++）。西醫診斷為慢性腎小球腎炎。中醫診斷為水腫。辨證為腎陽不足。治以溫腎助陽、化氣行水。方用腎氣丸加味。

處方：乾地黃 15g，山藥 15g，山茱萸 10g（酒炙），茯苓 12g，牡丹皮 10g，澤瀉 10g，桂枝 3g，製附子 8g，牛膝 5g（去頭），車前子 9g（鹽炙），白朮 10g，生薑 6g，白芍 9g。6 劑，每日 1 劑，水煎服。

二診：服上藥 6 劑後，鏡檢尿潛血（++），蛋白（+）。服藥 1 個月後，尿潛血（+），其他正常。囑服腎氣丸 1 個月調理。服藥期間忌房欲、氣惱、忌食生冷食物。

按患者慢性腎小球腎炎 20 餘年，久病傷腎，以致腎氣虛衰，不能化氣行水，遂使膀胱氣化失常，開合不利，引起水液瀦留體內，氾濫肌膚，而成水腫。《素問‧水熱穴論》指出：「故

第三章 分科應用解析

其本在腎,其末在肺。」本患者病程長,結合症狀、體徵、脈象,診為腎陽不足,膀胱氣化不利。以腎氣丸溫補腎陽並加白朮、生薑、白芍。生薑溫散水寒之氣;白芍開陰結,利小便。藥證相符,故療效顯著。藥理研究證明,腎氣丸有利於延緩慢性腎衰竭的惡化進程。

慢性腎小球腎炎屬中醫「水腫」範疇。如《素問·奇病論》中就有記載。在《素問·風論》中對本病的發病也有一定的記載,認為「以冬壬癸中於邪者為腎風」又曰:「腎風之狀,多汗惡風,面胕然浮腫,脊痛不能正立,其色炲,隱曲不利,診在頤上,其色黑。」元代朱丹溪在《丹溪心法·水腫》將水腫分為陽水和陰水兩大類,指出:「若遍身腫,煩渴,小便赤澀,大便閉,此屬陽水……若遍身腫,不煩渴,大便溏,小便少,不澀赤,此屬陰水。」從古代文獻中可以看出對於水腫中醫分陰水,陽水,其治療方法不同,目前人們往往結合微觀辨證,一談到「炎症」,往往想到清法,對於急性期單純實證的陽水,不失為一個有效的治療方法。因為陽水發病急,每成於數日之間,腫多由上而下遍及全身,同時在水腫出現之前或發病時大多兼見咳嗽、鼻塞流涕、咽痛、發熱等肺原症候。從病機而論,陽水的形成與風邪外襲,內舍於肺,肺失宣降,水道不通,以致風遏水阻,風水相搏,溢於肌膚等病理變化關係密切。所以治療陽水理當疏風清熱,宣肺利水,常用越婢湯、越婢加朮湯、麻黃連翹赤小豆湯等。而對於病程長體質弱的純虛,或虛實夾雜的陰水則效果不佳,常常尿中蛋白不消,出現雙下肢、雙足發

155

涼，並且痙攣，小便清長，夜尿多。多伴有腰痠膝軟、乏力惡寒、口乾咽燥等。腎藏精為先天之本，元陰元陽之根，腎之陰陽受損則表現為以上症狀。腎氣丸係仲景專為腎氣虛衰而設，方由六味滋陰之品與二味補陽之品相和而成，立意不在補火，而在微微生火，即生腎氣，諸藥合用，滋而不膩。溫而不燥，補陰之虛以生氣，助陽之弱以溫養，使腎陽振奮，氣化復常，故用於治療慢性腎炎屬腎精虧虛，腎氣衰憊者能獲得滿意療效。

（二）慢性尿路感染

尿路感染是指各種病原微生物在尿路中生長、繁殖而引起的炎症性疾病，在臨床上較為常見。根據感染發生部位可分為上尿路感染和下尿路感染，前者係指腎盂腎炎，後者主要指膀胱炎，而腎盂腎炎、膀胱炎又有急性、慢性之分。臨床表現為不同程度的尿頻，尿急，尿痛，乏力，腰部痠軟，以及腎小管功能受損表現，如夜尿增多、低相對密度尿等。革蘭陰性桿菌為尿路感染最常見的致病菌，其中以大腸埃希菌最為常見，約占全部尿路感染的85%，多見於育齡期婦女、老年人、免疫力低下及尿路畸形者。治療上予以相應檢查，積極尋找病因，排除梗阻性病變（結石、異物、先天發育異常或神經性病變），並及時發現併發症，適當合理應用抗生素治療。對於下尿路感染不主張全身應用廣譜抗生素，否則容易導致耐藥菌產生，使病情複雜化。

該病在中醫上屬於「淋證」的範疇，其病因可歸結為外感溼熱、飲食不節、情志失調、稟賦不足或勞傷久病四個方面，主要病機是溼熱蘊結下焦，腎病與膀胱氣化不利，病位涉及腎、膀胱。腎者主水，維持機體五臟代謝；膀胱者州都之官，有貯尿和排尿的功能。兩者臟腑表裏相關，經脈相互絡屬，共主水道，司決瀆。當溼熱等邪蘊結膀胱，或久病臟腑功能失調，均可引起腎與膀胱氣化不利，而致淋證。分為「熱淋」、「血淋」、「石淋」、「膏淋」、「勞淋」和「氣淋」共六淋。病理性質初病多實，治以清熱利溼通淋；久則轉虛，或虛實夾雜，宜標本兼治，兼培補脾腎以扶正。

醫案精選

◎案

　　范某，女，65歲。2012年11月3日初診。反覆尿頻，尿急，尿痛20餘年，再發10日來診。20年前受涼後現尿頻，尿急，尿痛，經治而癒。後經常發作，服藥症狀可減輕。近3年每因憋尿，勞累，受涼均有發作，服藥無效，需靜脈注射治療方可緩解。10日前勞累，症狀復現，口服藥物無效，今日來要求靜脈注射「消炎藥」治療。查尿液常規無異常。症見：腰痠，腰痛，乏力身冷，舌胖苔薄，尺脈弱。勸服中藥治療。中醫診斷為淋證。辨證為命門火衰。治以溫補腎陽。方用腎氣丸加減。

　　處方：製附子12g，肉桂10g，熟地黃15g，山藥15g，山茱萸15g，澤瀉10g，茯苓10g，車前子10g，通草5g。6劑而

癒，至今未復發。

按該患者年老體虛，久病腎陽虛損膀胱氣化失調，故尿頻，尿急，尿痛。陽虛不能溫養故身冷乏力，腰為腎之府，腎氣虧損故腰痠，腰痛。以腎氣丸溫腎陽，澤瀉、茯苓、車前子、通草利尿而癒。

慢性尿路感染具有反覆發作的特點，獲得根治的效果很難，是導致慢性腎功能不全的重要原因。本病的病機是膀胱氣化失職，主症是小便不利。《中藏經》：「勞淋者，小便淋瀝不絕，如水之滴漏而不斷絕也。」《證治準繩·雜病·淋》：「勞淋者，勞倦即發。」指出了勞淋的臨床及病機特點，病位在腎與膀胱。本病初發多以溼熱鬱阻下焦，膀胱氣化不利為主要病機特點；若治而不癒，反覆發作，正為邪傷；腎氣丸，方中用地黃八兩，滋補腎陰、益精填髓；又用山茱萸四兩，補腎固精，又有收斂固澀的功效；因腎中之精氣還賴於水穀精微的補充與化生，佐以山藥四兩、茯苓三兩，健脾益腎，助後天之本。諸藥合用充腎氣化生之形質使腎氣化生有源，但僅用滋腎益精之品，缺乏生機，腎氣不能由之自動化生，加入桂枝、製附子各一兩，其目的不在峻補腎陽，而是溫陽以化氣，也就是取其少火以生腎氣之意。

（三）狼瘡性腎炎

狼瘡性腎炎是系統性紅斑狼瘡的腎臟損害，大約 50%以上系統性紅斑狼瘡患者有腎損害的臨床表現，腎活檢顯示腎臟受

累幾乎為100%。免疫複合物形成與沉積是引起系統性紅斑狼瘡腎臟損害的主要機制；狼瘡性腎病的病理多累積腎小球、腎小管－間質及血管，故病理表現多種多樣；臨床除了腎外表現（皮膚黏膜、肌肉關節、心、肺、神經消化等多系統損害）外，出現各種病理性尿液，如蛋白尿、血尿、管型尿，高血壓，甚至首診即為腎衰竭的。目前尚無統一的治療方案，以控制狼瘡活動，阻止腎臟病變進展，最大限度地降低藥物治療的不良反用為主。該病屬於中醫「水腫」範疇。

醫案精選

◎案

某，女，39歲。下肢嚴重水腫、腹脹3個月。1個月前曾就醫於某醫院，並經腎穿刺確診為狼瘡性腎炎。目前口服Prednisolone 20mg／天，尿量少，尿蛋白（＋＋＋＋）。症見：舌淡白、苔白膩，脈沉無力。中醫診斷為水腫。辨證為脾腎陽虛、水溼內停。治以溫補脾腎、利水消腫。方用腎氣丸加減。

處方：製附子3g，桂枝3g，熟地黃50g，山藥20g，山茱萸20g，澤瀉20g，茯苓20g，牡丹皮10g。30劑，每日1劑，水煎服。

二診：服上藥30劑後，患者尿量增加，雙下肢水腫漸消，腹脹改善，尿蛋白（＋＋）。將Prednisolone減量為15mg／天，在原方基礎上加大溫補脾腎之陽，減少利溼藥量。

處方：製附子 6g，桂枝 6g，熟地黃 50g，山藥 20g，山茱萸 20g，澤瀉 10g，茯苓 10g，牡丹皮 10g。繼服 30 劑，每日 1 劑，水煎服。

三診：服上藥 30 劑後，尿量正常，雙下肢水腫已消，腹脹已癒，尿蛋白（＋）。此後將 Prednisolone 減量為 5mg ／天。按上方繼續服用 30 劑後，尿蛋白轉陰，為鞏固療效，繼服上方，並停用 Prednisolone。續服上方 30 劑後，化驗尿蛋白仍為陰性。

五、內分泌系統疾病

（一）2 型糖尿病

糖尿病是一組以慢性血糖水平增高為特徵的代謝性疾病，由體內胰島素相對或絕對不足及靶細胞對胰島素敏感性降低，或胰島素本身存在結構上的缺陷而引起，可致組織或器官功能障礙和形態結構改變，併發酮症酸中毒、多發性神經炎、肢體壞疽、腎功能衰竭等。其患病率正隨著民眾生活水準的提高、人口高齡化、生活方式改變而迅速增加，已發展為世界性的常見病、多發病，且呈逐漸成長的流行趨勢。一般認為，95％糖尿病為 2 型糖尿病，目前認為這一估算偏高，其中約 5％可能屬於其他類型。迄今為止，現代醫學對糖尿病的治療並不理想，尤其是對其併發症的防治，一些基本的手段是糾正代謝紊亂和嚴格控制血糖。然而，在臨床上有些病例即使血糖得到了很好

的控制,其病情仍然朝惡性的方向發展。而中醫藥治療糖尿病,作用溫和、持久、整體調節,能明顯改善臨床症狀,有效防治各種發症,不良反應小,中醫經過辨證論治將多種不同藥物組方成為複方,從整體觀念入手治療病情,這是中醫學典型的治療方法。

糖尿病屬於中醫「消渴」範疇,消渴的病因病機目前已被大多數中醫學者達成共識,即本病為陰虛燥熱之證,即陰津虧損,燥熱內盛;陰虛為本,燥熱為標,與血瘀有關;病變涉及五臟六腑,但以肺、胃、腎為主。近代醫者在前人的理論基礎上,不斷創新完善,提出了陰虛燥熱、氣虛、瘀血、溼阻等學說,這為消渴病的中醫學研究和臨床治療提供了更為廣闊的思路。治療上從清熱滋陰、益氣活血、溫陽等各方面進行分型辨證論治,療效可觀。

醫案精選
◎案

某,女,62歲。2011年12月9日初診。多飲、多尿約13年。13年前即發現口乾喜飲,夜間、晨起尤甚,飲入仍覺不解渴,多尿,晝尿8～10次,夜尿2～3次,或尿呈泡沫狀,或伴腰痠痛,近兩年來尤感怕冷,眠差,或便祕,或夜稀便1次。多次查空腹血糖均在8mmol/L以上。脈略弦,左略細,舌淡苔白。中醫診斷為消渴。辨證為肺胃燥熱、陰損及陽、下元虛寒。治以益腎理脾、滋陰復陽。方用腎氣丸合縮泉丸加減。

處方：乾地黃 24g，山茱萸 12g，山藥 32g，茯苓 10g，牡丹皮 10g，澤瀉 10g，桂枝 3g，製附子 10g，肉桂 6g，烏藥 10g，益智仁 10g，天花粉 20g，蒼朮 15g，玄參 10g，黃耆 20g，白朮 15g。7 劑，每日 1 劑，水煎服。

二診：12 月 16 日，口乾緩解，夜尿次數及腰痠痛俱減，下午尿次無大減。脈細弦，舌淡苔少。守上方，繼服 7 劑。

三診：12 月 23 日，諸症續減，但時夜尿 2 次，晨起尿略黃。脈沉細，舌紅苔少。守上方加麥冬 10g、桑葚 10g，繼服 7 劑。

四診：12 月 30 日，腰痠痛已除，偶有口乾，晝尿次數減為 5～6 次，夜尿 1 次，偶有 2 次。脈沉細，舌紅苔少。守上方去肉桂，製附子減至 3g，加西洋參 10g、焦山楂 20g、枸杞子 15g。20 劑，水泛丸，每日服 3 次。調理 3 個月諸症皆除。

按糖尿病是一個古老的疾病，早在西元前 400 年，最早的醫書《黃帝內經》中已有論述，屬「消渴」症的範疇，主要是根據症狀「因渴而消瘦」得名。消渴是由肺、胃、腎三臟熱的陰虧，水穀轉輸失常所致的疾病。中醫認為其基本病機是陰虛燥熱，陰虛為本，燥熱為標，二者互為因果，燥熱甚則陰愈虛，陰愈虛則燥熱愈甚。早期陰虛火旺，中期傷氣出現氣陰兩虛，晚期陰損及陽導致陰陽雙虧。由於陽虛或氣虛不能帥血而行，加之陰虛火旺煎灼津液，病程中可出現血瘀徵象。腎陰不足，肝失濡養，目無所養，可導致目乾目澀，視物昏花，甚至失明。營陰被灼，內結鬱熱，壅毒成膿，發為瘡癤、癰疽，陰虛

燥熱，煉液成痰，痰阻經絡或矇蔽心竅而為中風偏癱。腎陰不足，陰損及陽，脾腎陽衰，水溼氾濫，成為水腫。陰液極度耗損，導致陰竭陽亡，而見神志不清、皮膚乾燥、四肢厥冷、脈微細欲絕等危候。

　　腎氣丸是中醫治療糖尿病的基本方之一，方中以地黃滋陰補腎為主，用桂枝、製附子溫陽補腎，實際上陰陽兩補之方。歷代中醫認為腎氣丸具有溫補下元，壯腎益陽，化氣利水，消腫止渴的功效，主要適用於腎氣不足、陰陽俱虛的病症，適合於糖尿病及其相關病症腎虛患者，尤其是糖尿病晚期併發症階段臨床表現為腎陰陽俱虛的患者。本案飲多溲多，飲多責之肺胃燥熱，消灼津液，即使飲入而渴仍不解；溲多責之腎氣不足，氣不化水，膀胱開合失約。肺胃陰虛及脾，脾陰虧虛，脾氣升發太過，升極而降，亦可致溲多。肺胃陰虛及腎，腎陰虧虛，陰損及陽，腎氣不足，氣不蒸津，亦加重口乾欲飲之症。宗《金匱要略》「男子消渴，小便反多，以飲一斗，小便一斗，腎氣丸主之」，以腎氣丸合縮泉丸加減治之，方中重用山藥有補脾陰之意，而怕冷、夜尿多、腰痛等症乃腎陽虛之候，故加重製附子用量併合肉桂以溫之。

(二) 糖尿病神經源性膀胱

　　糖尿病神經源性膀胱 (DNB) 是糖尿病常見併發症之一，是由於自主神經尤其是副交感神經障礙所引起的排尿反射異常、膀胱功能障礙，主要表現為尿無力、尿瀦留。DNB 不僅引發

泌尿系統感染、腎功能損害等併發症，更嚴重影響患者的生活品質，據報導 DNB 在糖尿病患者中患病率高達 25％～ 85％。具體機制目前現代醫學研究仍不很清楚，目前認為主要與以下因素有關：長期高血糖導致周圍神經的節段性脫髓鞘和神經衝動的傳導障礙，涉及膀胱副交感神經和交感神經，導致膀胱的敏感度下降所致。治療目的應在控制血糖的基礎上，保護腎功能，改善排尿症狀，提高患者生活品質。如用甲基維生素 B12 促進神經修復、擬膽鹼藥物促進逼尿肌收縮、α 受體阻滯劑舒張尿道外括約肌和膀胱頸部平滑肌提高膀胱順應性等。非藥物療法有間歇導尿，必要時膀胱造瘻、膀胱減容重建術等。整體而言，由於病因不清，目前對 DNB 的治療尚無滿意的方法，雖有一定的療效，但復發率高。

中醫學中並沒有「糖尿病神經源性膀胱」之病名，可參考中醫「癃閉」、「淋證」進行辨治。根據臨床表現其病機以腎元虧虛為主，是發病之本，可兼有脾氣虛虛，肺氣不行，致膀胱氣化不利，產生癃閉，這是病機的關鍵。糖尿病神經源性膀胱的腎陽虛，既可源於陰虛精虧或源於氣虛。DNB 是由於糖尿病日久，膀胱氣化不利，開合失司導致，是本虛標實之證。本虛雖與肺、脾、腎三臟有關，但與腎和膀胱關係最為密切，其是消渴患者在腎氣虧虛的基礎上感受外感六淫、內傷七情等誘因導致肺、脾、腎三臟功能失調而發生本病。

醫案精選
◎案

江某，男，65歲。患2型糖尿病1年，2005年8月因嚴重糖尿病酮症酸中毒急入院治療。住院時小便失禁故用假性導尿，經治後酮體轉陰，血糖逐漸穩定，拔除尿管後小便頻數、遺尿症狀突顯，據稱患者在入院前3個月即有是症，每晚小便10餘次，致夜不成寐，時有自遺，每天須用尿布數片，為此異常苦惱。住院期間查小便白血球（＋），尿培養無菌生長，生化肌酐、尿素氮均在正常範圍。經用西藥Glipizide控釋片、Acarbose片及舒普深靜脈注射治療10天後複查小便結果已恢復正常。但小便頻數尤其是夜尿頻多，不時遺尿未見絲毫改善。症見：身體消瘦，口乾多飲，多食易飢，精神疲倦，睡眠極差，小便色黃，舌暗紅，苔薄黃，脈弦細數。中醫診斷為消渴。辨證為水熱互結。治以利水養陰清熱。方用豬苓湯加減。

處方：豬苓15g，茯苓30g，澤瀉15g，阿膠15g（烊化），滑石15g（包），桑寄生30g，白茅根15g，車前草15g，玉米鬚15g。4劑，每日1劑，水煎服。

二診：服上藥4劑後，患者夜尿頻多如故，常自遺尿，口渴引飲，大便如常，脈弱而右寸稍浮。遂根據「微熱消渴，小便不利」辨證為膀胱氣化不利。治以溫陽化氣。方用五苓散加減。

處方：茯苓30g，澤瀉30g，豬苓15g，桂枝10g，白朮10g，桑螵蛸30g，萆薢15g，益智仁15g。

中篇 辨證應用探討

藥後小便由每晚 10 餘次減少至 7～8 次，餘症同前，後發現患者雙尺脈沉緩而弱，腰痠膝軟，舌淡胖，質暗，苔黃膩，脈緩弱。又辨證為腎氣不足。改用腎氣丸合縮泉丸加味治療。

處方：製附子 10g（先煎 1 小時），肉桂 6g（後下），茯苓 30g，澤瀉 15g，山藥 15g，牡丹皮 15g，山茱萸 15g，熟地黃 15g，烏藥 10g，益智仁 15g，遠志 g，覆盆子 15g。

服後夜尿進一步減少至 5～6 次，此時已能斷續睡眠 2～3 小時，後因考慮經濟原因，帶藥 7 劑出院。囑患者定期複診。

三診：9 月 8 日，患者自訴夜尿每晚 5～6 次，但仍不能控制，自遺褲中。舌淡胖，質暗，苔黃膩較前鬆動，脈沉緩弱，右寸浮。考慮患者症狀較前穩定，而本病屬慢性病，要有方有守，遂效不更方，囑患者再服 7 劑。

四診：9 月 15 日，患者自覺症狀未見進一步好轉，夜尿仍每晚 4～5 次，不能控制，自行遺出。因患者病久頗為擔心，心情憂鬱，關脈見弦象，有時兩脅略脹。辨證為肝氣鬱結。治以疏肝健脾、理氣解鬱。方用丹梔逍遙散加味。

處方：牡丹皮 15g，梔子 10g，柴胡 10g，當歸 10g，赤芍、白芍各 15g，茯苓 30g，白朮 15g，薄荷 6g（後下），生薑 6g，桑螵蛸 30g，桑葉 6g。

患者服後夜尿次數反有所增多。細詢患者平素有腰膝痠軟，耳鳴，察舌淡胖，質暗，舌根部苔黃厚膩，脈沉弱，右寸

浮。知患者年近古稀，腎氣必虧，遂改用腎氣丸合縮泉丸加減治療。

處方：製附子15g（先煎1小時），肉桂6g（後下），山茱萸15g，茯苓30g，牡丹皮15g，澤瀉15g，山藥15g，桑螵蛸30g，益智仁15g，烏藥15g，萆薢15g，牛膝15g，玉米鬚30g。每日1劑，水煎分2次溫服。

五診：9月22日，患者訴夜尿次數已減為每晚3～4次，晚上能斷續睡眠3小時。舌淡胖，質暗，苔薄白，脈弱，右寸浮。此時，患者的右寸始終現浮象，慮其若非外有未解之邪，即為肺有不利之氣，遂用腎氣丸加宣肺理氣之劑治療。

處方：山茱萸15g，茯苓30g，熟地黃15g，山藥15g，肉桂6g，製附子15g（先煎1小時），益智仁10g，烏藥15g，桔梗6g，麻黃6g。並囑服中成藥腎氣丸。

六診：9月29日，患者訴服上方後夜尿次數明顯減少，一週有兩、三晚未出現夜尿和遺尿，睡眠基本恢復正常。以上方進退並配合服用中成藥腎氣丸以鞏固療效。

按糖尿病神經源性膀胱，又稱無力性膀胱，是由於糖尿病自主神經病變所致。膀胱由骶髓2、3、4中3條副交感神經及胸髓第11、12神經與腰髓1、2對神經中4條交感神經調節支配，糖尿病神經病變影響上述神經，尤其是感覺神經部分，則引起排尿反射異常；由於副交感神經損害而致膀胱收縮力減弱，交感神經損害影響三角肌及內括約肌，以致尿瀦留，膀胱漸充

盈脹大，當膀胱脹大其容量超過1,000ml以上時，漸出現尿失禁，尿淋漓不盡，由於長期殘餘尿增加而導致尿路感染，可發為慢性腎盂腎炎，甚至發生腎功能衰竭。而西醫目前尚無十分可靠、有效的治療該病的藥物，中醫據其症候表現，責之「膀胱不利、膀胱不約」。臨床中發現，患者就診時大多病情較重，中醫病機表現為消渴日久腎陰虧虛、腎陽虧虛，即「無陰則陽無以化」，或陰虛及陽，即「無陽則陰無以生」致膀胱氣化無權。故治療上投以腎氣丸以溫陽益氣、補腎利尿，往往可以產生減少膀胱殘餘尿量的理想療效。

　　本案患者平素喜飲濃茶、抽菸，易致溼熱內蘊，上熱下迫，溼熱下注，膀胱氣化不利，約束失常也可致小便失禁、尿黃等症。此時多因患者尿頻尿急、淋漓不暢、口渴欲飲，甚或咳嗽、睡眠不安而致下焦溼熱蘊結，津傷不能上潤，故用豬苓湯治療，然患者年過花甲，腎氣日衰，陽虛不主溫煦，膀胱氣化無權，膀胱不利為癃，不約為遺溺。故見小便失禁；腰為腎之府，命門火衰，可見腰痠等症。舌淡胖，脈沉緩弱為陽虛之象，罹患消渴，耗氣傷陰，陰損及陽，陰陽俱虛，故用腎氣丸合縮泉丸於陰中求陽，助膀胱氣化。患者服用腎氣丸合縮泉丸後，症狀較前有較大改善，可見，腎氣虛衰確為年高體弱之糖尿病患者導致小便失禁或淋漓不斷的重要病因。然患者在持續服用補腎止遺的腎氣丸和縮泉丸後，症狀並未如願進一步減輕，而只是停留在原地踏步，此時才重視患者一直以來的右寸脈獨浮，寸脈浮乃主病在上在外，而右寸候肺，患者無發熱惡

寒、鼻塞流涕、咳嗽咽痛等明顯的風寒表證,但細思肺乃水之上源,主治節,司呼吸,敷布津液,通調水道,上潤咽喉,下輸膀胱,外充衛。若肺失治節,敷布無權,三焦為之滯塞,膀胱氣化為之不利,必然引起膀胱開合失常。故加入麻黃、桔梗以宣散表邪,開提肺氣以制水。明代張介賓《景岳全書》中說:「凡治小便不禁者,古方多用固澀,此固宜然。然固澀之劑,不過固其門戶,此亦治標之意,而非塞源之道。蓋小水雖利於腎,而腎上連肺,若肺氣無權,則腎水終不能攝。故治水者必須治氣,治腎者必須治肺。宜以參、芪、歸、朮、桂、附、乾薑之屬為之主。然後相機加以固澀之劑為之佐,庶得治本之道而源流如度,否則,徒障狂瀾,終無益也。」小便乃體內津液所化,而津液的運行與輸布離不開肺、脾、腎三臟,若僅從腎氣虧虛入手,忽略肺脾與膀胱在水液代謝中的作用,必然治難求全。且肺、腎二臟母子相關,金水相生,是水液代謝輸布的重要臟器,均能直接影響膀胱功能。故治療本病,不僅要溫腎之元陽,還要宣肺之滯氣。

(三)痛風

痛風是由於多種原因導致嘌呤代謝紊亂,使尿酸生成增多或排泄減少導致單納尿酸鹽沉積於骨關節、腎臟和皮下等部位所引起的疾病。臨床特點為高尿酸血症、反覆發作的急性關節炎、尿酸鈉鹽形成痛風石沉積、痛風石性慢性關節炎。近年來隨著人們生活水準的不斷提高和人口高齡化的趨勢,痛風的發

病率也在逐年攀升，已成為一種常見病和多發病。痛風引起的關節炎和關節畸形嚴重影響患者的生活品質，若不及時治療會引起腎功能損害，預後不良。治療上以控制高尿酸血症，預防尿酸鹽的沉積；迅速控制急性關節炎的發生；防止尿酸結石形成和腎功能損害。

中醫對高尿酸血症的病因病機認識基本歸納為「脾腎虧虛，溼濁內盛」。溼濁是高尿酸血症的基本病理產物，溼濁產生的根本原因在於陽虛蒸運無力；由於人體的脾腎不足，腎陽為諸陽之根本，故尤以腎氣不足為本，腎氣難以正常發揮推動和溫煦的作用，致使機體不能正常地排泄尿酸，並引起一系列代謝問題。

應用指徵：①多見於中老年男子，可有痛風家族史。常因勞累，暴飲暴食，吃高嘌呤食物，飲酒及外感風寒等誘發；②初起可單關節發病，以第一蹠趾關節為多見，繼則足踝、跟、手指和其他小關節，出現紅腫熱痛，甚則關節腔可滲液；反覆發作後，可伴有關節周圍及耳郭、耳輪及趾、指骨間出現「塊瘰」（痛風石）；③畏寒肢冷、面色白或黧黑、腰膝痠軟或冷痛等全身症狀；④血尿酸、尿尿酸增高，發作期白血球總數可增高。凡符合上述指徵的患者均可用本方加減治療。

處方：桂枝 6g，製附子 6g（先煎），熟地黃 18g，山藥 15g，山茱萸 10g，澤瀉 6g，茯苓 15g，牡丹皮 9g，懷牛膝 9g。

加減：陽虛重者桂枝加至 10g；尿潛血者加白茅根 9g、茜草 9g；尿蛋白者加女貞子 9g、墨旱蓮 9g；睡眠差者加遠志 6g；水腫者加黃耆 30g、車前子 6g。

醫案精選

◎案

某，男，60 歲。患痛風 3 年，左側膝關節關節痛紅腫，腳踝疼痛，未經西醫治療，怕冷，不喜飲水，無飲酒史。納可，眠可，未見疲乏。大便乾，小便正常，尿酸 512μmol/L，三酸甘油酯高。給予腎氣丸加味治療。

處方：製附子 6g（同煎），熟地黃 18g，山藥 15g，山茱萸 10g，澤瀉 6g，茯苓 15g，牡丹皮 9g，懷牛膝 9g，肉蓯蓉 12g。

經 3 個月治療，患者關節痛明顯改善，怕冷減輕，飲水改善，大便乾有所改善。複查血尿酸為 375μmol/L。

按中西醫皆有痛風的病名，中醫學對「痛風」的認識已有 2,000 多年的歷史，早在梁代陶弘景的《名醫別錄》中就有對「痛風」一詞的記載。樊雅莉和唐先平認為痛風有廣義和狹義之分，廣義的痛風即相當於中醫的痹證，包含了對西醫風溼性關節炎、類風溼性關節炎等疾病的認識。痛風的病機，歷代醫家多認為是外邪或兼夾鬱火，治療多以清熱、祛溼化濁、祛痰化瘀為方法。朱良春認為痛風的主要原因是濁瘀內阻，濁瘀滯留經脈，結節畸形，甚則潰破，其根源是脾腎不足。

在痛風的治療中，提倡藥物治療與非藥物治療相結合，重

視控制與痛風相關性高的危險因素，如肥胖、高血脂、飲酒等。在生活上，囑咐患者少進食含嘌呤的食物，減少飲酒，增強體育運動。其用藥另闢蹊徑，從腎氣入手，大膽使用興陽之法。方中用 6g 製附子微微生火；山藥健脾固腎；山茱萸微溫，補肝腎益精血；熟地黃甘溫補肝腎；澤瀉、茯苓利水滲溼；牡丹皮活血散瘀；懷牛膝滋補肝腎，強腰膝，活血且能引血下行。諸藥合用有「少火生氣」之義，能激發人體正氣，透過人體自身的修復，恢復代謝功能，從根本上改變人體的代謝環境。

（四）尿崩症

尿崩症是由於抗利尿激素（即精氨酸加壓素，AVP）缺乏、腎小管重吸收水的功能障礙，從而引起以多尿、煩渴、多飲與低相對密度尿為主要表現的一種疾病。本病是由於下視丘－神經垂體部位的病變引起的 AVP 不同程度的缺乏，或由於多種病變引起腎臟對 AVP 敏感性缺陷所致，前者為中樞性尿崩症，後者為腎性尿崩症，但部分病例無明顯病因。尿崩症可發生於任何年齡，但以年輕人為多見。尿崩症的主要臨床表現為多尿、煩渴與多飲，發病常較急。

尿崩症在中醫中無特定命名，通常根據臨床表現將尿崩症歸屬於「消渴」病範疇。

應用指徵：每日尿量＞ 4,000ml，尿頻色清，夜尿顯著，口渴多飲，飲一溲一，尿相對密度＜ 1.005，體倦乏力，畏寒肢

冷，舌淡苔白，脈沉細。凡符合上述指徵的患者均可用本方加減治療。

處方：熟地黃15g，山藥25g，山茱萸15g，茯苓12g，澤瀉12g，製附子15g，肉桂6g。

加減：陽虛明顯者加淫羊藿、補骨脂；兼有腎陰虛者加石斛、麥冬；兼有氣虛者加黨參、黃耆；眠差者加酸棗仁、柏子仁。

醫案精選
◎案

某，男，14歲。2004年6月10日初診。其父代述：患兒於2001年11月因發熱頭痛，噁心嘔吐，視力模糊，先後在某醫院及某腦病醫院就診，診斷為結核性腦膜炎、腦積水，經住院治療，病情痊癒。但其後不久出現口乾多尿，時時欲飲，逐日加重，4年來，日夜飲水四、五熱水瓶，飲後即尿，尿後又飲，伴神疲乏力，納少無味，言語低微。家長帶領患兒在某醫院求治，經多次檢驗尿液常規正常，做顱腦垂體檢查，報告未見異常，診斷為尿崩症。醫生讓患兒肌內注射加壓素，但由於藥物短缺未能買到，後來求診中醫。症見：神疲狀態，面色無華，舌質略紅淡少津，脈來虛數無力。脈證互參，病機為腎氣不足，不能化布津液，水氣驟下，故尿多；津液不能上奉，故口乾引飲；虛陽浮越，故見舌紅津乾之象。治以溫補腎陽、化氣行水，引雷龍之火下行，悉可獲癒。方用腎氣丸合五苓散加味。

處方：熟地黃 24g，山茱萸 12g，山藥 12g，茯苓 10g，牡丹皮 10g，澤瀉 10g，白朮 10g，豬苓 10g，製附子 4g，桂枝 6g，桑螵蛸 10g，覆盆子 10g，益智仁 10g，葛根 30g。水煎服，每日 1 劑，2 次服，囑進 3 劑以觀療效。

二診：藥進 3 劑後症狀明顯改善，晝夜飲水只三、四瓶，尿量亦隨之減少。藥已應證，效不更方，再進 3 劑，前後診治 3 次，共服藥 10 劑，症狀完全消失。為鞏固療效，將上方 8 劑藥量加工成水丸，每次服 4g，每日 3 次，溫開水送服。半年後隨訪未復發。

◎案

某，男，51 歲。1992 年 8 月 9 日初診。自訴口渴，多飲，多尿已 3 年餘。3 年前因車禍驚嚇而致昏厥，經搶救治癒後漸覺口渴，多飲，多尿，每 24 小時飲水 20L 左右，飲一溲一，心煩不寐，神疲倦怠。曾在當地中西醫治療不效且諸症加重，後經某醫院確診為尿崩症，依靠常效尿崩停針長期肌內注射控制症狀。由於該藥為油劑不易吸收，再加之長期肌內注射等原因，致使注射部位藥液不吸收（針頭拔出後藥液順針孔流出）和 2 處化膿，因而再次求中醫診治。察患者面色黧黑，耳輪焦乾，形寒肢冷，聲低息短，肌瘦神疲，腰痠腿軟，舌淡苔白，脈沉細無力。尿相對密度在 1.002 以下，紅血球（－）、蛋白（－）、管型（－）、尿糖（－）。中醫病機分析為陰傷及陽、腎陽虛弱。診斷為消渴。辨證為陰陽兩虛下消。治以滋陰溫陽、益腎固攝。

方用腎氣丸（湯）加味。

處方：製附子 9g（先煎 1 小時以上），肉桂 3g，生地黃、熟地黃各 12g，山藥 12g，山茱萸 12g，菟絲子 9g，覆盆子 12g，桑螵蛸 9g。5 劑，每日 1 劑，水煎服。

二診：服上藥 5 劑後，患者自覺口渴明顯減輕，但仍有煩渴、聲嘶、唇乾、舌紅等症，故減用肉桂、製附子，增地黃、山藥之量各為 15g，並用天冬、麥冬、牡蠣、龜板育陰潛陽。8 劑後尿相對密度檢查為 1.008。藥已中的，調治月餘後改湯為丸，連服半年，體力逐漸恢復，隨訪 7 年未見復發。

按尿崩症是指抗利尿激素分泌不足或腎臟對抗利尿激素反應缺陷而引起的多尿、煩渴、低相對密度尿和低滲尿的症候群，屬於中醫津液代謝類疾病。津液的代謝與腎的溫煦，脾的運化，肺的治節，三焦的氣化相關。故以腎氣丸湯劑溫補腎陽，恢復腎的蒸津化氣攝水之功，煩渴自可緩解，飲水自少，尿量亦隨之減少。

（五）甲狀腺功能減退症

甲狀腺功能減退症是由於甲狀腺激素合成劑分泌減少，或其生理效應不足所致機體代謝降低的一種疾病。病因較複雜，以原發性者多見，其次為腦下垂體性。

醫案精選

◎案

王某，女，38歲。2004年4月13日初診。近3個月來，常感乏力、懶動，月經稀少、性慾減退，情緒低落，面色不華，苔薄，舌淡，脈沉緩。甲狀腺功能檢查：三碘甲狀腺原氨酸$T_3↓$、甲狀腺素$T_4↓$、反三式碘甲狀腺原氨酸、血清促甲狀腺激素（TSH）↑，超音波示甲狀腺無異常。中醫診斷為鬱證。中醫辨證為腎陽虛而陰不化，陰無陽則獨亢。治以脾腎雙補，益火之源。方用腎氣丸加減。

處方：肉桂、澤瀉、山茱萸各6g，製附子、仙茅、淫羊藿各12g，乾地黃、牡丹皮各10g，山藥、茯苓各15g，黃耆18g，紅參5g（另燉）。

服藥40餘劑，複查T_3、T_4諸項指標恢復正常水平。改投濃縮腎氣丸8粒，每日晚上服，歸脾丸9g上午服。隨訪至今如常。

按腎陽主溫養下焦，是人身氣化之根本，又是水中之陽，「所謂一陽居於二陰之間」。患者腎陽虛衰、無力溫化，故表現出性慾減退、月經稀少、情緒低落、舌淡脈沉緩等一派寒凝之象。腎氣丸加仙茅、淫羊藿益火之源以消陰翳，黃耆、紅參補脾益氣補後天之本以補充腎元。藥證合拍，故療效較好。

◎案

某，女，65歲。2013年6月19日初診。患者主訴近1年以來無明顯誘因出汗增多，怕冷。出汗以日間明顯，安靜狀

態下也易出汗，動則汗出淋漓，但睡眠中汗出。汗出後渾身怕冷，四肢發涼。就診時，除上述症狀之外，還見神疲乏力，面色蒼白，睡眠不好，腰痛膝軟，胸悶氣短，心慌心跳，頭暈耳鳴，小便頻數，大便稀溏，舌淡，苔薄白，脈細弱。患者曾於多家醫院就診，效果不佳。體格檢查：心肺聽診未見明顯異常，總膽固醇（CHOL）7.0mmol/L，三酸甘油酯（TRIG）2.5mmol/L，低密度脂蛋白膽固醇（LDL-C）3.8mmol/L，高密度脂蛋白膽固醇（HDL-C）0.86mmol/L；空腹血糖（GLU）5.6mmol/L；甲狀腺功能5項檢查發現：T_3 12.35nmol/L、T_4 1.69pmol/L、總三碘甲狀腺原氨酸T_3 1.13nmol/L、總甲狀腺素T_4 46.33nmol/L、血清促甲狀腺激素（TSH）5.94μIu/L，表示甲狀腺功能減退。心電圖示竇性心動過緩；胸部X光示雙肺未見明顯異常；腹部超音波：脂肪肝，膽脾胰腎未見異常。根據上述檢查結果，診斷為甲狀腺功能減退。患者因不能耐受西藥不良反應而拒絕西藥治療，遂求助於中醫藥治療。中醫診斷為汗證。辨證為腎陽虛弱、氣血不足。治以穩固腎陽、益氣健脾。

給予腎氣丸加參苓白朮散口服，腎氣丸每次口服5g，1天3次。

二診：2013年7月3日，患者經上述治療後出汗、怕冷、四肢發涼、小便頻數等症狀明顯減輕，但神疲乏力、胸悶氣短、心慌心跳、頭暈耳鳴、大便稀溏等症仍然明顯。調整用藥，給予腎氣丸加人參歸脾丸口服，腎氣丸劑量同上，人參歸

脾丸每次口服 60 粒，1 天 2 次。

　　三診：2013 年 7 月 24 日，患者出汗、怕冷、四肢發涼、小便頻數等症狀顯著減輕，神疲乏力、胸悶氣短、心慌心跳、頭暈耳鳴、大便稀溏等症也明顯改善。囑其繼服腎氣丸加人參歸脾丸，劑量同上。

　　四診：2013 年 8 月 21 日，患者出汗、怕冷、四肢發涼、小便頻數等症狀已不明顯，神疲乏力、胸悶氣短、心慌心跳、頭暈耳鳴、大便稀溏等症也顯著減輕。複查甲狀腺功能 5 項，各項指標明顯改善。囑其繼服腎氣丸合人參歸脾丸，劑量同上。

　　五診：2013 年 9 月 25 日，上述症狀消失，複查甲狀腺功能 5 項，各項指標均已正常，血脂的各項指標也有改善。囑其繼服腎氣丸和人參歸脾丸以鞏固療效，其劑量改為維持量。腎氣丸每次口服 5g，1 天 1 次；人參歸脾丸每次口服 60 粒，1 天 1 次。

　　按甲狀腺功能減退所表現出來的症狀與中醫腎陽不足的症候表現相符合。本案還有心脾兩虛、氣血不足的表現，故以腎氣丸加人參歸脾丸口服而能獲得良好的臨床療效。但本案甲狀腺功能減退屬於慢性過程，其病程纏綿，治療療程可能較長，同時本病易復發，治療後檢查甲狀腺功能指標雖然正常，仍需以維持量較長時間的用藥以防復發。

第三章　分科應用解析

六、風溼性疾病

(一)強直性脊柱炎

強直性脊柱炎（AS）是一種原因不明的以慢性炎症為主的全身性疾病，多發於年輕男性。病變自骶髂、髖關節、椎間盤纖維環附近韌帶鈣化，向上蔓延至脊柱，造成脊柱強直。早期覺腰部僵硬，疼痛、活動後緩解，肌腱、韌帶附著點炎症，外周關節受累，常伴低熱、消瘦、貧血。晚期，腰椎前凸曲線消失，胸椎後凸而成駝背畸形，頸椎乃至脊柱活動受限；化驗組織相容性抗體 HLA-B27 陽性高達 70% 以上；X 光早期為雙髖關節增寬，邊緣模糊呈鋸齒狀；晚期關節間隙消失，椎旁韌帶鈣化，呈竹節狀，骨質疏鬆。

中醫學認為，本病的發生與發展包括兩方面的因素：一是機體正氣的盛衰，二是外邪入侵。本病部位主要在脊柱，尤其是腰骶部。腰為腎之府，腎主骨生髓，髓充骨，故與骨的關係密切，正氣虛以腎氣損為主，正氣虛則衛外不固，風、寒、溼、熱之邪乘虛而入，邪阻經絡，氣血瘀滯，一則「不通則痛」，二則氣血不周行以濡養筋骨而出現「不榮則痛」。另外，正氣不足，臟腑功能失調，出現痰濁、瘀血等有形的病理產物，病邪留滯腰背經絡筋骨，日久傷筋敗骨，病程纏綿不癒，終至脊柱強直彎曲變形。腎藏精，主骨生髓，主人體的生長發育，腎精的盛衰與骨的生長發育及抗病能力有密切關係。腎藏精包括先

天之精和後天之精，先天之精有賴於後天之精的充養。如果先天之精不足，則骨髓、骨骼必然衰弱；若先天之精充足而後天之精不足以補養，則骨髓、骨骼也得不到發育生長，抗病能力下降，乃至出現病變，因此腎氣虧虛，精失去調節則骨病；反之，骨病也累及腎。

應用指徵：①腰部疼痛、僵硬，纏綿不癒，局部發涼，喜溫，遇勞加重，脊柱、關節逐漸活動不利；②腰膝痠軟無力，少腹拘急，面色白，肢寒怕冷；③舌質淡、脈沉細無力。凡符合上述指徵的患者均可用本方加減治療。

處方：熟地黃 30g，山藥 20g，山茱萸 20g，牡丹皮 15g，茯苓 15g，澤瀉 15g，製附子 10g，桂枝 10g。

加減：腎虛及脾，脾氣虧虛，加黨參、黃耆、白朮；寒溼內蘊，加獨活、桑寄生、伸筋草；伴陰虛溼熱，加知母、黃柏、牛膝、苦參；腎虛痰瘀，加淫羊藿、狗脊、僵蠶、菟絲子、穿山甲。

醫案精選

◎案

焦某，男，44 歲。腰背部疼痛反覆發作 10 年，加重 1 週。症見：腰背痠冷疼痛，腰椎活動受限，前屈 15°，後伸 0°，胸擴受限，取第 4 肋間隙測量，胸擴 ≦ 2.5cm，夜寐不寧，舌質淡，苔薄白，脈沉遲。測血沉（ESR）38mm/h，類風溼因子陰性，HLA-B27 陽性。胸部 X 光示：胸腰椎椎體均呈竹節樣改變，骶

髖關節邊緣模糊。中醫診斷為寒痹。辨證為腎氣虛弱、陰寒內生、督陽不化、寒凝筋脈。治以補腎固本、溫陽祛寒。方用腎氣丸加減。

處方：熟地黃 30g，山藥 20g，山茱萸 20g，牡丹皮 15g，茯苓 15g，澤瀉 15g，製附子 10g，桂枝 10g，淫羊藿 10g，巴戟天 10g，杜仲 20g，牛膝 15g，威靈仙 20g，秦艽 15g，黃柏 15g，紅花 10g。7 劑，每日 1 劑，水煎服，並配合針灸華佗夾脊穴、腎俞、委中、風府、腰陽關，每日 1 次，以舒筋活絡，溫補腎氣。

治療 1 週後，腰背疼痛明顯緩解，但腰椎活動仍受限明顯，ESR 30mm/h，繼續治療 1 個月後，腰背疼痛消失，腰椎活動度較前顯著增加，前屈 30°，後伸 10°，左右側彎 10°，骶髂關節間隙恢復正常，ESR 15mm/h。

按強直性脊柱炎是一種主要累及中軸骨骼的慢性進行性炎症性病變，主要侵犯骶髂關節、脊柱和近軀幹的大關節，導致纖維性和骨性強直和畸形。中醫學多稱為「腰痹」、「竹節風」、「骨痹」、「龜背風」、「腎痹」等。一般認為男性發病率高於女性。目前西醫對強直性脊柱炎尚缺乏特效的治療方法，但中醫對本病的診療具有一定的優勢，AS 在其發病過程中，先天腎精不足，督脈空虛是發病的關鍵，風、寒、濕、熱之邪乘虛而入，侵犯機體。正虛邪侵，邪盛正傷，日久，風、寒、濕邪瘀阻經脈化而為痰，痰瘀流注關節，終致筋攣骨損，關節強直。

現代醫家焦樹德教授提出，腎督陽虛是本病的內因，寒溼深侵是外因，內外合邪，陽氣不化，寒邪內盛，筋骨失於榮養而發本病。強直性脊柱炎在病因病機、發病機制、臨床表現及轉歸上有其共性，但反映到每一位 AS 患者身上，由於先天稟賦、後天的居住環境、飲食營養、發病誘因及自身體質之不同，又各有區別，因此臨床治療時既要針對每位患者的特點進行辨證論治，又要針對 AS 這種病的發病機制及其疾病發展規律進行辨病治療，分期制宜。但整體治療原則不外乎：扶正祛邪、補腎填精、祛瘀通絡。腎氣丸出自《金匱要略》，其功用為：溫補腎陽，方中寓有陰中求陽之義，是臨床常用方劑。用以治療強直性脊柱炎之根據在於中醫「腎主骨」理論，強直性脊柱炎之辨證各期均有「腎虛」之症候在內，或陽虛或陰虛或陰陽兩虛同見。前人將其病機歸納為「本虛標實」。根據臨床辨證給予相應的藥物及藥量加減，補腎同時重用化痰、祛溼、活絡、舒筋之藥物以期達到標本兼顧之效。臨床觀察發現對於 AS 的治療，早期及活動期療效明顯，症狀改善優於緩解期，同時配合合理的功能訓練可以明顯改善患者生活品質。

（二）腰椎間盤突出症

腰椎間盤突出症，又稱腰椎間盤纖維環破裂髓核突出症。因腰椎間盤發生退行性變以後，某種原因（損傷、過勞等）致纖維環部分或完全破裂，連同髓核一併向外膨出，壓迫神經根或脊髓（馬尾神經）引起腰痛，並且伴有坐骨神經發射性頭痛等症

第三章　分科應用解析

狀為特徵的一種病變。好發於 20～30 歲的青壯年，男性多於女性，發病部位以 L4～5 最多，L5～S1 次之，L3～4 較少見。

本病屬於中醫學「腰腿痛」、「痹症」範疇。中醫對腰椎間盤突出很早就有所認識，中醫理論認為，腰腿痛與瘀血、風寒、風溼、肝腎不足等因素有關，正如《諸病源候論‧卒腰痛候》指出的：「夫勞傷之人，腎氣虛損，而腎主腰腳，其經貫腎絡脊，風邪乘虛，卒入腎經，故卒然而患腰痛。」《諸病源候論‧腰腳疼痛候》亦指出：「腎氣不足，受風邪之所為也，勞傷則腎虛，虛則受於風冷，風冷與真氣交爭，故腰腳疼痛。」由此可見，腰椎間盤突出症的發生外因有二：一是損傷、勞損而致腎虛；二為腎虛導致風寒溼邪乘虛而入。兩者相互依賴，互為因果，所謂寒溼凝滯，氣血阻遏，隧絡不通，致腰腿疼痛。下肢寒冷重者，彎腰及抬腿活動障礙，以後伸障礙為著。治療以祛風、散寒、除溼、祛瘀及舒經通絡為主，並注意明辨虛實以兼顧。

應用指徵：①腰腿疼痛，惡風寒，患肢溫度比健側降低，局部皮膚感覺功能減弱；②直腿抬高試驗和加強試驗均出現陽性改變，重者僅能抬腿 15°～30°，腰椎生理弧度均減弱或消失，第四、第五腰椎根性壓痛；③畏寒肢冷，腰膝痠軟，或遺精，陽痿，月經不調，舌淡苔白，脈沉細弱。凡符合上述指徵的患者均可用本方加減治療。

處方：山藥 12g，山茱萸 12g，澤瀉 10g，製附子 10g，牡丹皮 10g，茯苓 15g，肉桂 8g，製附子 10g。

加減：小便清長或夜尿多者，加桑螵蛸 10g；夜眠差者，加龍齒、炒酸棗仁、遠志各 10g；舌紅少苔、口渴者，去乾薑，加枸杞子、白芍各 15g、當歸 10g；便祕者，加肉蓯蓉 15g、大黃 10g。

臨床研究

趙春雨以腎氣丸為主方治療腰椎間盤突出症患者 20 例。

處方：生地黃、山藥、山茱萸各 12g，澤瀉、牡丹皮、製附子各 10g，茯苓 15g，乾薑、肉桂各 8g。

同時施以點、推等坐骨神經根鬆解手法，每日 1 次。結果治癒 17 例；顯效 2 例；好轉 1 例。

醫案精選

◎案

某，男，46 歲。2 個月前，患者突然出現腰及左下肢疼痛，在家臥床休息 15 天後，因疼痛無改善而到某醫院就診。MRI 檢查顯示：L3～4 椎間盤膨出，L4～5 椎間盤突出，硬膜囊受壓。經門診近 20 天的牽引治療，患者病情無改善，擬手術治療，因其拒絕接受手術治療，故來就醫。患者訴腰及左大腿後側、小腿外側疼痛，活動受限。口渴，喜熱飲，量不多，夜尿 2～3 次。大便 2～3 日一行。體格檢查顯示：面色白，精神萎靡，L5 棘突左旁 1.5cm 處有明顯壓痛，林德勒和挺腹試驗均呈陽性，左側直腿抬高試驗（＋），加強試驗（＋＋），左趾背伸力

減弱,腱反射未見異常。中醫診斷為腰痛。辨證為腎虛。入院後以腎氣丸加減行辨證治療。

處方:生地黃、山藥、山茱萸、當歸各15g,澤瀉、牡丹皮、茯苓、製附子、枸杞子各10g,肉桂、桑螵蛸各12g,黃耆25g。每日1劑,手法治療1次/天。

同時,臥床休息,29天後治癒出院。隨訪1年工作生活如常。

◎案

某,男,40歲。2013年11月5日初診。主訴:腰痛2年,加重1週。患者兩年前負重後出現腰骶部疼痛、怕涼、反覆發作,1週前勞累後腰痛加重,自行貼膏藥治療後效果不明顯。現腰部冷痛,痠軟無力,活動受限,並伴有左下肢外側疼痛,遇寒加重,舌胖質暗,苔白,脈沉。體格檢查:L4椎體棘突及旁側(左)壓痛明顯,直腿抬高試驗(+)。CT示:左側L4～5,L5～S1椎間盤突出。西醫診斷為腰椎間盤突出症。中醫診斷為腰痛。辨證為腎陽虛損、寒溼瘀痹。治以溫腎活血、散寒除溼。方用腎氣丸加減。

處方:製附子10g(先煎),桂枝10g,熟地黃20g,山藥15g,山茱萸10g,茯苓15g,澤瀉10g,牡丹皮10g,車前子10g,川牛膝15g,懷牛膝15g,杜仲15g,續斷15g,獨活15g,赤芍15g,川芎10g,當歸15g,雞血藤15g,白芍15g,生甘草6g。14劑,每日1劑,水煎服。

二診：服上藥 14 劑後，患者腰痛、怕涼症狀明顯好轉，腰部活動功能改善。守上方繼續治療 1 個月，疼痛基本消失，活動如常，後改服腎氣丸，每次 20 粒，每天 2 次，隨訪半年未見復發。

按腰椎間盤突出症是纖維環破裂後髓核突出壓迫神經根，造成以腰腿痛為主要表現的疾病。中醫學典籍中無腰椎間盤突出症之名。腰間盤由透明軟骨板、纖維環和髓核組成，如同一個微動關節，分布在腰椎骨間。當腰椎間盤本身出現退行性改變、椎間盤有發育缺陷或損傷勞損等因素的作用下，纖維環破裂，髓核從破裂處脫出，腰椎神經受到壓迫，在腰腿疼痛減輕或消失後出現放射性疼痛。現代藥理研究顯示，活血化瘀藥能改善患者微血管形態、微血管通透性及椎管內外及微循環；補腎藥物能使軟骨細胞及軟骨下骨小梁排列趨向整齊，軟骨細胞退變延緩，對骨質疏鬆症有一定保護作用。正確運用中醫辨證施治理論，以理療治其標，以中藥治其本，可謂是治療腰椎間盤突出症的較佳途徑。另外，康復訓練對腰椎間盤突出患者非常重要，而且是必不可少，腰椎間盤突出的根本原因就是長期的不合理姿勢，所以矯正姿勢是核心和根本。康復訓練是最基本的保守治療方法，透過矯正姿勢減小腰椎曲度，使腰部保持直立挺拔，可以減輕突出物對神經和脊髓的壓迫，使症狀減輕或消失，如果症狀消失，就達到了臨床治癒的標準，但仍要繼續堅持康復訓練，鞏固和強化正確的姿勢，避免復發。

第二節　外科疾病

(一)泌尿系結石

泌尿系結石包括腎、輸尿管及膀胱等部位結石，患者行 X 光檢查多顯示泌尿系區存在單個或多個緻密陰影，具有高密度，均勻性的特點。結石會對患者機體產生嚴重危害，需臨床治療。西醫治療泌尿系結石以外科手術，主要術式為氣壓彈道碎石術；該術式的優勢在於碎石效果確切，手術時間短，但無法在碎石的同時完成取石處理，術後需要透過取石鉗或者是自行排出碎石，因而對患者造成比較嚴重的心理負擔，且術後血尿等併發症發生率長期居高不下。

該病屬於中醫「淋證（石淋）」等範疇，病機多以溼熱蘊結下焦，腎與膀胱氣化不利為主，但淋久溼熱傷正，石淋由實轉虛時，由於砂石未去，常表現為虛實夾雜之症，若屆時過大，阻塞水道，還會導致發為水腫、癃閉、關格等變證；治療以通淋排石為主，同時掌握標本緩急、兼顧虛實。

應用指徵：①經 X 光或超音波檢查確診；②均為手術治療、體外超音波震波碎石、藥物治療後再復發者；③舌胖大苔白，脈沉細。凡符合上述指徵的患者均可用本方加減治療。

處方：金錢草、海金沙、雞內金、鬱金、山藥、熟地黃、山茱萸各 30g，茯苓、澤瀉、牡丹皮各 20g，桂枝、白附子各

15g，牛膝10g。每日1劑，水煎取液1,500ml，分3～4次服用。

臨床研究

楊學信用腎氣丸（湯）加味（金錢草、海金沙、雞內金、鬱金、牛膝）治療復發性泌尿系結石102例，每天1劑，水煎取液1,500ml，分早、中、晚空腹服，1個月為1個療程，總有效率為94%。

孫瓊等以腎氣丸加味（車前子、菟絲子）水煎服，治療1例右腎積水伴右側輸尿管結石患者，50劑後腰痛消失，復行超音波、X光檢查，積水消失，結石未見，隨訪3年多未復發。

王剛用腎氣丸加減治療55例腎結石患者。

處方：金錢草50g，茯苓30g，山藥30g，生地黃20g，澤瀉20g，滑石20g，白芍20g，海金沙20g，石韋15g，牛膝15g，車前子10g，牡丹皮10g，烏藥10g，山茱萸10g，甘草5g，雞內金5g。

加減：有明顯疼痛者加延胡索15g、琥珀3g、白芍10g；有血尿症狀者加白茅根30g、仙鶴草10g。用法：每日1劑，以水煎服250ml。

本次臨床治療共持續14天。結果：顯效46例（83.64%），有效7例（12.73%），無效2例（3.63%），53例達到有效以上標準，總有效率為96.36%（53／55）。

按本次研究中，應用六味地黃丸聯合腎氣丸加減治療腎結

石患者，獲得了非常確切的臨床療效。分析認為其治療優勢表現在以下幾個方面：將腎結石分為兩類症型，第一為腎陰虛型；第二為腎陽虛型。前者治療關鍵在於滋陰補腎，利尿排石；後者治療關鍵在於補腎溫陽，利尿通淋。用藥組方當中，以肉桂、附子溫腎益氣之品，生發腎氣，扶正培本，促進尿液的排泄，推動結石的排出。同時，金錢草、海金沙以及雞內金三者配合入藥，能夠達到消食化結石的治療功效，白芍與甘草合用具有解痙止痛的功效。加減組方中，琥珀可散瘀止血，加大白芍用量，可達到緩解疼痛的功效，而白茅根則具有涼血功效，對於血尿患者有確切價值。

醫案精選

◎案

李某，31歲。2001年9月26日初診。因腰部痠困疼痛半月，加重並向小腹放射，伴尿頻、尿急、小便澀痛1天來醫院就診。體格檢查：右腎結石，右腎輸尿管上段結石，結石大小約為0.9cm×0.7cm；0.6cm×0.4cm，腎盂中度積水。口淡不渴，舌體胖大苔白膩，脈沉細。西醫建議體外碎石，患者拒絕，要求服用中藥治療。中醫診斷為石淋、腰痛。辨證為腎氣虧虛、溼熱下注。治以補腎溫陽、利尿排石。方用腎氣丸加減。

處方：金錢草50g，茯苓、山藥、白芍、白茅根各30g，澤瀉、熟地黃、海金沙、滑石各20g，牛膝、石韋、桂枝、山茱萸、牡丹皮、製附子（先煎1小時）、烏藥、車前子、仙鶴草各

10g，雞內金（研末吞服）、甘草各 5g，琥珀 3g（研末吞服）。7 劑，每日 1 劑，水煎服。

服上藥 2 劑後述腰痛明顯減輕，服藥 1 週後諸症緩解，自行再服 1 週後複查超音波：雙腎無明顯異常，雙腎無積水，病獲痊癒。

按泌尿系結石屬中醫「石淋」。病機為溼熱下注，煎熬尿液，蘊成結石。世人大多以清熱利尿排石而治之，但邪之所湊，其氣必虛。腎虛是形成結石的基礎，故治療除排石通淋外，還應補腎。腎虛有陽虛和陰虛之分，臨床雖以陰虛多，但陽虛者也不少。屬陰虛者以補腎陰清溼熱治療，屬陽虛者則用補腎陽利溼熱治之，溼熱雖為表，也不宜大舉補陽，故選用陰中求陽的腎氣丸，《醫宗金鑑》曰此方「納桂附於滋陰劑中十倍之一，而微微生火」。

（二）前列腺增生

前列腺增生症為現代病名，為男性老年人群的常見病、多發病，由多種病因導致前列腺逐漸增大對膀胱頸及尿道產生壓迫，出現尿頻、尿急、尿痛、夜尿增多等膀胱刺激徵和排尿困難以致點滴難出等尿道壓迫症，並能導致泌尿系統感染、膀胱結石和血尿等併發症發生，嚴重者可導致腎功能損害。相關資料顯示，70 歲以上男性約有 80% 的人患有本病。西醫認為本病受雄性激素依賴，尤其是雙氫睪酮透過前列腺局部組織中各類

生長因子相互作用而阻礙了前列腺細胞的分化和凋亡，致使前列腺細胞新生與凋亡失去平衡，造成前列腺增生肥大。故治療上，外科可手術切除；內科通常採用對抗或降低雄激素水平的藥物，以抑制雄激素，尤其是雙氫睪酮的生成。

本病多屬中醫「癃閉」、「精癃」、「積證」等範疇。患者局部腺體增生、阻塞尿道，肛門指檢可觸及肥大的腺體，此乃有形之徵，具有「症」、「積」的病理特點。中醫認為，前列腺增生基本病機是腎氣虧虛，瘀血痰濁聚結，屬於本虛標實、虛實互見的病症，並且血瘀貫穿於該病程的始終，是其發生、發展的病理基礎。治療上應著重於腎氣虧虛之本，兼顧瘀血阻滯之標，充其腎氣，化其瘀滯。

應用指徵：①尿頻、尿急、尿失禁等，並明確診斷為前列腺增生者；②舌質淡胖苔白，脈沉細無力或沉遲無力。凡符合上述指徵的患者均可用本方加減治療。

處方：熟地黃 20g，山藥 15g，山茱萸 10g，牡丹皮 10g，澤瀉 10g，茯苓 10g，肉桂 3g（後下），製附子 6g，桃仁 10g，紅花 6g，金錢草 30g，浙貝母 10g，夏枯草 30g。水煎服，每日 1 劑，分上、下午各 1 次溫服。

臨床研究

聞後均用金匱腎氣湯加減治療前列腺增生症，治療組 50 例，對照組 50 例。

治療組用腎氣丸隨證加減：瘀血重者加三稜、莪朮各 6g；

溫熱重者加車前子12g，黃芩、黃柏各10g；肺鬱者加桔梗、葶藶子、紫蘇子各10g。每日1劑，濃煎取汁300ml，每日服2次。另取Terazosin Hydrochloride膠囊（對照組用西藥對症治療）每日1次，每次2mg，睡前服，首劑減半。兩組分別治療2個月，結果顯示，治療組的顯效率及總有效率均明顯高於對照組。

壽仁國用腎氣丸加減治療前列腺增生122例。

處方：熟地黃20g，山藥15g，山茱萸10g，牡丹皮10g，澤瀉10g，茯苓10g，肉桂3g（後下），製附子6g，桃仁10g，紅花6g，金錢草30g，浙貝母10g，夏枯草30g。水煎服，每日1劑，分上、下午各1次溫服，30天為1個療程。

按選用溫陽利水、化瘀通絡之劑，以溫補腎陽聖劑的腎氣丸（改服湯劑）溫腎壯陽，伍桃仁、紅花活血化瘀、軟堅消腫之功；金錢草入膀胱經，能利水消腫，伍澤瀉治尿潴留有特效。現代醫學研究顯示，活血化瘀中藥有增強纖維蛋白溶解性和降低纖維蛋白穩定因子活性作用，能使前列腺腺體軟化及縮小。

醫案精選

◎案

陳某，男，71歲。2000年9月23日初診。因尿頻、尿急、排尿餘瀝在某醫院泌尿科就診。尿液常規檢查有膿細胞（+），餘正常，肛門指診發現前列腺肥大，呈結節狀。超音波見前列腺3.18cm×4.15cm，形態欠規則。血清PSA、前列腺酸性磷酸酶（PAP）均正常。囑住院行前列腺手術。患者因年邁體弱，拒

第三章　分科應用解析

絕手術治療而來院要求中醫藥治療。症見：形體消瘦，顴頰潮紅。尿頻尿急，夜尿頻數，龜頭墜脹，尿流分叉，淋漓不盡，每至五更天，陰莖堅挺，小腹墜脹累及腰骶部，有肺結核和老慢性支氣管炎病史，每逢冬季咳喘加劇，苔薄，脈沉細。中醫診斷為淋證。辨證為腎氣虛損、津傷精枯、虛火上浮，兼有溼濁。治以補腎填精，兼以清利溼濁。方用腎氣丸與八正散加減。

處方：生地黃、熟地黃各 10g，山茱萸 10g，山藥 15g，牡丹皮 10g，茯苓 10g，澤瀉 15g，桂枝 6g，製附子 10g，萹蓄 15g，車前草 15g，六一散 10g。7 劑，每日 1 劑，水煎服。

二診：服上藥 7 天後，局部墜脹明顯改善，尿液常規檢查（－），但五更天仍有虛火上浮及夜尿頻作。囑其服用腎氣丸，每次 8 粒，每日 3 服。2 週後夜尿頻數得以改善，超音波見前列腺縮小為 3.18cm×2.18cm，但仍有虛火。繼續服用腎氣丸 3 個月，諸症悉減，至今已服用腎氣丸 18 個月，無任何不良反應。

按《黃帝內經》所說：「腎者，主蟄，封藏之本，精之處也。」又曰：「丈夫……八八，天癸竭，精少，腎臟衰，形體皆極，則齒髮去。」腎氣虛弱則氣化失司，在上不能扶土助運，在下不能開合水道。命門火衰，或精關不固，陽痿遺泄，或虛火上浮，陽舉無常，不能因其尿中有少量膿細胞便誤認為下焦溼濁，而應抓住腎虛之本才是，溼濁乃繼發而已，故應予標本兼治。當治標見效後，即應轉向治本。

◎案

劉某，男，75歲。2011年4月13日初診。小便餘瀝不盡5個月。症見：小便頻繁，點滴不暢，排出無力，腰膝冷而痠軟無力，面色無華，髮白稀疏，步履不穩，神志清楚，舌質淡苔白，脈沉細而遲弱。超音波示：前列腺增生。中醫診斷為癃閉。辨證為腎陽虛衰。治以溫陽益氣、補腎利尿。方用腎氣丸加減。

處方：茯苓20g，山藥、山茱萸、澤瀉、牡丹皮各15g，熟地黃25g，肉桂、製附子各5g，薏仁30g。7劑，每日1劑，水煎服。

服上藥7劑後，小便頻數好轉，且腰膝痠軟、畏寒怕冷等症均有所減輕，續服14劑後小便通暢，步履穩健，腰膝痠軟、喜暖怕冷等症消除。

按癃閉是指小便量少，排尿困難，甚則小便閉塞不通為主症的病症，其中小便不利，點滴而短少為癃；小便閉塞，點滴不通為閉。基本病理變化為膀胱氣化功能失調，實則當清溼熱、利氣機、散瘀結，以通水道；虛則宜補脾腎，助氣化則水行，本病屬虛，乃腎陽虛衰證，患者年老體弱，腎陽不足，命門火衰，氣不化水，是以「無陽則陰無以化」而致小便點滴不暢，陽虛推動無力而排尿無力；腎陽虛，溫煦失常，故畏寒，腰膝冷而痠軟無力；舌質淡苔白，脈沉細而遲弱亦為腎陽虛衰。方用腎氣丸加味，方中用腎氣丸易生地黃為熟地黃，並加大其劑量以增強腎氣丸滋陰補腎，填精益髓；配薏仁甘淡利水滲溼；合茯苓通利小便。諸藥合用，共奏溫陽益氣、補腎利尿之功。

第三節　婦科疾病

(一)席恩氏症候群（虛勞）

現代醫學認為「席恩氏症候群」是由於分娩時大量出血，使因妊娠而增生肥大的腦下垂體出現血供障礙，而有缺血壞死，隨之出現腦下垂體功能減退，促性腺激素分泌減少。故臨床上表現為閉經、消瘦、怕冷、乏力、性慾減退、毛髮脫落、第二性徵及生殖器萎縮、低血壓、低血糖、低基礎代謝、精神不振、疲乏無力等症。此病需要長期服用各種激素進行替代療法，容易引起嚴重併發症，在激素治療過程中應密切觀察藥物的療效和不良反應。替代藥物應從小劑量開始，中途不得隨意停藥。一旦停藥 2～4 週，病情將進行性加重，特別是應激功能差，如感染、寒冷等誘因易發生危象，發作次數逐年增加，嚴重威脅生命。

該病為臨床上時有見症，患者終年處於病苦之中，俗稱「殘瘵之疾」，實屬中醫難治之疾。中醫認為席恩氏症候群為氣血兩虛和腎陰陽兩虛，突出表現為腎陽虛。中醫學認為腎開竅於二陰，其華在髮，其榮在面，若腎氣充足則毛髮光澤，肌肉豐滿，經血可以互生，產時失血過多，衝任二脈虧損則常致經閉、血虧不能化精，腎精耗衰，則血枯精少，諸症叢生。臨床多從腎論之，治以益氣健脾、補益肝腎。

中篇　辨證應用探討

醫案精選

◎案

王某，女，38 歲。1999 年 6 月初診。自述於 2 年前生產時，由於胎盤殘留，引起大出血休克，即搶救住院治療。出院後自覺頭暈心慌，多夢少寐，經量明顯減少，漸之經閉，毛髮脫落，四處求醫治療效果不佳。症見：形瘦如柴，膚色乾枯，無潤，舌質淡，無苔，脈沉弱遲緩。中醫診斷為虛勞。辨證為氣血雙虧。治以調陰陽、補氣血。方用腎氣丸加減。

處方：生地黃 12g，熟地黃 12g，山藥 10g，山茱萸 10g，茯苓 9g，牡丹皮 9g，澤瀉 9g，製附子 6g，桂枝 6g，當歸 24g，葛根 30g。5 劑，每日 1 劑，分 2 次煎服。

二診：自感諸症悉輕，囑繼服原方 20 劑。月餘後面見紅潤，舌紅有苔，脈正常，經血來潮，但量較少，後將上藥改為丸劑以鞏固療效。追訪已能做事，家務勞動如常。

按本方為治療腎陰腎陽虛弱的要方，方中熟地黃、山茱萸滋腎精，補肝血；山藥培中土以滋精血之源；桂枝、製附子暖腎陽，取陽性動而助滋陰之效；茯苓、澤瀉滲水於下，使水歸水臟，腎有水經可藏；牡丹皮舒血，調活脈絡之滯；加當歸以增補血之功；葛根能起陰氣，生津液，宣肺氣，通調全身之氣，並有載諸藥直達病所之功。故用本方補腎中之真陰真陽，陰陽充足，精血化生，則諸症癒。

第三章　分科應用解析

◎案

劉某，女，34歲。主訴：乏力、閉經3年。3年前，分娩時出血較多，當時未輸血，其後乏力、閉經。症見：精神不振，面色萎黃，全身虛浮怕冷，頭髮稀疏無光澤，乳房萎縮，陰毛、腋毛脫落，脈沉細無力。中醫診斷為虛勞。辨證為腎陰陽俱虛。治以滋陰補陽。方用腎氣丸加減。

處方：熟地黃15g，山藥30g，山茱萸15g，牡丹皮10g，澤瀉15g，茯苓15g，製附子6g，肉桂6g，仙茅15g，雞血藤30g，白芍20g，當歸15g。7劑，每日1劑，水煎，分2次溫服。

二診：精神好轉，怕冷減輕，上方加大雞血藤用量至60g，又進10劑，以後又以腎氣丸加減服之60劑時，月經來潮但量少，以後用腎氣丸為主，加減改為丸劑，長期服用到一年，各種症狀明顯好轉。

按腎主骨生髓，腎藏精，其華在髮，開竅於二陰。若腎氣充足則毛髮潤澤、肌肉豐滿，衝任脈盛，月經按時而下，同時精血互生，本患者失血過多，血不化精，腎精虛少，日久腎陽亦虛衰，腎陽虛則精神不振，全身虛浮而怕冷，腎陰虛則臟腑失去濡養，故閉經，面色萎黃，毛髮少而無光澤，乳房萎縮，故用腎氣丸補腎中真陰真陽，陰陽充足，精血化生，則各症均明顯減輕。

（二）尿道症候群

婦女尿道症候群是指婦女絕經期後反覆出現的非尿路感染為主的一系列下尿路刺激症狀。臨床表現為小腹脹痛、尿急、小便次數增多，尤以夜間為甚，尿液常規檢查或細菌培養陰性，嚴重影響患者的休息和身心健康。該病病因目前尚不清楚，可能與尿道功能障礙、雌激素水平下降、精神因素、過敏或化學性刺激有關，症狀反覆，易誤診為膀胱炎、尿路感染等疾病，目前西醫對此病尚無特效治療方法及藥物。

該病屬於中醫「淋證」範疇，其經久難癒、遇勞即發等特點更與「勞淋」、「虛淋」、「氣淋」相關，《諸病源候論·淋病諸候》云：「諸淋者，由腎虛膀胱熱故也……腎虛則小便數，膀胱熱則水下澀，數而且澀，則淋瀝不宣，故謂之為淋。」其多由年老、久病體虛，或情志、飲食、勞逸不當戕害正氣，正虛無以抗邪，正氣恢復無力，以腎氣愈虛為本病的發病特點，病機根本在於腎氣不足；針對病因病機而施治，以改善患者本虛為前提，制定綜合辨治方案。

臨床研究

李桂琴以腎氣丸加味（杜仲、懷牛膝、車前子）治療女性尿道症候群31例，每天1劑，水煎，分早、晚服。病情緩解後，以腎氣丸（濃縮丸）鞏固療效，每次10粒，每天3次，治療期間均停用其他藥物。14天為1個療程，共治3個療程。治癒19

例，好轉 9 例，無效 3 例，總有效率 90.32%。

周勝元等應用腎氣丸為基礎方治療女性尿道症候群 35 例，以 14 天為 1 個療程，共治療 3 個療程，每個療程間隔 7 天。若患者食少神疲，加黃耆、炒白朮、黨參；若小便頻數，難以固攝，加益智仁、山藥；若疼痛難緩，舌見紫暗，是病久入絡之明證，治療於白芍緩急解拘中加入三七、桃仁等活血通絡之品等。結果顯示治癒 17 例，占 48.6%；顯效 10 例，占 28.6%；有效 6 例，占 17.1%；無效 2 例，占 5.7%，總有效率為 94.29%。

按現代研究顯示腎氣丸能促進機體體液、細胞免疫功能，增強機體抵抗力。治療疾病關鍵在於機體，以人為本，機體才是抗病的最核心力量，是積極主動的，不是被動消極的，藥物只有透過機體才能發揮作用，腎氣是先天之本，透過腎氣丸補益腎氣，腎氣足則可化氣利水，微飲當去；腎氣足則可溫養腎之外府，腰痛乃解；腎氣足則可蒸化水氣，小便通利；腎氣足則可蒸津化氣，尿急頻自除；腎氣足則可生陽化溼，可癒。由此可見，腎氣充足則諸病向癒。有時少數患者可伴有下焦溼熱之候，係本虛標實，對本病治療當在堅持腎氣丸補腎基礎上，隨證治之。另對本病治療當在堅持補腎化氣基礎上，還需要針對患者不同的心理狀態，給予心理輔導，並指導患者適當參加體育運動，消除患者的心理焦慮狀態，對疾病的康復有重要的作用。

醫案精選

◎案

胡某，女，55 歲。自訴絕經後 3 年來夜間小便次數逐漸增多，近年每晚平均 6 次，多則 7～8 次，每次尿量中等。白天小便 3～5 次，多次到醫院檢查，心臟、血管、尿液常規及腎功能等無明顯異常。伴畏寒肢冷，夜間更甚，腰膝痠軟，面色白，舌淡苔少，脈沉細。中醫診斷為淋證。辨證為腎陽虧虛，治以溫補腎陽，方用腎氣丸（湯），每晚 1 次，每次 3g。隨診 1 年，除偶因睡眠不好引起小便次數增多（最多 5 次），平時每晚小便僅 2～3 次，夜間畏寒肢冷現象亦明顯改善。

（三）妊娠小便不通

妊娠小便不通是指妊娠期間小便不通，甚至小腹脹急疼痛，心煩不得臥，亦稱「轉胞」或「胞轉」。「轉胞」作為一病名，源於《金匱要略·婦人雜病脈證并治》：「婦人病，飲食如故，煩熱不得臥而反倚息者，何也？師曰：此名轉胞，不得溺也，以胞繫了戾，故致此病。但利小便則愈，宜腎氣丸主之。」本病多發於妊娠的中、晚期，但早期亦有之。

西醫治療該病通常是留置導尿管，由於導尿管呈持續引流狀態，膀胱空虛，長時間膀胱充盈欠佳，易致膀胱平滑肌的張力改變，最終導致不能正常排尿；中醫認為妊娠小便不通的病機主要是胎氣下墜，壓迫膀胱，致膀胱不利，水道不通，溺

不得出。其病因有腎虛和氣虛之分,以腎虛為主,腎虛繫胞無力,胎壓膀胱或命門火衰,不能溫煦膀胱,化氣行水,故小便頻數不暢,甚或閉而不通;溺蓄脬中,致小腹脹急疼痛,坐臥不寧;畏寒肢冷,腰膝痠軟,治以溫腎補陽,化氣行水,安胎。

臨床研究

閆平用腎氣丸合壽胎丸加減治療妊娠小便不通。

處方:桑寄生20g,菟絲子、續斷、阿膠、白朮、熟地黃、山藥各15g,山茱萸、澤瀉、茯苓、牡丹皮各12g,肉桂6g,牛膝6g,車前子適量為引,並結合心理療法及體位療法,臨床效果速捷。

醫案精選

◎案

楊某,女,33歲。2013年12月初診。主訴「孕11週+1天,排尿困難8天」,患者平素月經規律,LMP:2013年9月20日,既往無泌尿系統病史。患者於11月29日無明顯誘因出現小便不能自行排出,逐漸加重,就診於當地醫院予留置尿管2天,尿管拔出後小便仍不能自行排出。後間斷置尿管2次,其間予抗生素預防感染,配合銀花泌炎靈治療,症狀未緩解,11月30日查尿液常規:未見異常。泌尿系彩色超音波:雙腎未見異常,考慮尿瀦留可能性大。婦科彩色超音波:宮內早孕相當於孕11週+1天。患者就診時尿管帶入,持續開放狀態,小腹脹急疼痛,坐臥不安,面色白,腰膝痠軟,畏寒肢冷,舌質

淡，苔薄潤，脈沉滑無力。治療時本著急則治其標，緩則治其本的原則，即刻行導尿術以救其急，2小時後患者訴小便1次，約200ml，小腹脹痛隨之緩解，當夜又小便數次，症狀減輕。囑患者採取胸膝臥位，每日3～4次，每次30分，睡眠時採取側臥位休息，不要仰臥位。中醫診斷為妊娠小便不通。辨證為腎虛。治以溫腎補陽，化氣行水，安胎。方用腎氣丸合壽胎丸加減。

處方：桑寄生20g，菟絲子、續斷、阿膠、白朮、熟地黃、山藥各15g，山茱萸、澤瀉、茯苓、牡丹皮各12g，肉桂6g，牛膝6g，車前子9g（包煎）。3劑，每日1劑，水煎服，2次分服。

3劑後上述諸症明顯改善，又照方續服2劑，小便通利，諸症消失。囑患者出院後服原方去牛膝、車前子1週以善其後，後隨訪無恙。

按妊娠小便不通有鮮明的病機特點，本虛標實，表現為小便不通，小腹脹急疼痛的標實證，其病因以腎虛為主，導致載胎無力，胎重下墜，壓迫膀胱所致。結合本案患者症狀，畏寒肢冷，腰膝痠軟，舌質淡，苔薄潤，脈沉滑無力均為腎虛之象。《醫學心悟・婦人門》「火虛者，腹中陰冷，喜熱，畏寒，小便滴瀝而清白。」又曰：「孤陽無陰，不能化氣者，必須補其真陰」。腎氣丸中六味地黃丸補其腎陰，肉桂溫其腎陽，又兼少量牛膝、車前子化氣而行水，壽胎丸補腎安胎而獲效。

第三章　分科應用解析

◎案

陸某，女，26歲。2004年3月16日初診。患者妊娠6個月以來，小便經常頻數不暢，今日上午起突然小便點滴難解，小腹脹滿而痛，用溫水熱敷膀胱及服用西藥無效。症見：心煩，坐臥不寧，頭暈噁心，畏寒肢冷，腰痠痛、腿軟，腰及下肢有冷感，面色少華，舌質淡，苔薄潤，脈沉細滑無力。四診合參，中醫診斷為淋證。辨證為腎氣虛弱、腎陽不足、膀胱氣化不利。治以溫腎扶陽、化氣行水。方用腎氣丸加減。

處方：乾地黃15g，山藥20g，山茱萸15g，肉桂5g，茯苓15g，菟絲子15g，白朮15g，澤瀉15g，杜仲15g，續斷15g，牡丹皮6g。5劑，每日1劑，水煎分3次服。

服上藥5劑後，患者症狀逐漸好轉，又服5劑痊癒，遂停藥休養，後隨診未見復發，至足月順產一男嬰。

按本案患者腎虛繫胞無力，胎滿壓迫膀胱，命門之火衰退，不能溫煦膀胱，化氣行水，故小便頻數不暢，甚至小便點滴不通；溺蓄脬中則小腹脹急而痛，坐臥不寧；陽氣不振則畏寒肢冷，腰痠痛腿軟；舌質淡，苔薄潤，脈沉細滑無力，均為腎虛之候。故採用腎氣丸加減治療，方中乾地黃滋陰；菟絲子、杜仲、續斷補腎；山茱萸、山藥滋補肝脾；肉桂少量以溫補腎中之陽，意在微微生長少火以生腎氣；澤瀉、茯苓、白朮利水滲溼；牡丹皮清肝瀉火，與溫補腎陽藥相配，意在補中寓瀉，補而不膩。諸藥合用，使腎陽振奮，氣化行水，則小便自利，

諸症自癒。需要注意的是，臨診切不可濫用通利小便之品，以防傷及胎元；對於妊娠小便不通之輕症者，可囑孕婦平臥床上，足端抬高，使膀胱壓力減輕，小便亦可通利。

（四）多囊卵巢症候群

多囊卵巢症候群是一種以月經失調、不孕、內分泌改變、男性化表現等為主要臨床表現的內分泌與代謝紊亂的疾病，常見於青春期及育齡婦女。其發病原因尚不清楚，目前認為主要與胰島素抵抗、高胰島素血症以及遺傳因素等相關。

中醫學無此病名，根據其症狀，多散見於「不孕」、「閉經」、「崩漏」等疾病中，基本病機以「痰溼、血瘀阻滯衝任胞宮，以致不能攝精成孕」論著者居多。中醫學多認為與腎之先天不足相關。腎為先天之本，藏精化氣，推動人體的生長、發育與生殖。《素問・上古天真論》云：「女子七歲，腎氣盛……二七而天癸至，任脈通，太衝脈盛，月事以時下，故有子……七七，任脈虛，太衝脈衰少，天癸竭，道地不通，故形壞而無子也。」體內腎精充盛，則天癸得到不斷的充盈，經調而子嗣。若先天腎精、腎氣乏源，推動、氣化作用減弱，或後天房事不節，耗精傷腎，以致精不化血、衝任血海匱乏，卵泡不能正常發育及排出，從而導致月經後期、月經過少甚至不孕。臨症治療時應重視五臟整體性及腎臟陰陽之平衡，以調補腎陰、腎陽，兼顧肝脾，以達「經調孕成」之效。

醫案精選

◎案

某，女，26歲。2014年8月16日初診。結婚2年，性生活正常，未避孕未孕。患者平素月經不規律，月經週期為40天至3個月，經期5～7天，2012年始月經延期明顯，有時需服用黃體酮後月經才來潮，體重未見明顯增加。既往多次超音波未見明顯異常。2014年5月輸卵管造影顯示雙側輸卵管通暢。2014年5月28日（月經第3天）查性激素促卵泡刺激素（FSH）7.78IU/L、促黃體生成素（LH）4.52IU/L、睪酮（T）3.78nmol/L。2014年1～3月曾連續3個月服用「Diane-35」，其間月經規律來潮，2014年4～5月服用Clomiphene促排卵治療，其間聯合超音波監測卵泡指導同房，未孕。男方2014年5月查精液常規及形態學均無明顯異常。末次月經（LMP）：2014年8月9日，6天淨，量中等，色鮮紅，有血塊，無下腹痛，無腰痠，經前乳房脹痛。孕1產0（2011年人工流產1次）。患者形體偏瘦，身高163cm，體重50kg，體重指數（BMI）18.8，體毛旺盛，眉毛濃密，唇周可見細小髭鬚，自覺情志憂鬱，納可，睡眠欠佳，二便可，舌淡暗、苔稍黃膩，脈弦細。婦科檢查：外陰已婚式，陰毛生長濃密，延伸至肛門，陰道暢，子宮頸光滑，子宮及附件區未觸及明顯異常。結合上述症狀及輔助檢查結果，西醫診斷為不孕症、多囊卵巢症候群、月經失調。中醫診斷為繼發性不孕、月經後期。辨證為腎虛肝鬱、痰瘀互結。考慮患者睡眠

欠佳，結合舌脈，可暫予二陳湯加減以治其標。

處方：陳皮、甘草各6g，浙貝母、淫羊藿、鹽菟絲子、澤蘭、烏藥各15g，黃耆30g，紫河車、皂角刺、石菖蒲、法半夏各10g，茯苓20g。10劑，每日1劑，水煎，分2次溫服。

並囑自行監測基礎體溫。

二診：8月25日，患者訴睡眠明顯改善，納可，二便正常，舌淡暗、苔薄白，脈弦細，基礎體溫（BBT）呈單相形。患者痰溼症狀明顯改善，目前以腎氣丸加減，輔以疏肝健脾。

處方：酒山茱萸、牡丹皮、淫羊藿各15g，山藥、茯苓各20g，製附子、桂枝、澤瀉、石斛、竹茹、桑葉、合歡皮各10g，生地黃25g，陳皮5g，龍骨30g，陳皮6g。7劑，每日1劑，服法同前。

囑患者若內熱較盛，可晨服淡鹽水，晚服蜂蜜水，或泡服菊花水。

三診：9月13日，患者訴9月2日月經來潮，持續5天乾淨，量少於既往經量，舌淡暗，苔薄白，脈弦細，餘無不適。予查尿HCG陰性，考慮患者服上方後月經來潮，未訴特殊不適，現患者處於經後期，繼予上方10劑。繼續觀察。

四診：9月28日，患者訴雙乳脹悶，晨起口乾，餘無不適。結合患者症狀，目前處於經前期，予四物湯加減促進月經來潮。

處方：熟地黃、赤芍、烏藥、續斷、柏子仁各15g，益母草30g，卷柏、淫羊藿、川芎各10g，木香、甘草各6g。3劑，每日1劑，水煎服。

繼續堅持規律服藥3個月經週期，其間月經按期來潮，2015年1月18日因月經過期7天複診，查尿液HCG陽性，血液人絨毛膜促性腺激素（β-HCG）1231IU/L，黃體酮（P）43.26nmol/L。囑患者注意生活起居並以中藥安胎治療，10天後檢查子宮附件彩色超音波。

按患者因「正常性生活未避孕未孕2年」就診，平素月經後期，就診時月經剛淨，因痰溼症狀較為明顯，予二陳湯加減以治其標，寓「開路方」之義；二診時患者症狀明顯好轉，標已去則重在治本，患者表現為月經稀發、婚久不孕、情志憂鬱、經前乳房脹痛、舌淡暗，脈弦細，李坤寅教授辨其病為「多囊卵巢徵合併不孕症」，辨證為腎虛肝鬱，予腎氣丸為主方，同時兼顧肝脾，輔以疏肝健脾之法，並囑患者監測體溫波動。三診患者服藥後已月經來潮，且未訴明顯內熱症狀及其他特殊不適，進一步印證方證相合，繼予上方加減。四診患者逢月經前期，經前症狀較為明顯，此時衝任之血下聚胞宮，宜順其勢施以活血之法，稍稍通其血脈進行疏導，方以四物湯為主方加減，同時伍以熟地黃、續斷、淫羊藿等補腎之品，一防諸活血藥通利太過，二示補腎之重要性。隨後患者規律經前、經後用藥3個月，已建立正常月經週期，最終成功受孕，正所謂「經調而子嗣」。

（五）慢性盆腔炎

慢性盆腔炎是婦科常見病，具有病程長、治癒率低、復發率高的特點。多由急性盆腔炎失治或治不徹底轉變而來，亦有因炎症之急性期不太明顯，未及治療而轉化為慢性盆腔炎者。西醫認為，慢性盆腔炎主要與月經期、流產期、產褥期生活不潔、護理不當、用品不潔，或宮腔手術操作消毒不嚴等因素有關。有學者證實，慢性盆腔炎還可由於輸卵管鄰近器官或組織炎症而繼發，如化膿性闌尾炎、急性腸憩室炎及結核性腹膜炎，由於它們與女性內生殖器官毗鄰，炎症可以透過直接蔓延，引起女性盆腔炎症，患慢性子宮頸炎時，炎症也能夠透過淋巴循環引起盆腔結締炎。致病菌有細菌、病毒、原蟲、支原體，其中又以細菌感染為最多。西醫治療多採用抗生素治療，抗生素對控制盆腔炎急性期敏感細菌感染有效，但對於慢性盆腔炎症，由於組織黏連化、局部循環障礙，抗生素難以滲入局部發揮作用，對消除炎症浸潤之纖維組織和結締組織效果較差，且抗生素不具備緩解黏連及止痛作用。但長期使用可產生耐藥性，不良反應大。

中醫學認為盆腔炎屬於「帶下病」、「婦人腹痛」、「癥瘕」範疇，病因複雜。寒、瘀、虛為慢性盆腔炎的致病因素，而瘀血為其核心，病理可因寒、因氣滯、因久虛而致；而重度反覆發生的慢性盆腔炎主因為脾腎陽虛，是因為疾病早期過用清熱解毒藥治療，損傷正氣，日久必累及於腎，導致腎的陰陽失調，

稱之為「久病及腎」。腎虛必血瘀，增加了疾病的複雜性，加重瘀滯的發展，臨床上出現下腹墜痛、腰骶痠痛、經血紫暗有塊的腎虛表現，腎虛血瘀是很多慢性疾病的深層次病理基礎，不通則痛。根據這一病機，採用補腎祛瘀法治療慢性盆腔炎是行之有效的治療方法。

臨床研究

徐靜腎氣丸聯合止痛化症膠囊治療慢性盆腔炎 100 例，採用止痛化症膠囊給予治療。腎氣丸 1 丸，2 次／日，止痛化症膠囊 4 粒，3 次／日，服用 2 週為 1 個療程（非經期），一般治療 1～3 個療程。100 例患者中，痊癒 71 例（71％），有效 25 例（25％），無效 4 例（4％），總有效率 96％。

按慢性盆腔炎為婦科常見病之一，主要是指女性內生殖器官，包括子宮、輸卵管、卵巢及盆腔結締組織、盆腔腹膜等因受病菌或病毒的感染而引起的炎症。有報導稱，發病年齡 25～45 歲，發病率 30％～60％，該疾病往往經久不癒，並可反覆發作，導致不孕、異位妊娠、慢性盆腔痛，嚴重影響婦女健康。

腎氣丸有製附子、桂枝、熟地黃、山藥、山茱萸、牡丹皮、茯苓、澤瀉 8 味藥組成，作用是溫補腎陽，扶助正氣，增強身體抵抗力，「正氣存內，邪不可干」。止痛化症膠囊方選黨參、炙黃耆、炒白朮、山藥、芡實健脾益腎，補氣固本；丹參、當歸、雞血藤活血化瘀、調經止痛兼補氣血；三稜、莪朮、土鱉蟲破血消積，軟堅散結；延胡索辛散溫通，行氣活血；川楝子

疏肝解鬱，行氣止痛；蜈蚣、全蠍攻毒散結，通絡止痛；炮薑苦溫，肉桂辛溫，散寒止痛，溫通經脈；魚腥草、敗醬草清熱解毒，祛瘀消癥；諸藥相配，共奏活血調經，化症止痛，軟堅散結之功效。腎氣丸與止痛化症膠囊兩藥合用，共同達到提高機體免疫功能，改善盆腔血液循環，抗炎消腫，消散黏連組織並止痛的作用，發揮了對慢性盆腔炎的治療作用，因而獲得滿意的療效。

（六）復發性流產

復發性流產，以往稱為「習慣性流產」，是指同一性伴侶連續發生3次及3次以上的自然流產。復發性流產大多數為早期流產，少數為晚期流產。引起復發性流產的原因較複雜，且常為多因素共同作用所致。目前比較明確的病因有：遺傳因素，占復發性流產的4.5%～25%；內分泌因素，占13%～20%；生殖器官異常，占12%～15%；感染因素，占2%。除此之外，還有40%左右的復發性流產原因不明，其中免疫學因素是目前認為比較重要的原因之一。

該病屬於中醫學「滑胎」範疇，本病原因複雜，涉及男女雙方諸多方面。中醫學認為，導致滑胎的主要機制有二：其一為母體衝任損傷；其二為胎元不健。胞脈者繫於腎，衝任二脈皆起於胞中。胎兒居於母體之內，全賴腎以繫之，氣以載之，血以養之，衝任以固之。若母體腎氣健壯，氣血充實，衝任通

盛,則胎固母安;反之若母體脾腎不足,氣血虛弱或宿有症瘕之疾或孕後跌仆閃挫,傷及衝任,均可導致胎元不固而致滑胎。胎元不健,多由父母先天之精氣虧虛,兩精雖能相合,然先天稟賦不足,致使胚胎損傷或不能成形,或成形易損,故而發生屢孕屢墮。因此,在治療上孕前應先補腎健脾、益氣養血進行調治,孕後再加強保胎治療。另外,心理上的輔導不容忽視,務必要求患者穩定情緒,特別是出現腰痠、小腹脹痛下墜、胎漏見紅的先兆症狀時,心理安和、情緒穩定十分重要。

醫案精選

◎案

某,女,25歲。1986年5月10日初診。患者結婚4年,懷孕後每到3個月便腹痛下墜,儘管採取各種措施,亦未能保住其胎。現已滑胎4次,全家焦急,某醫院確定其子宮頸口鬆弛,建議在妊娠12～20週行子宮內口縫紮術。患者拒絕,而來求服中藥。症見:患者面色正常,精神可,自述有時身倦、腰痠、嗜睡,手足不溫,舌淡,苔薄白,脈沉弱滑。中醫診斷為胎元不固。辨證為脾腎陽虛、衝任不固。治以補腎固衝丸改湯服。服方5劑後,症狀依然。方用腎氣丸試服。

處方:熟地黃30g,山茱萸15g,山藥50g,茯苓15g,牡丹皮3g,澤瀉5g,製附子5g,肉桂5g。7劑,每日1劑,水煎服。

二診:服上藥3劑後,患者感覺舒適,7劑後腰痠嗜睡均

減,手足較前溫暖,但仍乏力。上方加黃耆、白朮各 20g,山茱萸改為 30g,服 15 劑後諸症悉除。

為鞏固療效,上方去製附子、肉桂、牡丹皮,加大棗 6 枚,每月服 3 劑,連服 3 個月善後。後患者足月順產一女嬰,母女均健。

按本患者連續發生 4 次滑胎,乃現代醫學之「習慣性流產」。本案在用他藥無效的情況下而用腎氣丸取效,再次證明按圖索驥乃醫之大忌。貴在辨證和「有是證而用是藥」。此患者病機為脾腎陽虛,中氣下陷,而少腹拘急,胎元不固。蓋腎虛則受胎不實,衝任不固,陽虛則少腹拘急,胎元不固。且脾主肌肉,脾虛則中氣下陷,肌肉鬆弛無力,不能固護胎兒,故屢孕而屢墮。方中重用山茱萸、山藥、熟地黃補腎固衝安胎;肉桂、製附子溫暖下焦以緩少腹拘急;黃耆、茯苓、白朮、大棗補氣升陽健脾,使中氣復,胎元固,對蔭胎繫胎發揮重要的作用。澤瀉能「養五臟,益氣力」(《神農本草經》),牡丹皮能「入足少陰而佐滋補之用」(《本草求真》),諸藥合用,而收良效。

◎案

蔡某,女,28 歲。2007 年 2 月初診。婚前有過多次藥物及人工流產史,體質消瘦,營養不良,婚後欲孕,而屢孕屢墮,經找婦科專家診治及服中藥調理,均無明顯效果。症見:體質纖弱,腰膝痠軟,精神萎靡不振,四肢不溫,夜尿頻多,舌質淡嫩,苔薄白。中醫診斷為滑胎。辨證為腎陽虛。治以補腎填精以固胎。方用腎氣丸加減。

處方：桑寄生20g，製附子12g（先煎），熟地黃12g，山茱萸12g，茯苓12g，山藥12g，澤瀉12g，牡丹皮12g，菟絲子12g，續斷12g，肉桂5g（後下）。7劑，每日1劑，水煎服。

二診：腰膝痠軟，精神不振，四肢不溫，夜尿頻多症狀改善，面色轉紅潤，脈細有力，舌質淡紅，苔白，上方繼守7劑。

三診：精神好，體重及營養狀態恢復正常，舌脈恢復正常。囑其繼守原方服15劑後停藥，並開始備孕，2007年6月受孕，妊娠過程順利，於2008年4月中旬足月順產一女嬰（治療期間囑其暫不受孕）。

按胎之長養，全賴母子，其精血皆由肝腎輸運，患者婚前多次藥物及人工流產，致氣血虛弱，久病腎虛，腎陽虛，胎失所養，致胎之不固，出現流產，患者多次墮胎，腎虛明顯，故用腎氣丸加用補腎固胎之品菟絲子、桑寄生、續斷，共達補腎陽填腎精而固胎，故療效明顯。

第四節　男科疾病

(一)不育症

隨著現代社會的發展，男性不育症越來越引起人們的關注。男子不育症病因十分複雜，而少精、弱精又是造成男性不育的主要原因之一，目前西藥對此尚無理想的治療藥物和方法。

男性不育症,中醫多稱作「無子」、「無嗣」等,多由於腎氣虛弱,命門火衰,無以生精、養精,使精子數減少,精子活動力低下或伴精液品質異常而致男性不育,在男性不育患者中占很大比例。腎主藏精,為先天之本,主發育與生殖,腎精充足,則天癸盛,精氣足,人體生長發育健壯,性功能及生殖功能正常,若命門火衰,陽氣虛弱,無以溫煦而使生精不足,精子活動力低下,朱丹溪云:「有精虛精弱不能成胎者。」可見腎所藏之精的虧虛是造成少精、弱精的根本原因,治療當溫補腎陽。

臨床研究

曹永賀等用加味腎氣丸治療少精、弱精不育症患者42例,作為治療組給予腎氣丸加減。

處方:製附子6g,肉桂9g,熟地黃15g,山茱萸18g,山藥21g,茯苓15g,澤瀉12g,牡丹皮10g,黃耆30g,當歸15g,鹿角膠10g,淫羊藿15g,製黃精18g,五味子12g,川牛膝12g。

隨證加減:溼熱明顯者加知母、黃柏;溼盛者加砂仁、車前子;每日1劑,分2次水煎服,每次200ml,130天為1個療程,連續服藥3個療程。對照組21例給予檸檬酸克羅米酚膠囊50mg,每日1次,口服;肌苷片0.4g,每日3次,口服;療程同治療組。

結果顯示,治療組痊癒18例,顯效15例,有效4例,無效5例,總有效率88.10%;對照組痊癒4例,顯效3例,有效5例,

無效 9 例，總有效率 57.14%，兩組總有效率經統計學處理，差異有顯著性意義（P < 0.105），說明治療組治療效果優於對照組。

按本症多由於腎氣虛弱，命門火衰，無以生精、養精，使精子數量減少，精子活動力低下等精液品質異常而致男性不育，在男性不育患者中占較大比例。腎主藏精、發育與生殖，為先天之本，腎精充足，則天癸盛，精氣充足，則人體性功能及生殖功能正常，若命門火衰，陽氣虛弱，無以溫煦而致生精不足，精子活動力低下，治療當溫補腎陽。加味腎氣丸中熟地黃、黃精，補益腎精；山茱萸、山藥補肝脾，益腎陰；鹿角膠、淫羊藿，肉蓯蓉助腎陽，益精氣；少量製附子、肉桂溫補腎陽，意在微生少火以助腎氣，此乃陰中求陽，使陽得陰助而生化無窮。《古今名醫方論》云：「腎氣丸納桂附於滋陰劑中，是藏心於淵，美厥靈根也。命門有火，則腎有生氣矣。」陽生陰長，則生化如常。澤瀉、茯苓利水滲溼；牡丹皮清瀉肝火，並與川牛膝活血化瘀；與溫補腎陽藥相配，意在補中寓瀉，以使補而不膩；黃耆、當歸補氣養血；全方共奏溫腎陽，益氣活血之效。全方對促進精子的生成、提高精子的數量及活動率、增強精子的活動力等都具有良好的作用，是治療男子不育症的有效方。

醫案精選
◎案

蘇某，男，32 歲。1974 年初診。婚後多年不育，頭昏，耳鳴，神倦，自汗，食少，面色無華，夜臥少眠，性慾減退，舌淡苔薄白，脈沉細無力、兩尺脈尤甚。素患慢性痢疾，每夏即

發，平素體弱易感。查精液量少，80%死精，20%活動力差。中醫診斷為不育症。辨證為腎氣虛。治以溫腎補火。方用腎氣丸加減。

處方：製附子 60g（先煎），肉桂 6g，熟地黃 15g，山藥 15g，炒酸棗仁 15g，茯苓 15g，牡丹皮 5g，澤瀉 6g，鎖陽 10g，巴戟天 15g，淫羊藿 10g，杜仲 10g。4 劑，每日 1 劑，水煎，分早、晚 2 次服。

服上藥 4 劑後飲食、睡眠均有好轉。繼續治療，第二年夏季痢疾未復發，精力漸充沛。繼用成藥調理，後查精液 80%活動正常，20%活動差。不久女方受孕，生一子，現健在。

按腎陽不足，命門火衰，影響陰精的化生，元陽的虛衰不僅影響陰精的化生，全身抗病能力也明顯下降。治以腎氣丸水火並補，以充精氣，從本而治，故獲良效。

◎案

某，男，27 歲。2011 年 3 月 16 日初診。婚後 2 年未育。婚後 2 年餘，其妻曾孕 2 胎，均 50 天後即流產，經檢查示：左睪丸精索靜脈曲張，精子品質差。近年來常感頭暈，勞累後加重，動則易汗出，前陰部或潮，偶陰墜脹感，自覺陽物小，或早洩，或遺精（曾有手淫史），口水多，尿頻，夜尿 1～2 次。脈沉弱略澀，舌淡紅苔白。中醫診斷為不育症。辨證為脾腎氣虛、精元清冷。治以補腎健脾、益氣固精。方用腎氣丸合香砂六君丸加減。

第三章 分科應用解析

處方：乾地黃24g，山茱萸12g，山藥12g，茯苓22g，牡丹皮10g，澤瀉10g，桂枝3g，製附子6g，製香附10g，砂仁8g，黨參10g，炒白朮12g，陳皮10g，法半夏10g，炙甘草6g，橘核10g，荔枝核20g，桃仁、紅花各10g，柴胡6g，薏仁20g。7劑，每日1劑，水煎服。

二診：前陰潮減，墜感失，未早洩、遺精，夜尿1～2次。脈舌同前。續服上方7劑。

三診：夜尿1次，餘可。脈沉弱，舌淡紅苔白。守上方加韭菜子10g、覆盆子15g、枸杞子15g、車前子10g、菟絲子10g。20劑，製成蜜丸。後告知已誕一子。

按《金匱要略》中記載「男子脈浮弱而澀，為無子，精氣清冷」。脾腎氣虛，精血衰少，甚則精清血冷，冷如冰鐵，或見滑胎，或見無子。患者諸症皆脾腎兩虛之候，以香砂六君丸培補後天之本，以腎氣丸補益先天之不足，氣血生化有源，腎中精氣充盛，精旺血足，故藥後諸症悉減，並成功育子。

(二)陽痿

中醫認為陽痿等病因有稟賦不足、勞傷久病，或七情失調、過食肥甘、溼熱內侵等；基本病理變化為肝、腎、心、脾受損，經絡空虛或經絡失暢，導致宗筋失養而成。臨床應辨清病情之虛實，病損之臟腑，虛實之夾雜，實證當疏利，虛證宜補益，提倡多種療法綜合應用，同時重視心理療法在本病中的重要作用。

臨床研究

孟慶林採用腎氣丸原方加小茴香、延胡索各 10g 治療縮陽症 9 例，水煎服，每日 1 劑，早、晚分服，並針對男子生殖器縮入腹可以斃命的誤解而產生的恐懼心理給予心理輔導，服藥 3 劑，輔導 1 次即癒。隨訪 10 年，未見復發。

按「腎為先天之本」，十二經脈之根，主元陰元陽。「陽虛則寒」，腎陽虛衰，溫化無權，則出現虛寒證，表現為臟腑功能衰退。腎陽虛，相火不足，則出現陽痿、早洩等功能不足的症狀。《靈樞·經筋》云：「陰器不用，傷於內，則不起；傷於寒，則縮入。」《素問·至真要大論》說：「諸寒收引，皆屬於腎。」腎主二陰，腎陽虛憊，命門火微，陰寒內生，寒性收引，致使宗筋攣縮。治療以溫陽補虛，投以腎氣丸助陰陽、陽蒸陰化。隨證加減，標本同治。另外，針對患者的心理因素，即對中醫相關腎精學說的誤解，以及不良性行為、性生活過頻導致縮陽症的恐懼心理等，給予適當的心理輔導，以消除錯誤認知及對某些精神精神官能症狀的恐懼。心理輔導可以及時消除患者的心理壓力，藥物治療可迅速緩解軀體症狀，兩者相得益彰，從而獲得理想的效果，防止再度復發。

醫案精選

◎案

王某，男，56 歲。2008 年 2 月 10 日初診。年輕時房事不節，2 年前出現陽事不振，經多方求醫，均無果。症見：房事時

第三章 分科應用解析

陰莖不能勃起,面色白,精神萎靡,頭暈耳鳴,腰膝痠軟,畏寒怕冷,舌質淡,苔白,脈細無力。中醫診斷為陽痿。辨證為命門火衰。治以溫補下元、振陽起痿。方用腎氣丸加減。

處方:製附子12g(先煎),熟地黃12g,山茱萸12g,茯苓12g,山藥12g,澤瀉12g,牡丹皮12g,黃狗腎10g,海馬10g,淫羊藿10g,肉桂5g(後下)。7劑,每日1劑,水煎服。

二診:服上藥7劑後,訴陰莖能勃起,但不夠堅,頭暈耳鳴,腰膝痠軟,畏寒怕冷症狀改善,精神好轉,面色略轉紅潤,舌質淡紅,苔白,脈細有力。上方繼守7劑。

三診:陰莖已能正常勃起,能正常行房事,伴隨症亦消失,舌脈恢復正常。為鞏固療效,囑其繼續服用腎氣丸1個月,每日2丸,分早、晚2次服,用淡鹽水送服,至今停藥已半年未見復發。

按患者年輕時房事不節,恣情縱欲,腎精虧虛,精不化陽,則命門火衰,精氣虛冷,陽事不振,而漸成陽痿,用腎氣丸加用補腎壯陽之要藥,黃狗腎、海馬,達溫補腎陽而振陽起痿之用,故能收到良效。

◎案

某,男,31歲。2006年9月15日初診。陽痿6個月,陽事不舉,時有滑精,腰膝痠軟,腰以下怕冷,失眠多夢,健忘耳鳴。曾在當地醫院檢查,診斷為功能性陽痿。服中西藥治療未效,遂求治中醫。症見:精神萎靡,表情苦悶,畏寒怕冷,

舌淡胖苔白，脈沉細無力。中醫診斷為陽痿。辨證為腎精虧損、命門火衰。治以溫腎壯陽益精。方用腎氣丸加減。

處方：熟地黃 25g，山茱萸 12g，枸杞子 9g，淫羊藿 12g，肉蓯蓉 12g，韭菜子 12g，巴戟天 12g，肉桂 4g（後下），製附子 8g（先煎）。4 劑，每日 1 劑，水煎服。

二診：9 月 22 日，精神睡眠轉佳，腰痠怕冷等症狀明顯好轉，陰莖勃起，滑精現象消失。此乃腎之陰陽漸復，守原方繼服 6 劑。

三診：9 月 28 日，諸症好轉，陰莖勃起有力，精神振作，舌淡苔白，脈沉細。患者即日外出 20 餘日，無法服用湯劑，囑其帶腎氣丸途中服之，每日早、晚各 9g。

四診：10 月 20 日，諸症消失，陽事能舉，且有力。囑其繼續服用腎氣丸，每日早、晚各 9g，連服 1 個月。服藥期間忌房欲、氣惱、忌食生冷食物。2007 年 12 月 20 日電話隨訪，治療後已痊癒。

按患者自述年少時曾有手淫習慣，婚後又房勞太過，斫伐腎陽以致精氣虧虛，命門火衰，精關不固，引起滑精、陽痿，正如《景岳全書・陽痿》所說：「凡男子陽痿不起，多由命門火衰，精氣虛冷。」《諸病源候論・虛勞陰痿候》說：「勞傷於腎，腎虛不能榮於陰器，故痿弱也。」以溫陽藥和滋陰藥並用，陰中求陽，陰陽同調，精氣共濟，藥證相符，故收效好。藥理研究證明，腎氣丸能改善雄激素和提高性功能。

第五節　五官科疾病

（一）牙周病

牙周病是指發生在牙支持組織（牙周組織）的疾病，包括累積牙齦組織的牙齦病和波及深層組織的牙周炎兩大類，主要由牙齒表面黏附的菌斑所致的牙齦炎症、出血，或牙槽骨的萎縮造成牙齒的鬆動，是口腔科最常見的疾病之一，嚴重危害人類牙齒和身心健康。目前，牙周病的治療以對症處理為主，常採用局部沖洗上藥、應用全身抗菌藥物，但臨床療效欠佳；Tinidazole 是西醫治療牙周炎的主要藥物，可消除口腔、牙周的厭氧菌感染，但消化道及神經系統的不良反應較多。

該病屬於中醫學「牙宣」、「齒挺」、「齒豁」等範疇。中醫認為胃腸積熱、津液虧虛、腎元虧損等是牙周病的病因。腎主骨生髓，齒為骨之餘，牙齒的生長、發育狀況與腎精氣關係密切。腎衰則齒豁，精固則齒堅，所以補腎療法是治療牙周病的理論基礎，故驅除外邪，培補正氣是中醫治療牙周病的基本療法。

醫案精選
◎案

莊某，男，50歲。2002年12月初診。主訴：左下顎磨牙酸楚疼痛已2週餘。牙痛每以夜間為甚，以致失眠，頭暈目眩，

神疲乏力。牙科以牙周炎診治已 2 週，內服外用過多種中西藥物，非但無效，反增胃脘痞脹不適，納呆倦怠，肢冷不溫，神疲面赤，唇乾，牙痛局部無紅腫，舌質淡紅，舌邊有齒痕，少苔，脈沉弱。中醫診斷為牙痛。辨證為腎氣虧虛、虛陽浮越。治以溫補腎氣。方用腎氣丸加減。

處方：製附子 10g（先煎），肉桂 2g（後下），熟地黃 30g，山藥 15g，山茱萸 15g，牡丹皮 10g，澤瀉 10g，茯苓 15g。3 劑，每日 1 劑，水煎服。

二診：服上藥 3 劑後，疼痛去其大半，原方治療 1 週，牙痛消失，精神體力漸增，頭暈失眠也除，囑以腎氣丸續服以鞏固之。

按腎氣丸是以補益腎氣為主的陰陽雙補的方劑，以肉桂、製附子辛熱之品補腎陽（命門之火）而益火之源為主藥，製附子能夠扶陽以生陰，扶陽以生津，故增加其劑量。熟地黃滋陰補腎、填精益髓，培陰血於下；山茱萸澀肝腎之精；地黃與山茱萸相伍，可收補而不失之功；澤瀉清瀉腎火，以防地黃之滋膩；牡丹皮清肝火，並制山茱萸之溫；茯苓淡滲利溼，以助山藥之健運；山藥、茯苓健脾益腎，助後天之本；因腎中之精氣也賴於水穀精微的補充與化生，上藥合用可充形質以資生腎氣，使腎精有化，壯骨健齒之功效。

中醫研究顯示，透過補腎藥物治療，可使局部及全身狀況好轉，內分泌水平恢復正常，牙槽骨密度增加，牙骨質增生及有

新骨形成；患牙的牙周袋平均深度及牙齦指數在治療後都有明顯改善，而且還能增強青少年牙周炎患者中性多形核白血球的趨化和吞噬功能，能增強牙周健康菌群的穩定性，延緩致病菌叢增殖的作用；可調節牙周組織的代謝，進而改善宿主的免疫功能，保護機體特異性和非特異性免疫功能，抑制破骨細胞、刺激造骨細胞、調節牙槽骨的代謝。為了減少 Tinidazole 的用量、降低 Tinidazole 的不良反應，提高中醫藥治療牙周病的臨床療效，應用腎氣丸聯合 Tinidazole 中西醫結合辨證施治腎氣虧損型牙周病，檢測 PLI、SBI、PD、AL 結果，以及短期、中期臨床治癒率和總有效率，均顯示腎氣丸聯合 Tinidazole 辨證施治腎氣虧損型牙周病中、短期臨床療效顯著和穩定，中期療效更加明顯、臨床療效得到了明顯的提高。腎氣丸聯合 Tinidazole 中西醫結合治療腎氣虧損型牙周病，可透過中藥補氣固腎恢復牙周軟硬組織的自身防禦、修復功能，配合西藥對牙周病抗菌消炎治療，避免病情反覆，從而獲得更佳的臨床治療效果。

(二)復發性口腔潰瘍

復發性口腔潰瘍又稱復發性阿弗他口炎，為一種臨床常見和多發的口腔黏膜病。其病理特點是以口腔黏膜上皮反覆潰瘍引起疼痛的口腔黏膜損害的疾病，唇、頰、舌、顎等處的呈點狀、圓形或橢圓形黏膜潰瘍，潰瘍周圍明顯充血水腫，表面有滲出物覆蓋，患處劇烈疼痛；多由內分泌失調引起，每當工作

緊張，壓力增加，心情憂鬱，睡眠不足或飲食生冷，食炙煿之品或酸辣冷熱刺激等誘發本病。本病對人體總無大礙，但會影響日常生活和工作。治療上多採用免疫調節劑、激素類及多種維生素等，療效往往不穩定，而有明顯毒副作用。

該病屬於中醫學「口瘡」、「口疳」等範疇。中醫認為口腔潰瘍多為從陰虛火旺、火邪熾盛論治，多選清熱解毒、瀉火滋陰等藥物；但臨床上常見一些口腔潰瘍反覆發作，遷延不癒，日久可發展為復發性口腔潰瘍。復發性口腔潰瘍的多因多思多慮，或凍食甘肥、睡眠不足等耗氣傷陽誘發或加重，由於前期經常用清火或抗生素等寒涼藥物，使中陽受損，久而久之，累積腎陽，陽氣不足，虛陽浮越於上，發於口腔而致。脈症與腎陽不足，離根相火上蒸腐肉相符，治療上從腎論治，從虛著手，補腎溫陽為主。

應用指徵：①病程≧1年，發病次數≧2次，潰瘍發作頻率≧1次／2個月，本次潰瘍發生時間＜3天；②潰瘍面積多在1～3mm，個別可見多個潰瘍融合，面積可＞1.0cm；③潰瘍色淡，紅腫不著，滲出少而色淡，邊緣略高起，臉色蒼白，形寒肢冷，下利清穀，少腹疼痛，舌質淡體胖大，苔薄白，脈沉細。④潰瘍反覆發作，嚴重者影響進食、工作。凡符合上述指標的患者均可用本方加減治療。

處方：製附子20g（先煎），肉桂3g，熟地黃15g，山茱萸20g，山藥20g，茯苓20g，牡丹皮15g，澤瀉10g。

加減：兼咽乾口燥者加西洋參 10g；舌質暗瘀者加三七 10g、丹參 15g；納呆腹脹者加穀芽 10g、麥芽 10g、神曲 15g。

臨床研究

　　胡兆明用理中湯合腎氣丸加減治療復發性口腔潰瘍，每日 1 劑，水煎取汁分 3 次溫服，5 天為 1 個療程，連續觀察 1～2 個療程後統計療效。結果痊癒 34 例，有效 3 例，無效 1 例，總有效率 97.3%。

　　谷明成用腎氣丸（濃縮丸）口服治療復發性口腔潰瘍 1 例，每日 3 次，每次 8 粒，並予吳茱萸研末醋調成糊狀，敷於雙側湧泉穴，睡前調敷，次日晨去之，治療 15 天後，口瘡完全消失，續服腎氣丸（濃縮丸）8 瓶，痊癒，隨訪 2 年，未再復發。

　　葉卓丁用加味腎氣丸治療復發性口腔潰瘍 48 例。

　　處方：製附子 20g（先煎），肉桂 3g，生地黃 15g，熟地黃 15g，山茱萸 20g，山藥 20g，茯苓 20g，牡丹皮 15g，澤瀉 10g，牛膝 15g，砂仁 5g，露蜂房 5g，通草 10g。每日 1 劑，水煎，分 2 次口服。

　　治療 5 天，停藥 3 天為 1 個療程，以後每週 3 劑，隔日 1 劑，連續服 2 個月。結果顯示痊癒 25 例，顯效 10 例，有效 8 例，表示總有效率為 89.58%。

醫案精選

◎案

某，男，46歲。主訴：口腔潰瘍反覆發作已1年餘，時輕時重遷延復發加重，服用多種抗生素及清火片均未痊癒，因疼痛難忍，嚴重影響生活品質前來就診。症見：口腔潰瘍散布於口腔內部各處，此起彼伏，潰瘍面色白而疼痛不甚，進食過冷或過熱的食物則疼痛加重，兼見四肢冰冷，精神不振，腰部冷痛，舌質暗，苔薄白，脈沉無力。中醫診斷為口瘡。辨證為腎陽不足。治以補腎益陽。方用腎氣丸加減。

處方：熟地黃30g，山藥15g，山茱萸15g，茯苓20g，澤瀉10g，牡丹皮15g，肉桂5g，製附子5g（先煎），牛膝30g，冰片2g，知母15g，炙甘草6g。

連續服用20劑，病情明顯減輕，3個月後複查，潰瘍已全部消失，再沒有復發。

按復發性口腔潰瘍多由內分泌失調引起，與腎臟關係密切。本案患者由於經常服用抗生素及清火片等大量寒涼的藥物，中陽受損，久而久之，累及腎陽，陽氣不足，虛陽浮越於上，發於口腔而致。用腎氣丸補益腎陽及全身陽氣；牛膝和肉桂引火歸原，同時還有補益腎氣的作用；知母、冰片用於清除虛火，腎陽得到補益後，潰瘍自然得到治癒。

第三章 分科應用解析

◎案

王某,男,25歲。2012年11月15日初診。自述患反覆性口腔潰瘍2年,每於症發時求診於中醫,醫生以陰虛火旺論治,開立清熱降火、滋陰方藥,患者服藥後症狀緩解,然而反覆發作,終不能痊癒。症見:體型較瘦,面色不華,左頰黏膜可見1處潰瘍面,中央凹陷,淺黃白色黏膜覆蓋,舌淡紅少苔,脈診,右寸數,兩關弦,右尺細。因記《瀕湖脈學》論細脈「尺逢定是丹田冷」口訣,於是便問其是否有小腹冷痛的症狀,患者於是自述其每到秋冬季,便自感後腰部發涼,怕冷,四肢不溫,下午至晚上尤甚,並時常有胃脘冷痛、腹脹的症狀。中醫診斷為口瘡。辨證為腎陽不足、虛火上浮。方用腎氣丸加減。

給予腎氣丸成藥,囑患者按用法堅持服用1個月。1個月後複診,查患者口腔潰瘍面已完全癒合,寸關尺三部已呈平和之象,患者述腰涼、四肢不溫、怕冷、腹部不適的症狀已經明顯減輕,萬分感謝。隨診半年,並無復發。

按口腔潰瘍,中醫多從陰虛火旺、火邪熾盛論治,多選清熱解毒、瀉火滋陰等藥物,然此案患者口腔潰瘍反覆發作,且有面色不華、怕冷四肢不溫、胃脘冷痛等症狀,結合脈診,則屬陽虛無疑。其病機為腎陽不足,虛火上浮。腎陽不足,不能溫陽形體,則腰涼,怕冷,胃脘冷痛;腎陽虛弱,虛火上浮,煽動君火亦動,兩火相加則上焦火勢炎烈,灼傷口腔,而成潰瘍。處方以腎氣丸,溫補腎陽,腎陽得補,命門火庫攝納、潛

藏有力，則上浮的虛火得以歸原，相火一消，君火亦靜，火勢不復，口腔被灼傷之源消除而癒合，同時，腎陽充足，形體得溫，則腰涼，怕冷，腹痛等症狀也隨之消除。

復發性口腔潰瘍是口腔黏膜疾病中常見病、多發病之一，目前病因仍不十分清楚，治療尚無特效方法。西醫多採用免疫調節劑、激素類及多種維生素等，療效往往不穩定，而有明顯毒副作用。葉酸也叫維生素B9，是一種水溶性維生素，最重要的用途在於抗氧化作用和預防胎兒神經管發育缺陷；而複合維生素B功效是促進生長，維持上皮組織，如黏膜、結膜、角膜等正常功能的作用，參與體內氧化還原過程及體內糖代謝過程。中醫學認為口瘡、口疳在急性期（發作期）多為火邪所致，常用清上、中二焦之火為正治。但臨床上常見一些反覆發作，纏綿不癒，此消彼長，痛苦不堪的患者，治則歷盡苦寒之味而不癒，甚至越發加重，伴有心煩不寐，口乾不欲飲，或潮熱面紅，虛胖，月經量少，或形寒肢冷，尿清便溏。治法上，唐代王冰「壯水之主以制陽光」明示，欲引火歸原，求陰陽相生，治療採取溫陽補腎，輔以育陰運氣，求平降炎上之無根之火，為反治的正道。本證辨證要點是瘡面雖有潰瘍，而局部周圍無有形性反應，充血水腫覆蓋物不明顯，瘡面顏色較淡，口腔隱隱作痛，恣食生冷之品，或炙煿之品而加重，但必有一系列陽虛之見證，如肢冷畏寒、腰膝痠軟、溲清便溏、舌質淡胖大、脈沉細等。方用腎氣丸補腎溫陽，引火歸原，治療上述證型辨證為腎陽虛衰，離根之火炎上為患的復發性頑固口瘡或口瘡為過

於苦寒誤治，損及腎陽者，著實合拍，療效較佳，症狀平緩後，再根據氣、陰、陽之盛衰辨治調理善後，鞏固療效，結合養生，以防復發。方中熟地黃、山茱萸相伍滋腎水，益真陰，達「壯水之主，以制陽光」之功。山藥、茯苓相配，則健脾補中，利溼祛邪。澤瀉、牡丹皮相用，則既可泄熱，又可利溼。尤妙在製附子、肉桂相伍，溫補腎陽，祛寒止痛，而獲「益火之源，以消陰翳」之用。諸藥相合，有陽中求陰、陰中求陽之意，補中有瀉，瀉中有補，陰平陽祕而口腔自癒矣。由此可知，復發性口腔潰瘍從腎論治，從虛著手，實仲景開後世治療虛寒性疾病之先河，不唯口腔潰瘍，他病亦如此，「治病求本」此之謂也。

(三)慢性咽炎

慢性咽炎為咽黏膜、黏膜下及淋巴組織的慢性炎症，常為上呼吸道慢性炎症的一部分，病程較長，多為急性咽炎反覆發作所致。病理分為單純性、肥厚性、萎縮性、過敏性及逆流性咽炎等。臨床多表現為咽部異物感、不適感、咽部癢感、燒灼感、乾咳微痛等；檢查時可見患者咽喉部淋巴濾泡增生，扁桃腺腫大，咽後壁黏膜充血、水腫，或乾燥變薄，多採用以祛除病因及局部用藥為主。

該病屬於中醫學「喉痹」的範疇，中醫認為其病因病機為外邪侵襲上犯咽喉、肺胃熱盛、肺腎陰虛、脾胃虛弱、脾腎陽虛及痰凝血瘀侵犯咽喉所致的疾病。該病在臨床上較為常見，多

用清熱瀉火，養陰生津之法。

應用指徵：①多有外感病史，或咽痛反覆發作史；②異物感、吞嚥不利等咽喉不適症狀，痰涎清稀、面色蒼白、形寒肢冷腰膝冷痛；③舌質淡嫩，舌體胖，苔白，脈沉細弱；④檢查見咽部黏膜淡紅。凡符合上述指徵的患者均可用本方加減治療。

處方：製附子 6g，肉桂 3g，山茱萸 12g，熟地黃 12g，茯苓 12g，山藥 12g，澤瀉 12g，牡丹皮 9g。

加減：咳嗽痰多者加半夏、瓜蔞、陳皮；腰膝痠軟冷痛者加杜仲、牛膝、枸杞子；伴耳鳴、心煩者加知母、黃柏。

臨床研究

許鳳蓮等用溫腎助陽的腎氣丸為主方加味治療咽喉異感症 50 例。

處方：製附子 6g，肉桂 3g，山茱萸、熟地黃、茯苓、山藥、澤瀉、牛膝各 12g，桔梗、射干、牡丹皮各 9g。每日 1 劑，水煎取汁 400ml，分早、晚 2 次溫服，兩週為 1 個療程。

治療結果：本組病例 50 例，治癒 34 例，好轉 13 例，無效 3 例。總有效率為 94%。

醫案精選

◎案

王某，男，56 歲。患「慢性咽炎」5 年，常苦咽喉隱痛乾燥，喉間如有物阻，曾服消炎藥和中藥的清熱瀉火、滋陰生津之劑，

收效甚微,前來醫院就診。望其面色白,神疲乏力,四肢欠溫,小便清長,舌質淡,苔薄白,脈沉細。檢查其咽後壁見黏膜變薄發乾,顏色蒼白發亮。西醫診斷為咽喉異感症。中醫診斷為喉痹。辨證為腎陽虛衰、虛火上浮。治以溫補腎陽、引火歸原。

處方:製附子6g,肉桂3g,山茱萸、熟地黃、茯苓、山藥、澤瀉、牛膝各12g,桔梗、射干、牡丹皮各9g,玄參9g、麥冬9g。7劑,水煎服,每日1劑,水煎取汁400ml,分早、晚2次溫服。

服藥後,咽喉乾痛明顯減輕,精神好轉,其餘症狀亦見減輕。將製附子減為3g,去肉桂,加桂枝9g,又進7劑。療程滿,諸症全消,檢查其咽後壁黏膜轉為淡紅潤澤,2個月後隨訪無復發。

◎案

孟某,女,21歲。主訴:咽痛2月餘,經西醫檢查,診斷為咽部慢性潰瘍,曾服Amoxicillin膠囊、Erythromycin Ethyl-succinate及中藥等,症狀時輕時重,檢查見咽部有兩處潰瘍,色白、表面有少量分泌物,扁桃腺不腫大,脈沉遲。方用腎氣丸加減。

處方:生地黃15g,山藥15g,山茱萸15g,澤瀉15g,牡丹皮10g,茯苓15g,製附子3g,肉桂3g,玄參15g,桔梗10g。3劑,每日1劑,水煎,分2次溫服。

二診：服上藥後，咽部疼痛減輕，咽部潰瘍面分泌物減少，脈仍同上，繼用上方服至 20 劑時，咽痛消失，潰瘍癒合，病告痊癒。

按咽痛多為火熱之邪為患，但亦有虛寒的。少陰之脈循咽上繫舌本，咽部潰爛色白，脈沉遲，為陽虛之證。故用補腎陽的腎氣丸治療，加桔梗取其載藥上行，使藥力直達病所，本病辨證準確，故藥到病除。

本病在臨床上較常見，多易反覆發作，較難根治。《黃帝內經》云「咽者為肺之關，胃之門」，「咽者，胃脘水穀之道路」，本病病位在咽喉部，而咽喉居五臟之上，乃水穀之通道，呼吸之門戶，是諸經交會之處，故五臟病皆會影響到咽喉；且火性炎上，歷代醫家均有「咽喉病皆生於火」之說。故臨床上在治療本病時，醫者多偏重於清熱瀉火、滋陰生津。然火盛傷陰，陰虛日久，易導致陰損及陽；或因過服寒涼之劑，損傷人體陽氣，久病及腎，皆可致腎陽虛衰，陽虛之甚，虛陽不守其舍，浮游於上，陽浮之火上熾咽喉，發為本病。又腎中之陽為人身真陽，腎陽虛則不能蒸化津液上潤咽喉，出現咽痛、咽乾或咽中有痰梗阻等症，故在治療本病時，雖應遵古訓但不拘泥於古訓，特別對於年老體衰者、病程較長者，更應辨清有無陽虛之候，不可濫用寒涼之品，只有辨證準確，才能施治有效。腎氣丸出自《金匱要略》，善能溫補腎陽，方中製附子、肉桂鼓舞陽氣；熟地黃、山茱萸、山藥補腎陰、滋化源，於陰中求陽之意，

正如《景岳全書》中說「善補陽者必於陰中求陽,則陽得陰助而生化無窮」;茯苓、澤瀉、牡丹皮泄腎中濁氣。綜觀全方,配伍周密,使陰陽協調,腎氣充足,根據病情,或加用桔梗開宣肺氣以利咽,或配射干則化痰利咽,或用牛膝引虛火下行,諸藥合用治療本病,故能收效。

(四)慢性鼻炎

慢性鼻炎以經常性鼻塞為主要特徵的慢性鼻病。臨床以鼻涕量多,呈黏液性或黏膿性,不易擤出等為常見表現,分為單純性和肥厚性兩種。

慢性鼻炎與中醫「鼻窒」相似,多因正氣虛弱、傷風鼻塞反覆發作,餘邪未清而致,其病機多與肺、脾二臟功能失調有關。近來有文章指出濫用抗生素、清熱解毒類中藥和現代不良生活方式是其原因,而腎陽不足,水溼內停或腎陽不足,虛火上浮均為耳鼻咽喉疾病常見病機。

醫案精選
◎案

某,女,50歲。2013年10月22日初診。主訴:鼻塞2年餘。現病史:2年來,面部皮膚潮紅,以鼻部皮膚為甚,皮膚科診為皮炎、酒渣鼻,予以大量清熱袪溼藥,症狀偶有減輕,反反覆覆。症見:自覺鼻部發涼,從鼻部向外冒涼氣,繼之面部皮膚潮紅加重。鼻塞,無涕,煩躁,手足冰涼,大便溏,小便

正常。檢查：面部皮膚潮紅，鼻部尤甚，鼻頭皮膚冰涼，鼻黏膜灰白無華，腫脹，舌質淡，苔薄白，脈沉弱。西醫診斷為慢性鼻炎。中醫診斷為鼻窒。辨證為脾腎陽虛、虛陽浮越。治以溫補脾腎、引火歸原。方用腎氣丸合理中湯加減。

處方：製附子9g，桂枝9g，熟地黃20g，山藥10g，山茱萸10g，牡丹皮10g，茯苓10g，乾薑10g，黨參20g，炒白朮20g，炙甘草6g，辛夷10g。7劑，每日1劑，水煎，分2次飯後溫服。

後以腎氣丸治療3月餘告癒。

按患者長期誤服苦寒之劑，傷及脾腎之陽，造成脾腎陽虛。現在抗生素及清熱解毒類中藥的濫用、冷氣環境的日益普及、貪涼飲冷及熬夜等不良嗜好的養成、壓力的增加等，都在消耗著人體的陽氣。其中以腎陽不足最為常見，又是脾陽不足、心陽不足、肺氣虛寒的原因。腎陽作為一身陽氣的根本，最需顧護，因為「陽火虛衰……則十二官皆危矣」。頭面五官清竅均需陽氣溫煦，才能發揮正常功能。陽氣不足，陰氣湊之，清竅不清，功能失常。但臨床中這種情況尚未引起足夠重視，對於耳鼻咽喉慢性炎症，治以清熱解毒者，無異於雪上加霜。

第六節　皮膚科疾病

(一)痤瘡

痤瘡是一種累及毛囊皮脂腺的慢性炎症，好發於面部，青春期前後開始出現，容易留下色素沉著或瘢痕。西方 80% 的青少年患有此病，約 50% 的成年人患有面部痤瘡，而且其中有些人直到 44 歲也未完全好轉。隨著人們生活水準的提高，對於痤瘡這種可能會影響美容的疾病越來越關注。痤瘡是一種毛囊、皮脂腺的慢性炎症，好發於顏面、胸背部，表現為黑頭粉刺、丘疹、膿皰、結節、囊腫等損害，多發生於青春期男女，常伴有皮脂溢出。《中西醫臨床皮膚病》論述此病病因為肺氣不清，外受風熱；或為飲食不節，過食肥甘厚味，胃熱上蒸；亦可為月經不調、瘀滯化熱等。歸納為內熱熾盛，外受風邪所致，有肺熱、血熱、肝熱、陰虛內熱之分。分四型論治：肺熱血熱型、脾胃積熱型、熱毒型、血瘀痰凝型。

醫案精選
◎案

李某，男，21 歲。2013 年 3 月 5 日因面部痤瘡初診。自訴 4 年前發病，面部散在丘疹樣痤瘡，其間曾就診於中醫、西醫，效果不甚理想，最近 1 個月面部丘疹樣痤瘡增多。症見：面部大量暗紅色丘疹，並伴有不同程度的結節，囊腫，期間散在瘢

痕，舌淡苔少，脈診，右寸、尺部細象明顯，因右尺現細脈，於是問其是否有形寒肢冷的症狀，患者述常有四肢不溫感，且怕冷。結合痤瘡顏色暗紅，結節，囊腫。中醫診斷為肺風粉刺。辨證為腎陽不足、虛火上浮。方用腎氣丸成藥，囑患者按說明服用1個月後複查。

1個月後，複診，可見面部瘡痕明顯減輕，結節、囊腫變小，痤瘡症狀明顯減輕，且四肢形寒怕冷的症狀也明顯減輕。

按痤瘡，中醫多認為是脾胃溼熱、肺經蘊熱、陰虛火旺等角度論治，但對於該患者，其瘡面暗紅，有結節，囊腫，舌淡苔白，患者又述形寒怕冷，而脈診尺細，則證屬陽虛無疑。腎陽虛衰，虛火上浮，發於面部，則成瘡，因此火為水中之虛火，火不炎烈，所以，患者瘡面暗紅，又因此虛火帶水性，則又會形成囊腫、結節。用腎氣丸，溫補腎陽，形體得溫，虛火得降，面部虛火下潛，則痤瘡症狀得減。

（二）神經性皮炎

本病與中醫的「牛皮癬」、「攝領瘡」等相類似，好發於頸部、四肢、腰骶，以對稱性皮膚粗糙肥厚，劇烈搔癢為主要表現的皮膚疾病。神經性皮炎又稱慢性單純性苔蘚，是以陣發性皮膚搔癢和皮膚苔蘚化為特徵的慢性皮膚病。

第三章　分科應用解析

醫案精選

◎案

劉某，女，60歲。3年前因不明原因患神經性皮炎，頸背部皮膚粗糙肥厚，劇烈搔癢難忍，夏秋季節加重，服用多種藥物效果不明顯，遂要求中醫治療。症見：全身無明顯達到皮疹徵象，雙手觸及冰冷或寒冷物品後搔癢難忍，得暖後緩解，腰腿痠困，形體消瘦，面色無華，舌體胖大，舌質淡，苔白，脈沉細無力。夜間小便頻數清長。中醫診斷為牛皮癬。辨證為腎氣虛弱、肌膚失養。方用腎氣丸加減治療。

處方：生地黃30g，熟地黃30g，山藥15g，山茱萸15g，茯苓10g，澤瀉10g，牡丹皮10g，桂枝5g，製附子3g，當歸12g，白芍12g，白鮮皮15g，川芎15g，蟬蛻6g。3劑，每日1劑，水煎服，並囑少食辛辣厚味之物，注意保持情志舒暢。

二診：搔癢明顯減輕，繼續守方給予20劑，1個月後隨訪，臨床症狀全部消失。

按本案患者年齡已高，發病較久，搔癢劇烈，已有氣血虧虛之徵兆。神經性皮炎治療從肺系入手較多，透過表象腰腿痠困，遇冷搔癢加重及舌脈診，可知本病屬於腎氣虛弱，陽氣不足，子盜母氣，肺氣不得宣發所致。用腎氣丸補益腎氣腎陽，以圖固本；用四物湯補血養血，榮養肌膚；白鮮皮與蟬蛻祛風止癢，標本兼顧，共同祛除頑疾。

（三）慢性蕁麻疹

蕁麻疹俗稱風疹塊，是由於皮膚、黏膜小血管擴張及滲透性增加而出現的一種局限性水腫反應。臨床表現為大小不等的風疹塊損害，驟然發生，迅速消退，搔癢劇烈，癒後不留任何痕跡。

醫案精選

◎案

黃某，男，48歲。2006年12月初診。自訴1個月前受冷後誘發蕁麻疹，經西醫給予Chlorpheniramine、Dexamethasone後疹消癢止。次日晨起再發，治療同前，如此1個月後皮疹雖未發，但搔癢時現，已有「藥停癢作」之依賴，並出現雙手觸及寒冷物品（金屬器械）後搔癢難忍，得暖後方才緩解，因而求診。詢問知其除主症外，近年來腰膝痠軟日漸突出。查其形體肥胖、舌質淡、苔薄白多津、脈沉細。中醫診斷為蕁麻疹。辨證為腎氣虛損、衛陽不固。方用腎氣丸加減。

處方：製附子30g，桂枝15g，熟地黃、山藥、山茱萸各20g，茯苓、澤瀉、牡丹皮各15g，荊芥15g，防風20g，蛇床子20g。6劑，每日1劑，水煎服。

服上藥6劑後症狀有所緩解，守前方再入乾薑10g，堅持治療1個月後症狀消除，唯腰膝痠軟時現，於是更為腎氣丸成藥，早晚各1丸，淡鹽水送下，半年後隨訪，不僅病未復發，而且腰膝痠軟亦大為緩解。

按蕁麻疹的辨治，從肺系入手者眾多。本案透過蕁麻疹的表象，抓住腰膝痠軟和遇寒而發之特徵，結合年紀四十有餘，已過了「丈夫五八腎氣衰」之界，辨證為腎氣虛損，子盜母氣不能助肺氣宣發衛陽於肌表四肢，故遇寒而發。施治時，投入腎氣丸培補腎氣以圖治本，入荊防則為祛風止癢，易肉桂為桂枝，入乾薑意在宣通衛陽以期治標，遣入既溫腎助陽又祛風止癢之蛇床子則可收標本兼顧之功。

（四）老年性皮膚搔癢

老年皮膚搔癢症中醫稱之為「風搔癢」，臨床將只有皮膚搔癢而無原發性皮膚損害者稱之為搔癢症。屬中醫「癢風」的範疇。老年皮膚搔癢症是臨床上常見的皮膚病之一，分全身性和局限性兩種，多見於老年人。局限性皮膚搔癢症發生於身體的某一部位，常見的有肛門搔癢症、陰囊搔癢症、女陰搔癢症、頭部搔癢症等。皮膚搔癢症患者忌過多食用辛辣、魚腥、酒類等，以免皮膚搔癢加劇。

醫案精選
◎案

何某，男，52歲。2005年5月初診。自訴周身皮膚無定處搔癢10天，以夜間入睡時為甚。經某醫院診為老年性皮膚搔癢，給予對症治療1週，效果不佳前來就診。查其周身無明顯之皮疹徵象，體瘦弱、舌質淡、苔薄白、脈沉細，詢問知近來夜多小

便。中醫診斷為風瘙。辨證為腎氣虛弱、肌膚失養。方用腎氣丸加減。

處方：製附子 5g，肉桂 3g，生地黃、牡丹皮、山茱萸各 20g，山藥、澤瀉、茯苓各 15g，黃芩 15g，荊芥 15g。7 劑，每日 1 劑，水煎服。

服上藥 7 天後，搔癢減輕，再守前方進藥 1 週，搔癢盡除。

按風瘙一症，《諸病源候論》言「此由遊風在肌膚，遇熱則搔癢」。意在風與熱為本病之主因。

本案既無顯著之風、熱徵象，又無其他明顯特徵。唯能憑藉癢無定處和夜多小便，參考病發於夜間 9～11 時（入睡時）為甚，此乃亥時，在五行屬水，與人體之腎有關，於是定性為腎氣虛損日久，出現子盜母氣現象，使肺氣不能宣發、輸布精津營液於體表，營衛失和而發為本病。治療時，透過腎氣丸使腎氣得生，肺金得養，肌表陰平陽祕，搔癢自除。用方時，輕用肉桂、附子意在「少火生氣」，入黃芩、荊芥則屬治標之法。

（五）陰囊溼疹（腎囊風）

陰囊溼疹是陰囊最常見的皮膚病，屬於過敏反應，也是男子常見的性器官皮膚病，不是性傳播性疾病。

本病在中醫學屬於「繡球風」、「胞漏瘡」等範疇。十分頑固，患者常因搔抓、不適當刺激引起疼痛或繼發感染。本病分急性、慢性兩種，與人們從事的職業、居住的環境有密切的關

係,如長期在煤礦、坑道及其他環境潮溼的地點工作的人,長期居住在潮溼的地區或房間的人皆易患此病,也有人認為本病的發生與遺傳因素、熱水燙洗、性情急躁等因素有關,此病搔癢嚴重,並反覆發作。

醫案精選

◎案

彭某,男,59歲。2004年7月初診。訴1週前無顯著誘因出現陰囊及其周圍搔癢墜脹,以出汗時更為突出,經某醫院診斷為陰囊溼疹,治療1週效果不明顯前來診治。查其舌、脈、證等均無典型徵象,選用吳謙之法,內服龍膽瀉肝湯,外用蛇床子散坐浴,用藥3劑後仍無效,於是從腎入手,易腎氣丸為湯加減。

處方:製附子30g,肉桂15g,山藥、山茱萸、牡丹皮各15g,茯苓、澤瀉各30g,地膚子20g。7劑,每日1劑,水煎服。

外以四妙散加芒硝坐浴。

處方:黃柏30g,蒼朮30g,薏仁30g,牛膝10g,芒硝30g(兌入)。

1週後症狀明顯緩解,守前方再治1週後痊癒。

按腎囊風出自《醫宗金鑑》其言「腎囊風發屬肝經」,首診時,犯了拘古法,泥古方之錯,雖有理有據卻無效,複診時考慮,中醫雖有肝經下絡陰器之說,亦有陰囊為腎之外候之論。

故重新辨證為腎氣虛損，氣化不利，水溼下注陰囊發為溼疹。此外，7月長夏之盛溼亦為誘因。治療時，用腎氣丸鼓舞腎氣，振奮水道，溫煦陰囊，使溼邪由內而化。再用四妙散外洗使溼邪由外而除，重用桂附意在溫暖腎陽。

第七節 其他

精神分裂症

　　精神分裂症，舊稱早發性痴呆，是精神心理科常見的病症之一，占住院患者的3分之1左右。本病多發於青少年或成年的早期，男女發病率相當，具體發病原因尚未明確，絕大多數精神科臨床工作者把它視為一個分類單元；其主要表現是患者言語無序、生活懶散、行為孤僻、思考貧乏、情感淡漠、終日無所事事、日圖三餐、夜圖一眠，即所謂知、情、意三者間互不協調，因而患者的行為往往荒誕離奇而不可理解。由於本病病程遷延、緩慢進展，若不積極治療，常導致人格分裂、精神衰退。目前治療上無特殊有效之方法，藥物治療以Chlorpromazine為代表的抗精神病藥物能迅速控制症狀，但並不能從根本上截斷病程的進展，加之較大的不良反應，常導致患者不能耐受而停藥或減量，臨床療效欠佳。

　　該病屬於中醫「癲症」範疇。對於「癲症」中醫學早有記載，明代王肯堂《證治準繩》中云「癲者或狂或愚，或歌或笑，

第三章　分科應用解析

或悲或泣,如醉如痴,言語有頭無尾,穢語不潔,積年累月不癒」,對症狀描述的可謂詳盡具體。《素問‧陰陽類論》云「二陰二陽皆交至,病在腎,罵詈妄行,癲疾為狂」,對病因亦做了一定的簡述。中醫學認為腎左右各一,命門附焉。腎藏精寓元陽,命門之火溫熏臟腑,是各組織器官功能的動力。腎氣充足,則命門火旺,臟腑及各組織才能正常活動。腎氣不足則命門火衰,組織器官缺少活動力,就會出現各種衰退症狀。

臨床研究

張學斌用腎氣丸加減治療慢性精神分裂症60例。

處方:山藥10g,茯苓10g,牡丹皮10g,山茱萸10g,肉桂10g,製附子10g,人參10g,鹿茸10g,巴戟天10g。

加減:伴體胖痰多者,加半夏、枳實;伴膽怯、遇事易驚者,加遠志、炒酸棗仁、石菖蒲。每日1劑,服中藥以60劑為1個療程。水煎400ml,每次約200ml,每日服2次。

結果:60例中服40劑後痊癒15例,6例無效終止治療。服藥60劑後痊癒6例,無效3例。共計:痊癒21例,占35%,好轉30例,占50%,無效9例,占15%,總有效率85%。

按本組患者情感淡漠,懶散少動,缺少活動,思考貧乏,面無華,體無力,畏寒,舌淡體胖,苔白,脈細無力。皆是腎陽不足,命門火衰之象。方中以熟地黃滋補腎陰;山茱萸、山

藥滋補肝腎，輔助滋補腎中之陰；肉桂、製附子、鹿茸、巴戟天補腎中之陰，意在生少火以生腎氣；人參補氣，因其隨陽藥入陽分，隨陰藥入陰分，欲補命門之陽非人參不能捷效；茯苓利水滲溼，牡丹皮清肝，與補腎藥相配，意在補中寓瀉，使補而不膩，諸藥共奏溫腎陽，益命門之功；故對之有治療效果。在臨床觀察中，配合心理治療，增加患者的信心，多鼓勵、勤督促患者參加力所能及之活動，替患者安排合理的生活計畫，對提高療效，加快患者生活能力的恢復大有幫助。

值得注意的是，本方以溫腎陽、益命火為主，只適用於腎陽不足、命門火衰的慢性精神分裂症。對精神分裂症各型及其他精神病的治療不拘泥於本方，要結合脈症、辨證用藥。

醫案精選

◎案

王某，男，31歲。1986年5月26日初診。患者肌膚瘦削，神色疲憊，動則氣短而喘，行走無力，略顯跟蹌，然每走數步必跳起一次；候診時獨坐診室一隅，面壁而自語自笑不休。據詢，患精神分裂症已15年，始病以多種妄想與幻覺為主，曾多方治療未癒；近5年病情趨重，言語單調而荒謬，行為刻板而古怪；常匿於內室，似有異性相伴，狎暱之笑語不斷，且頻做交歡之勢，致精液遺泄無度，而羸損日甚。診之，膚色晦暗，眶區暗黑，神色惶惑，目光呆滯，舌體略瘦，邊有齒痕，舌質紫暗，苔灰黑水滑。四肢不溫，有畏寒狀，腰痠冷痛，少腹拘

急，溲清而短少不利，腹滿納差，大便溏泄，脈沉細遲。診為痰瘀毒邪內結為病，腎之陰精虛匱，腎陽亦餒；擬先予填精溫腎，後圖其邪；方用腎氣丸加減。

處方：乾地黃 60g，山藥 30g，山茱萸 30g，牡丹皮 6g，澤瀉 6g，茯苓 12g，桂枝 18g，製附子 12g（先煎 1 小時），蓮子 12g，生龍骨、生牡蠣各 30g（2 味碾成細粉）。首煎加水 1,800ml，煎出約 450ml，第二、第三煎均加水 1,500ml，煎出約 400ml，早、午、晚服（下同）。

服上藥 36 劑，肌膚趨充，行走有力，畏寒、腰痠冷痛、少腹拘急、腹滿溏泄、小便不利等症均失，納食增加；精神症狀依然，雖仍頻做交歡之勢，精液甚少遺泄，脈轉沉弦細；遂改以滌痰化瘀解毒類方藥及針灸治之，共治療 208 天，精神症狀消失，獲癒。

按本案精神分裂症病久而痰瘀毒邪深結竅隧，惑亂害心神而引發荒謬怪誕之症；尤其是性幻覺突出，致精液遺泄無度而造成腎之陰精虛匱，陰損及陽，腎陽亦餒；對此真陰、真陽俱損之候，豈堪祛邪攻伐？故先予填精溫腎、澀精止遺之腎氣丸加味；方證相符，36 劑而陰精趨充，陽亦復煦；從而為豁除深結竅隧痰瘀毒邪之治，奠定了良好基礎，蓋「凡治病，必先固正氣」者也。

中篇　辨證應用探討

◎案

張某，女，28 歲。1998 年 11 月 14 日初診。患者拒絕就醫，認為是其夫騙她來「摘賣器官」的；勸之勉強就診時，泣涕哀求醫生「手下留情」，謂：「我光想死，但要落個全屍，上次胃腸被『摘賣』後，常腹痛，不會消化，吃啥拉啥，活受罪。」所語低微含糊而荒謬，甚為悲戚。據詢，病發於 17 歲，以悲憂荒謬與興奮狂亂交替發作；悲憂作時，悲不欲生，神疲倦臥，語出荒謬；興奮作時，多語多笑，常大笑不休，興奮狂亂；近兩年病情趨重，4 個月前興奮發作時，狂笑大唱棄衣亂奔，晝夜不歸，飢則大啖生瓜野果，渴則飲山溝冷水，家人找到時，瀉下如水，已膚冷息微；雖經調治，仍腹脹多瀉，且食飲不思，日趨虛弱。診之，膚色萎黃而晦暗，乏力懶言，神情憒然，目光呆滯而惶惑，眶區暗黑，舌淡胖，邊有齒痕，舌質紫暗，苔灰黑滑膩，畏寒肢冷，肢體略虛浮，脈沉細弱。診為心氣之虛、實夾痰瘀交替發作為病。辨證為脾腎陽虛。方用腎氣丸加減。

處方：乾地黃 60g，山茱萸 30g，澤瀉 9g，牡丹皮 5g，茯苓 15g，桂枝 18g，製附子 12g。

首煎加水 1,500ml，煎出約 450ml，第二、第三煎均加水 1,300ml，煎出約 400ml。

服上藥 33 劑，肢體虛浮、畏寒、腹脹滿而痛、泄瀉等均失，能正常進食，膚漸趨充，脈轉沉弦細；悲憂稍減，荒謬依然。

遂改擬調理心氣，祛痰瘀類方藥及針灸治之，共治療 176 天，悲憂荒謬消失，興奮狂亂未再作，獲癒。

　　按此案分裂情感性精神病，由於過食生冷，重創脾陽，脾陽虛甚而損及腎陽，遂成脾腎陽虛之證。依「脾陽根於腎陽」之說，予腎氣丸滋益腎陰、溫煦腎陽；腎陰得充，腎陽煦然，脾賴之溫養而陽自復；「補脾不若補腎」即此之謂也。脾腎陽虛之頹得以扭轉，使心氣之虛、實夾痰瘀交替之證的治療得以順利進行，並獲得了良好療效。

中篇　辨證應用探討

下篇
現代研究進展

　　本篇從兩個部分對腎氣丸的應用研究進行論述：第一章不僅從現代實驗室的角度對腎氣丸全方的作用機制進行探索；還從組成腎氣丸的主要藥物藥理作用進行研究分析，為讀者提供了充分的現代研究作用基礎。第二章為經方應用研究，對腎氣丸的理論基礎、證治特色、臨證應用進行總結性的整理，並且選取了代表性的名醫驗案，以便更準確地應用經方。

下篇　現代研究進展

第一章

實驗研究概述

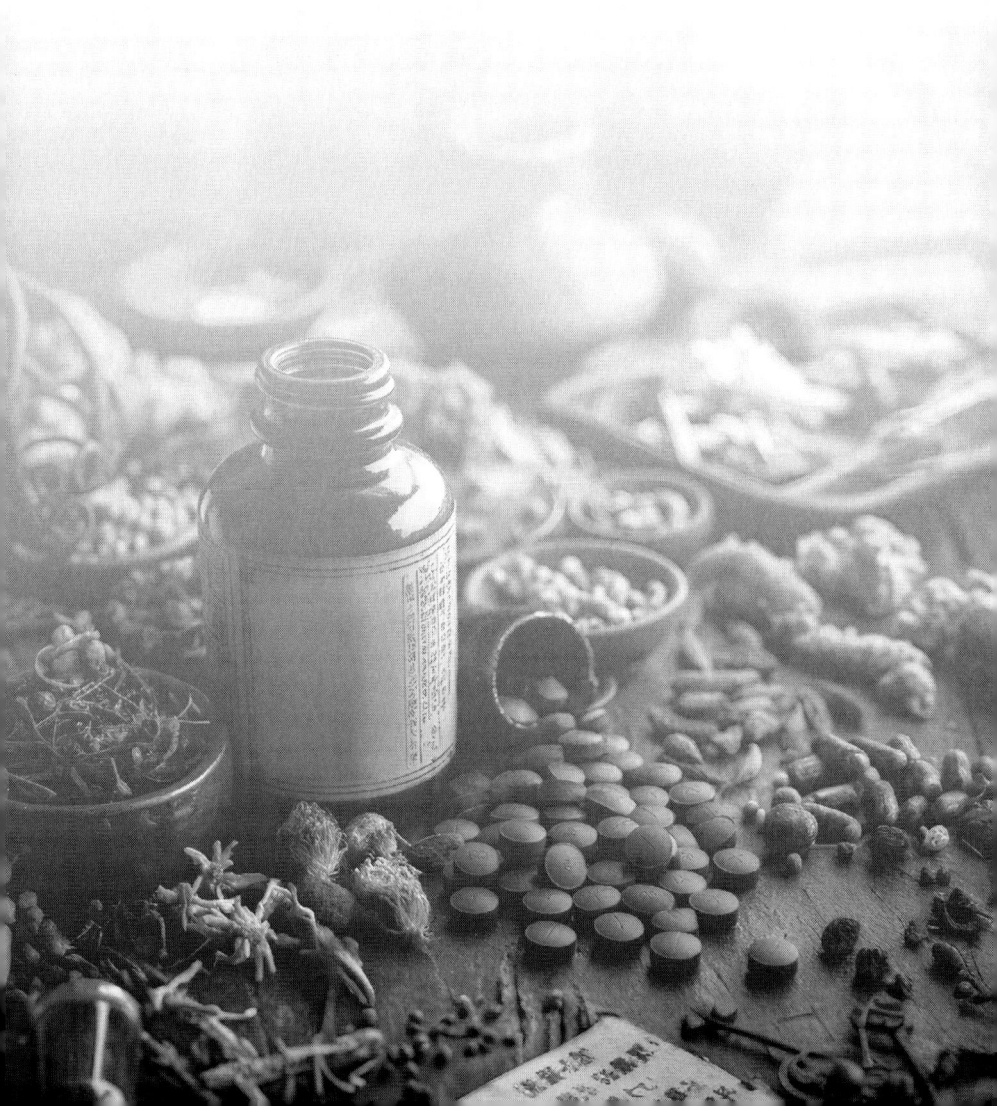

第一節　腎氣丸全方研究

腎氣丸一方千百年來一直廣泛應用於臨床各科，療效顯著。透過對腎氣丸的臨床試驗及藥理實驗的研究，顯示該方具有調節免疫、改善下視丘－腦下垂體－靶腺軸的功能紊亂、抗氧化衰老、抗纖維化、抗腫瘤等多種藥理作用，並對泌尿生殖、心血管、呼吸、內分泌、免疫等多個系統均有臨床意義，而且還擴大了本方的臨床運用。

一、調節免疫

腎氣丸能提高小鼠腹腔巨噬細胞的吞噬功能，能提高胸腺重量，能提高溶血素含量，能促進淋巴細胞轉化功能，能提高紅血球數，從而證明腎氣丸具有增強免疫抑制小鼠免疫功能的作用。周智興等探究腎氣丸對衰老型大鼠免疫功能的影響，發現與生理鹽水對照組相比，腎氣丸組可以明顯提高大鼠胸腺指數及 T 淋巴細胞、B 淋巴細胞增殖能力並使干擾素（IFN）-γ 含量明顯升高（$P < 0.05$）。

二、改善下視丘－腦下垂體－靶腺軸的功能紊亂

許翠萍等觀察腎氣丸對強迫游泳致腎陽虛模型小鼠體徵如自主活動減少、倦怠蜷縮、耐寒能力下降等有一定的改善作

用。並對促腎上腺皮質激素（ACTH）、促皮質素釋放激素、皮質酮有明顯改善作用（$P < 0.05$），證實腎氣丸可調節下視丘－腦下垂體－腎上腺軸。龍泳伶發現腎氣丸可有效抑制肌內注射皮質醇致腎陽虛雌性大鼠腎上腺、子宮、卵巢等萎縮，增加卵泡總數，減少病理性卵泡數，降低腫瘤壞死因子-α和細胞凋亡因子 Bax 表達水平（$P < 0.05$）。陳豔秋等發現腎氣丸能明顯改善腺嘌呤致腎陽虛模型大鼠的症狀，增加其精子生成，其機制可能與抑制睪丸中的轉化生長因子 TGFβR I 的表達，防止其抑制調控因子 CYP19 基因的表達有關，為治療男性不育症提供了實驗支持。陳輝等研究腎氣丸採用小鼠強迫游泳，並與雌鼠同籠的方法製備「房事不節、勞倦過度」的腎陽虛模型，發現腎氣丸治療組其體內血清中三碘甲狀腺原氨酸（T_3）和甲狀腺素（T_4）水平明顯升高（$P < 0.05$）。

三、抗氧化、衰老、應激作用

姚曉渝等發現腎氣丸對皮質醇致腎陽虛小鼠血液和腦中降低的超氧化物歧化酶活力明顯提高，說明本方有抗氧化作用。吳正平等製備 D-半乳糖致 Wistar 大鼠亞急性衰老模型，連續服用腎氣丸 42 天。與對照組相比，大鼠血清睪酮和睪丸 SOD 水平明顯升高，為該方抗衰老機制提供了實驗依據。展照雙等發現腎氣丸透過抑制 Fas 表達，促進 Bcl-2 表達，從而抑制腎組織細胞凋亡、改善大鼠腎臟病理改變。許翠萍等同樣採用小鼠「勞

倦過度、房事不節」模型，發現腎氣丸組小鼠端粒酶活性與模型組相比升高（P < 0.01），證明本方增強端粒酶表達，是其抗衰老的機制之一。

四、抗腫瘤作用

宋建平等探討腎氣丸防治肺纖維化作用及機制，研究顯示腎氣丸能明顯減輕平陽黴素所致的大鼠肺泡炎及纖維化程度，抑制肺組織中腫瘤壞死因子 A 過度表達；對腫瘤和電離輻射引起的白血球下降和造血功能受損有明顯的保護作用，同時可有效地減輕骨髓細胞染色體損傷，而對癌細胞染色體損傷不顯保護作用。金蓉家等選用成年 SD 大鼠觀察腎氣丸對於結腸癌人結腸癌細胞（LoVo）中水通道蛋白 2（AQP2）的作用，實驗結果顯示腎氣丸可明顯增強 AQP2 的表達，其機制可能與影響 AQP2 的基因轉錄翻譯，從而調節體內水液代謝。研究發現腎氣丸對於 SCE 具有明顯的抑制作用，從而表示該方在預防腫瘤方面具有潛在的價值。

五、對神經系統的影響

王剛等應用「恐傷腎」法和懸吊壓力法製備小鼠腎虛鼠模型，觀察腎氣丸對腎虛小鼠基因表達的影響。結果顯示驚恐所致腎虛與一些基因的差異表達相關，而中藥腎氣丸能影響這種

改變，使其差異表達基因譜趨近於正常生理狀態。王永華等用腎氣丸治療 Gentamicin 致聾豚鼠，研究發現中藥治療組能夠恢復豚鼠的聽力功能，並發現治療後耳聾豚鼠耳蝸螺旋神經節內神經生長因子（NGF）表達水平明顯增高，說明其作用機制可能與腎氣丸升高豚鼠損傷毛細胞表達 NGF，促進受損細胞的修復和軸突再生有關。譚峰等觀察發現腎氣丸可使大鼠骨髓間充質幹細胞增殖，但作用機制尚不清楚。

六、對循環系統的影響

張建新等透過動物實驗觀察了金匱腎氣口服液對於心血管系統的藥理作用。實驗結果顯示，金匱腎氣口服液能明顯延長小鼠常壓耐缺氧存活時間，可顯著改善垂體後葉素所致大鼠急性心肌缺血，能明顯降低氯仿所致小鼠心室顫動的發生率，可顯著延長烏頭鹼誘發大鼠心律失常出現的時間，能明顯抑制大鼠血小板的聚集功能。

七、對生殖泌尿系統的影響

劉紅潮等研究顯示，腎氣丸確能促進睪丸生精功能和性腺發育。閆川慧研究腎氣丸對「勞倦過度、房事不節」雄性腎陽虛小鼠的作用機制，發現腎氣丸能改善腎陽虛證表現，並透過鼓舞腎陽以達到治療生殖功能減退的目的，同時「腎主生殖」理論

的指導意義得以進一步證實。張致遠研究發現低劑量腎氣丸可以縮小增生前列腺腺體的體積，並增加一氧化氮合酶（NOS）的表達。

八、對營養物質代謝的影響

島津孝探討了腎氣丸提取物對於大鼠耐糖能力的影響，實驗結果顯示，腎氣丸透過作用於交感神經系統可能產生降血糖效果。余美娟等觀察了腎氣丸對鵪鶉食餌性高脂血症的影響，實驗結果顯示，腎氣丸組的血清總膽固醇和三酸甘油酯及 A-脂蛋白含量與高脂組相比則顯著增加，顯示腎氣丸可提高高脂膳食動物血清膽固醇及 A-脂蛋白含量，對於動物高膽固醇血症、高脂血症的形成具有一定的抑制作用。小曾戶洋報導，以 24 月齡 Wistar 大鼠為實驗動物，按每日 1g/kg 劑量給予口服腎氣丸提取物，連續 12 個月，研究給藥後大鼠 36 月齡時機體內穀胱甘肽的代謝情況，發現腎氣丸組大鼠晶狀體及精巢中 GSH，GSSG 含量顯著上升，血漿中 GSH 含量亦明顯升高，為該方預防白內障眼病的發生提供了實驗依據。

第二節　主要組成藥物的藥理研究

腎氣丸由乾地黃、山茱萸、山藥、澤瀉、茯苓、牡丹皮、桂枝、附子共 8 味藥物組成。各味藥物的藥理作用總結如下：

一、附子

(一) 對心臟與血管的作用

1. 強心作用

研究顯示附子具有強心作用，臨床上對心力衰竭、休克等症有很好的療效，這也與中醫上所描述的附子回陽救逆的功效相符。附子水煎液給藥顯著增強慢性心力衰竭大鼠心臟收縮力，對離體心臟強心作用明顯，但對整體動物作用輕微，這種強心作用與所含的鈣關係密切。雖然附子水煎液只對離體心臟強心作用明顯，但附子苷在整體和離體動物實驗中均顯示有明顯的強心作用。附子苷能明顯降低心衰大鼠死亡率，改善心臟功能，提高鈣調磷酸酶表達。鈣調磷酸酶介導的訊號通路在心血管的形態發生中發揮重要作用，附子苷的強心機制可能與刺激活化鈣調磷酸酶有關。附子中去甲烏藥鹼的鹽酸鹽在臨床上顯示的正性肌力和增加心率的作用與多巴酚丁胺相比，產生效果的時間和作用時間更短，其機制可能與心肌 β 腎上腺素受體有關。

從附子中分離出作用於心血管的單體化合物有去甲烏藥鹼（強心）、氯化甲基多巴胺（強心、升壓）、去甲豬毛菜鹼（增加收縮頻率、升壓）、附子苷（強心）、香豆素苷（增加外周血流量）、尿嘧啶（強心、升壓）、烏頭原鹼（抑制心收縮力、降壓）等，附子生物鹼類成分特別是雙酯型生物鹼，雖然強心作用顯著，但毒性亦不可忽視，透過大鼠離體心臟灌流發現附子生物鹼的強心作用介於效毒之間，強心作用發生後即刻引起心律失常。關於附子的強心作用機制，目前認為，除與興奮 α、β 受體有關外，還與透過刺激活化反向 Na^+/Ca^{2+} 交換使細胞內的鈣離子濃度增高以及刺激活化鈣調磷酸酶有關。

2. 增加血管血流量，升壓作用

附子注射液靜脈注射後，麻醉犬心輸出量、冠脈、腦及股動脈血流量明顯增加，血管阻力降低。附子水溶性部分能增加股動脈血流量，降低血管壓力，對冠狀血管有輕度擴大作用。附子中含有升壓和降壓的不同成分，因此對血壓有雙向影響，降壓的有效成分是去甲烏藥鹼，升壓的主要成分是氯化甲基多巴胺和去甲豬毛菜鹼。去甲烏藥鹼可降低麻醉及不麻醉犬的血壓，加快心率；不影響腎性高血壓大鼠的收縮壓，卻可降低舒張壓；對心力衰竭動物血壓則先短暫下降，後持續升高。研究發現 α 受體阻斷劑可以減弱附子對心衰動物的升壓作用，而 β1 受體抑制劑應用後，附子的升壓及強心作用消失，因此附子升壓作用可能主要與興奮 α 受體有關。

第一章　實驗研究概述

3. 對心律的影響

附子對心律的影響具有雙重性，其中生物鹼可以誘導心律失常，但同時也有研究證明附子中非生物鹼的水溶性成分可以對抗生物鹼引起的心律失常。如大鼠口服、十二指腸等方式給予附子水溶部分（去除烏頭鹼類），發現其能特異性地預防和治療烏頭鹼誘發的心律失常。

附子正丁醇提取物、乙醇提取物及水提取物預防氯仿所致小鼠心室顫動作用中，也以水提取物作用最為明顯。此外，附子生物鹼對心律影響具有濃度依賴性，小劑量靜脈注射次烏頭鹼能對抗烏頭鹼、氯化鋇誘發的大鼠心律失常；提高哇巴因（毒毛花苷）誘發豚鼠心律失常的劑量，而大劑量的次烏頭鹼則誘發心律失常。

附子中去甲烏藥鹼的抗心律失常作用顯著，可能與心肌β腎上腺素受體及對心肌細胞膜離子通道及細胞內鈣離子濃度有關。去甲烏藥鹼可使正常小鼠心肌β腎上腺素受體輕度上調；輕度激動 cAMP，使其血漿量升高，升高的峰值時間在 10 分左右。此外，去甲烏藥鹼可降低細胞內鈣離子濃度和輕微阻斷鈣離子內流，從而達到保護心肌細胞作用，避免鈣超載的損害。

4. 心肌保護作用

附子對多種因素造成的心肌損傷具有保護作用。附子總生物鹼可調節缺血心肌的能量代謝、訊號傳導功能、細胞修復和抗氧化酶等相關蛋白的表達，對缺血心肌產生保護作用。細胞

色素 C 參與了阿黴素心臟毒性的發生、發展過程，給予附子治療後心肌細胞中細胞色素 C 量下降，附子對阿黴素心肌損害的保護作用可能與 caspase 依賴的粒線體凋亡途徑有關。附子多糖保護心肌缺血作用顯著，附子多糖預處理可以提高缺氧復氧心肌細胞的存活率，具有劑量依賴性；附子多糖可以增加金屬硫蛋白的合成，減少丙二醛（MDA）的生成與乳酸鹽脫氫酶（LDH）的釋放，抑制心肌細胞凋亡。

5. **對血管的作用**

附子對血管微循環影響明顯，附子水煎劑對離體家兔主動脈具有舒張作用，NOS 抑制劑 L-NNA、鳥苷酸環化酶抑制劑甲烯藍（MB）（亞甲藍）或去除內皮細胞後，發現附子水煎劑舒張去甲腎上腺素預收縮血管作用顯著減弱，說明其舒張血管效應是內皮依賴性的，且與 NO 的釋放有關。

（二）抗炎作用

烏頭類生物鹼在抗炎過程中發揮重要作用，可以抑制發炎、炎性滲出、疼痛、發熱等主要症狀的發展，口服附子煎劑對大鼠甲醛性及蛋清性踝關節腫脹有明顯抑制作用；附子總鹼能有效緩解過敏性鼻炎的症狀。烏頭鹼可以抑制角叉菜膠誘導的正常小鼠及腎上腺素小鼠的足蹠腫脹，還能抑制小鼠前爪注射組織胺、血清素及前列腺素引起的腫脹，但不會影響前列腺素的合成，對嗎啡鎮痛也沒有增強作用。

（三）對中樞神經系統作用

附子中發揮鎮痛作用的是其毒性成分生物鹼，口服生附子煎劑能抑制大鼠尾部加壓引起的疼痛和小鼠腹腔注射醋酸引起的扭體反應，但炮附子對熱板法及上述方法引起的疼痛無效。中烏頭鹼和烏頭鹼具有明顯鎮痛作用，鎮痛屬於中樞性。小鼠口服炮附子在相同劑量下無上述作用。附子中的烏頭鹼還具有局部麻醉的作用。

（四）免疫調節作用

附子注射液可提高小鼠體液免疫功能及豚鼠血清補體含量。但對小鼠血清溶菌酶活性無明顯影響；並以 RE 花環及細胞轉化實驗研究了對機體細胞免疫的影響，發現附子注射液可使 T 細胞和 RE 花環形成細胞明顯上升，可使淋巴轉化明顯上升。研究證實單味中藥附子兔煎劑則能明顯降低免疫性肝損傷大鼠的麩丙轉胺酶（ALT）、天門冬胺酸胺基轉移酶（AST）、總膽紅素（TBIL）水平；減輕肝組織的損傷及肝損傷所造成的小分子代謝物的改變。附子注射液可使大鼠血清抗體滴度及脾臟抗體形成細胞數明顯增加。附子中多糖成分對正常小鼠機體免疫力有增強作用，可以顯著提高免疫低下小鼠體液免疫和細胞免疫功能，並減輕由於環磷醯胺引起的白血球水平降低。

（五）抗腫瘤作用

附子可誘導 B 淋巴瘤 Raji 細胞凋亡，並隨藥物濃度增加和作用時間延長，凋亡細胞數逐漸增多。對胃癌細胞 SGC-7901 的增殖抑制作用也具有明顯的濃度和時間依賴性。有研究發現附子多糖和酸性多糖對 2 種荷瘤小鼠腫瘤有顯著的抑瘤作用，兩種多糖均可明顯增加小鼠脾臟的重量，提高荷瘤小鼠的淋巴細胞轉化能力和 NK 細胞活性，提高抑癌基因 p53 和 Fas 的表達和腫瘤細胞凋亡率，延長荷瘤小鼠存活時間。

（六）抗衰老作用

附子能提高老年大鼠血清總抗氧化能力（TAA）及紅血球 SOD 的活性，降低腦組織脂褐素（LPF）和肝組織 MDA 的量，增加心肌組織 Na^+，K^+－ATPase 的活性，可改善肝細胞膜脂流動性，能增強機體抗氧化能力，抗氧化、抗衰老作用的機制可能與下調超氧陰離子生成催化酶基因水平，上調自由基清除相關基因表達水平，減少自由基生成；調控性激素代謝相關基因表達有關。

（七）毒性作用

附子的毒性作用主要由烏頭鹼類生物鹼引起，烏頭鹼的致死量為 3～4mg，人口服烏頭鹼 0.2mg 即致中毒，中毒症狀

為噁心、嘔吐、腹痛、腹瀉，頭昏眼花，口舌、四肢及全身發麻、畏寒，繼之瞳孔放大，視覺模糊，呼吸困難，手足抽搐，躁動，大小便失禁，血壓及體溫下降等。可用 Atropine 及 Lidocaine 等搶救。

（八）其他作用

附子多糖對脂肪細胞毒副作用較小，並可促進 3T3-L1 脂肪細胞對葡萄糖的消耗，可促進胰島素抵抗模型脂肪細胞對 3H-葡萄糖的攝取。熟附片煎劑能顯著降低大鼠腎上腺內抗壞血酸的含量，增加尿中 17-酮、類固醇的排泄，減少末梢血液中嗜酸性粒細胞數，對某些腎上腺皮質功能不全的患者具有腎上腺皮質激素樣作用。去甲烏藥鹼對豚鼠離體完整氣管及血清素所致小鼠肺支氣管痙攣均有鬆弛作用，可對抗組織胺所致豚鼠哮喘。附子有膽鹼樣、組織胺樣及抗腎上腺素作用，能興奮離體腸管的自發性收縮，但抑制胃排空。

二、肉桂

（一）心血管系統作用

桂皮醛有擴張血管、促進血液循環、降低血壓、緩解肢體疼痛的作用。由於其能改善末梢循環及心肌供血，所以還有一定的抗休克作用；肉桂提取物在試管內或靜脈注射均能明顯抑

制二磷酸腺苷二鈉誘導的大白鼠血小板聚集。肉桂水煎劑、甲醇提取物水溶解或單體桂皮酸、香豆素有預防靜脈或動脈血栓形成的作用，也能增加離體心臟冠脈流量，這說明肉桂對外周血管有直接擴張作用。

(二) 降血糖和降血脂作用

肉桂中原花青素成分具有抗糖尿病的藥理作用，肉桂提取物能夠提升在脂肪組織和肝臟的脂質累積，柴桂提取物可以提高血液和胰腺中的胰島素濃度。肉桂中含有的黃烷醇多酚類抗氧化物質，能提高胰島素對血糖水平的穩定作用和降低胰島素抵抗。研究發現，肉桂有助於增強胰島素的活性，促進胰島素的分泌。肉桂中的活性成分有利於提高某三種關鍵蛋白質的水平：這些蛋白質對胰島素受體、血糖運輸及炎症反應具有重要影響，因而可促進胰島素活性或增加機體對胰島素的敏感性，改善胰島素的抵抗作用，有助於機體葡萄糖的代謝。糖尿病常伴有脂質代謝紊亂以及高脂血症，多項實驗結果顯示，中藥肉桂在降血糖的同時還能降低血脂，表示肉桂對糖尿病及其併發症的防治具有一定的作用。肉桂提取物在小鼠給藥 2 週後，在顯著降低 db/db 型小鼠的血糖水平同時，三酸甘油酯、總膽固醇、腸內 α- 糖苷酶活性亦明顯降低。肉桂可使低密度脂蛋白（LDL）、三酸甘油酯、總膽固醇水平明顯下降（$P < 0.05$），對高密度脂蛋白無明顯影響。肉桂是目前世界上消費極廣的一

種香辛料，相當便宜。把它開拓成為一種治療糖尿病的天然藥物，具有廣闊的應用前景。

（三）抗醛糖還原酶活性

比較肉桂醇、反式桂皮酸、丁香酚、肉桂醛等抑制晶狀體醛糖還原酶的活性，發現肉桂醛有較強的作用，其半數抑制濃度（IC50）為 3μg/mL，而肉桂醇、反式桂皮酸、丁香酚等對醛糖還原酶只呈現微弱的抑制作用。表示肉桂醛可作為一個有效的抑制醛糖還原酶的先導化合物和藥物。

（四）抗炎

對其抗炎機制的研究顯示，肉桂的熱水提取物有強的抗炎活性，其活性成分肉桂醛及其衍生物主要是透過抑制 NO 的生成而發揮抗炎作用的，反式肉桂醛更有望發展成一種新型的 NO 抑制劑。

（五）抗體補體

補體系統是人體重要的免疫防禦系統之一。自然界中廣泛存在具有抗補體作用的活性成分，直接從植物中研究開發天然補體抑制成分的成本低，且大多數活性成分作為藥用植物的一部分可以直接被機體消化吸收。肉桂中的二萜類成分就有抗補體作用。瑞諾烷類二萜類成分為新型的細胞肌漿內 RyR 型鈣離

子通道受體活化劑。RyR 受體參與調控細胞內鈣水平，並參與血管收縮、神經遞質釋放、內源性 NO 遞質的產生、細胞凋亡等生理活動，這都與器官功能減退、人體衰老等生理病理情況有關。

（六）抗腫瘤

肉桂中的肉桂酸成分相對精油來說含量較少，但其卻是抗肺腺癌細胞前沿的重要基源物質。研究結果顯示肉桂酸可使肺腺癌 A549 細胞增殖抑制、細胞分裂指數降低、軟瓊脂集落形成減少、分化型細胞數明顯增多。證明其對肺腺癌 A549 細胞有明顯的增殖抑制作用及較強的非細胞毒的誘導分化作用。關於肉桂酸對腫瘤細胞的影響，中外只有初步研究，證實了肉桂酸確實是一個很有潛在應用價值的誘導分化劑。肉桂酸的一些衍生物也有一定的生物活性，研究顯示以肉桂酸為載體的桂皮醯胺類衍生物有抗驚厥、抗癲癇的活性。肉桂醛可抑制腫瘤細胞的增殖，其機制是導致活性氧簇（nos）介導粒線體膜滲透性轉換並促使細胞色素 C 釋放。

（七）抗菌作用

美國堪薩斯大學微生物學研究人員發現了肉桂的滅菌作用，實驗證明肉桂可以殺死注入蘋果汁中 95％的大腸桿菌。他們初步認為肉桂中有一種可以殺滅細菌的天然化合物。肉桂醛

占肉桂精油總量的80%左右，具有很強的殺菌作用，現代研究顯示，肉桂精油對革蘭陽性菌及革蘭氏陰性菌均有良好的體外抑菌效果，但相比之下前者效果略好。

（八）其他作用

肉桂甲醇提取物還具有抑制黑色素的生成以及抗氧化的作用，在某些行業也被作為增白劑使用。透過誘導自體吞噬試驗研究發現肉桂中原花青素成分有抗A型流感病毒活性。此外，肉桂中肉桂油、肉桂醛、肉桂酸鈉具有鎮痛、解熱、抗焦慮等作用。肉桂還具有平喘、祛痰鎮咳、利尿、祛風殺蟲，通經、升高白血球等作用。

三、乾地黃

（一）保護胃黏膜

用1.0g/ml的乾地黃煎劑進行相關動物實驗研究，發現乾地黃煎劑能顯著抑制胃黏膜損傷，其損傷抑制率在1分之後即達76.6%，15分達最高峰95.9%，120分降至57.1%。胃飼乾地黃提取物也能防止胃黏膜損傷，其損傷抑制率與乾地黃煎劑非常接近（74.4%），在給無水乙醇之前或之後立即給予乾地黃煎劑或乾地黃提取物A，觀察其保護胃黏膜免受損傷的作用，並用不同濃度辣椒素預處理以分析其保護機制。結果顯示：①

胃飼 6g/kg 乾地黃煎劑或乾地黃提取物 A，均能顯著保護胃黏膜免受隨後給予無水乙醇 2ml 所致的損傷；②先給予無水乙醇，後胃飼乾地黃煎劑或乾地黃提取物 A，則無保護作用；③先給予 70％乙醇 2ml，後給予乾地黃煎劑 6g/kg，保護效應又再出現；④先胃飼無水乙醇，後經十二指腸注射 12g/kg 乾地黃提取物 A，也能顯著減輕胃黏膜損傷；⑤分別用 100g/L、400g/L 和 800g/L 的辣椒煎劑預處理大鼠，乾地黃提取物 A 的胃黏膜保護作用隨著辣椒素給藥劑量的增大明顯減弱直至消失。上述實驗證明，乾地黃對胃黏膜有快速保護作用，其機制可能與胃黏膜內辣椒素敏感神經元傳入衝動增多有關。

（二）對血液及免疫系統的影響

梁愛華等比較了鮮地黃與乾地黃藥理作用。結果顯示，鮮地黃汁、鮮地黃煎液和乾地黃煎液均在一定程度上拮抗阿斯匹靈誘導的小鼠凝血時間延長，但鮮地黃的作用明顯強於乾地黃；鮮地黃汁、鮮地黃煎液能使類陰虛小鼠的脾臟淋巴細胞鹼性磷酸酶的表達能力明顯增強。乾地黃煎液對類陰虛小鼠的脾臟 B 淋巴細胞功能也有明顯的增強作用，但弱於鮮地黃。乾地黃參與組成的方劑，對各種虛證如氣虛、血虛、陰虛均有較好的治療作用。動物實驗結果顯示，六味地黃丸對陰虛動物能明顯增加體重、降低體溫、降低疼痛反應以及增強抗疲勞、耐低溫和耐缺氧能力。說明六味地黃丸對陰虛動物具有明顯治療作用。

對八珍湯及其製劑進行了關於藥理作用的實驗研究。結果證明，該方及其製劑對小鼠的細胞免疫、體液免疫及非特異性免疫均有增強作用；對實驗性白血球減少有保護作用；可改善氣虛大鼠的血液流變學及細胞形態學異常；可改善血虛模型動物的貧血症狀。

(三) 降血糖

取正常小鼠與鏈脲佐菌誘發的糖尿病小鼠，腹腔注射地黃100mg/kg，6小時後，測定血糖降低率，正常小鼠為36％，糖尿病小鼠為55％。說明地黃具有明顯的降糖作用，特別對糖尿病小鼠降糖率更明顯。地黃水提取物和乙醇提取物，家兔口服後，可使血糖下降。

四、山茱萸

(一) 對免疫系統的影響

山茱萸多糖具有明顯促進免疫反應的作用，可活化自然殺傷細胞（NK）和巨噬細胞系統，刺激分泌白血球介素-1（IL-1）、腫瘤壞死因子（TNF）和 7-干擾素（IFN），調節白血球介素-2（IL-2）的產生，可顯著提高環磷醯胺致免疫抑制小鼠腹腔巨噬細胞吞噬百分率和吞噬指數，促進免疫抑制小鼠溶血素、溶血斑的形成和淋巴細胞轉化。

山茱萸生品和製品多糖均可提高免疫低下小鼠的碳粒廓清指數 K 和吞噬指數 α，增加血清 HC50 值，明顯改善免疫低下小鼠的脾淋巴細胞增殖反應，對免疫低下小鼠的非特異性免疫、體液免疫以及細胞免疫功能均有明顯促進作用，且製品多糖的作用顯著優於生品多糖，且山茱萸經酒蒸製後，其多糖的藥效顯著增強。

　　山茱萸總苷是一種免疫抑制劑，體內、體外均抑制淋巴細胞轉化、淋巴因子活化的殺傷細胞增殖、IL-2 產生、IL-2R 表達及淋巴因子活化的殺傷細胞的誘導等，從而抑制小鼠和人混合淋巴細胞反應，延長移植心臟存活時間從 (9.2±1.2) 天到 (17.4±6.7) 天。山茱萸總苷免疫抑制作用與環孢素相似，其強度為環孢素的 100 分之 1，二者在淋巴細胞轉化、MLR、細胞毒性淋巴細胞產生等方面有協同抑制作用。山茱萸總苷眼液能有效防治角膜移植免疫排斥反應；適當濃度的山茱萸馬錢子苷有促進淋巴細胞轉化作用，高濃度則有抑制作用，表示馬錢子苷對免疫反應有雙向調節作用。

（二）抗炎抑菌作用

　　山茱萸水煎劑能抑制乙酸引起的小鼠腹腔微血管通透性的增高，大鼠棉球肉芽組織的增生，二甲苯所致的小鼠耳郭腫脹以及蛋清引起的大鼠足墊腫脹，並能降低大鼠腎上腺內抗壞血酸的含量，證實了該藥的抗炎效果。山茱萸總苷對類風濕性關

節炎有明顯的防治作用，特異性抑制免疫大鼠抗 C II 抗體的產生、腹股溝淋巴結 Th1 型細胞因子 IFN2γ 的分泌及細胞增殖。山茱萸多糖粗提物對小鼠炎症的影響，說明山茱萸多糖對熱和化學刺激引起的疼痛反應均有顯著的鎮痛作用；對急性、慢性炎症反應有明顯的抑制作用；對微血管通透性有抑制作用。以無水乙醇對山茱萸果肉進行浸提，得到了山茱萸提取液。用山茱萸提取液對幾種常見的食品微生物進行抑菌活性的測定，結果顯示，山茱萸提取液對細菌和部分酵母的抑菌效果顯著。最低抑菌濃度實驗顯示，山茱萸提取液對大腸桿菌、枯草芽孢桿菌和假絲酵母的 Mic 均為 5%，而對金黃色葡萄球菌的 Mic 為 4%，對黴菌抑制效果不明顯。另外，對於一些免疫性炎症反應疾病，如 IgA 腎炎和類風溼性關節炎，山茱萸同樣顯示出了良好的治療作用。

（三）降血糖作用

山茱萸醇提取物不僅對腎上腺素或四氧嘧啶誘發的糖尿病大鼠有明顯的降血糖作用，而且對鏈脲佐菌素誘發的糖尿病大鼠也有降血糖作用，但對正常大鼠的血糖無明顯作用。山茱萸降血糖作用的有效成分是熊果酸和齊墩果酸。有研究山茱萸乙醇提取液對 2 型糖尿病大鼠的治療作用，結果顯示山茱萸乙醇提取液能顯著降低 2 型糖尿病大鼠進食量及飲水量，其對 2 型糖尿病大鼠空腹血糖無影響，但能明顯降低其進食後血糖水

平，升高進食後血漿胰島素水平，促進胰島增生。此外，山茱萸環烯醚萜總苷對糖尿病腎病變及糖尿病血管併發症均有良好的保護作用。山茱萸總萜可提高正常小鼠的糖耐量，三個劑量均可顯著降低四氧嘧啶糖尿病模型小鼠的血糖，提高血清胰島素水平，顯著降低鏈脲佐菌素糖尿病模型大鼠的血糖值，增加肝糖，60mg/kg、30mg/kg 可以顯著降低糖化血清蛋白 GSP 的含量。結果顯示，山茱萸總萜對糖尿病模型動物具有良好的降血糖作用，說明山茱萸有治療糖尿病的功效。

（四）對心血管系統的作用

1. 對血管內皮細胞和心肌細胞的作用

山茱萸有效成分能對抗高糖引起的心肌細胞形態學改變，提高細胞存活率，且能提高高糖損傷的心肌細胞超氧化物歧化酶（SOD）活性，降低脂質過氧化反應產物丙二醛（MDA）含量，乳酸脫氫酶、天門冬胺酸胺基轉移酶滲出。表示山茱萸有效成分可能是透過提高內源性抗氧化酶活性、抑制脂質過氧化過程而減輕氧自由基的損傷，保護心肌細胞。山茱萸有效部位環烯醚萜總苷對實驗性糖尿病大鼠心臟病變及胸主動脈血管內皮有一定的保護作用，其有效成分莫諾苷能透過提高 SOD 的活力，減輕高糖導致的血管內皮細胞損傷。

2. 抗心律失常作用

　　山茱萸總提取液、乙酸乙酯提取液和山茱萸提取殘餘液均具有十分明顯的抗心律失常作用，其抗心律失常的作用可能與延長心肌動作電位、增大靜息電位絕對值和降低竇房結自律性有關。其有效成分為總有機酸和一種未知的微量成分，總苷類成分不具有抗心律失常活性。有研究透過烏頭鹼和氯化鈣誘導大鼠心律失常的方法，觀察山茱萸高劑量組（5.0g/kg）和低劑量組（2.5g/kg）預防性給藥對心律失常潛伏期和死亡率的影響以及相同方法誘導大鼠離體乳突肌收縮節律失常，在灌流液中加入不同劑量的山茱萸，觀察其對心臟乳突肌收縮節律失常的預防和治療作用。結果顯示，山茱萸高低劑量組均能明顯延長烏頭鹼誘發大鼠心律失常的潛伏期，降低氯化鈣致大鼠室顫發生率和死亡率，明顯提高烏頭鹼誘發大鼠離體左心室乳突肌節律失常的閾劑量，且對烏頭鹼和氯化鈣誘發的大鼠左心室乳突肌收縮節律失常有明顯逆轉作用，為山茱萸用於臨床預防或治療心衰合併心律失常提供了部分藥理學依據。

3. 抑制血小板聚集

　　山茱萸注射液體外給藥，能明顯抑制閾濃度二磷酸苷（ADP）鈉鹽、膠原或花生四烯酸誘導的兔血小板聚集，抑制作用隨其用量加大而增強，劑量與效應相關；靜脈給藥也顯示其能抑制ADP誘導的兔血小板聚集，說明整體與離體試驗結果一致。

（五）抗氧化及抗衰老作用

山茱萸多糖可顯著提高衰老小鼠血 SOD、過氧化氫酶、穀胱甘肽過氧化物酶活力，顯著降低血漿、腦勻漿及肝勻漿中的過氧化脂質水平，說明山茱萸多糖有很好的抗衰老抗氧化作用。李平等研究鹼提山茱萸多糖的單糖組成及抗氧化活性，發現該多糖具有良好的抗油脂氧化及清除自由基能力。歐芹等探討山茱萸多糖對抗 HDF 細胞衰老作用及對細胞週期蛋白的作用，發現山茱萸多糖可能透過改變細胞週期調控因子的表達而發揮其抗 HDF 細胞衰老作用。

（六）抗休克作用

山茱萸具有抗動物失血性休克的作用。在補液充足的情況下，能顯著延緩失血造成的血壓下降，延長存活時間。靜脈注射馬錢子苷及辛弗林對家兔重症失血性休克模型顯示較好的升壓作用，兩藥合用表現為升壓作用相加，山茱萸能抑制二磷酸腺苷、膠原、花生四烯酸誘導的兔血小板聚集及抗血栓形成，作用具有劑量依賴性，表示可緩解瀰漫性血管內凝血，這可能是山茱萸抗休克作用的機制之一。

（七）抗癌作用

山茱萸在體外能殺死腹水癌細胞，臨床上用於放療、化療後白血球減少症、原發性肝癌、轉移性肝癌、子宮頸癌出血等。

山茱萸中的熊果酸在體外能快速有效地殺死培養細胞；山茱萸總多糖對 HL-60 細胞體外增殖具有一定的抑制作用，並呈劑量依賴性，推測山茱萸有誘導 HL-60 細胞凋亡的作用；用正常唾液腺細胞和精巢細胞作對照，山茱萸煎劑體外能殺死全部小鼠腹水癌細胞，對精巢細胞亦有同樣作用，但僅小部分殺死唾液腺細胞，對於因化學療法及放射療法引起的白血球下降，有使其升高的作用。

（八）其他作用

齊墩果酸有類似廣譜抗生素的作用，對由於 CCl4 引起的大鼠 ALT 升高有明顯作用，臨床上亦用於治療急性病毒性肝炎。山茱萸流浸膏對麻醉犬有利尿降壓作用。研究發現對小鼠注射山茱萸多糖粗提物可提高小鼠胃排空率、小腸推進率，對胃動力不足及腸運動減弱所致便祕具有一定的預防作用；對胃潰瘍的發生具有顯著的抑制效果，且具有量效關係。山茱萸水提液高、中劑量組能顯著增加 SAM-P/6 小鼠骨皮質厚度及骨細胞數目。山茱萸能對抗組織胺、氧化鋇和乙醯膽鹼等所引起的腸管痙攣而產生解痙作用；山茱萸增加血紅素含量的作用極其明顯，同時具有明顯增強小鼠體力和抗疲勞、耐缺氧、增強記憶力等作用。近年來，經美國加州中醫研究所和克魯斯研究所長期研究證實山茱萸具有抗愛滋病的功能。國外學者用 HPLC 法從山茱萸中分離出 4 種組分 C1，C2，C3，C4，其中 C1 有提高精子活力而發揮治療不育症的作用。

五、山藥

(一) 降糖降脂作用

現代藥理研究證實山藥汁可以顯著地降低糖尿病大鼠的血糖水平和糖化血紅素率，並使胰島素分泌水平具有明顯的恢復性升高。山藥多糖對 2 型糖尿病大鼠具有明顯的降血糖作用，其機制可能是透過提高己糖激酶 (HK)、琥珀酸脫氫酶 (SDH)、蘋果酸脫氫酶 (MDH) 等糖代謝關鍵酶的活性而發揮作用；山藥多糖對 DM 大鼠血糖的降低作用與劑量相關，大劑量降糖更明顯，降糖百分率隨劑量增大而增加。研究顯示山藥多糖可以降低 DM 大鼠血糖，升高 C 肽值，證明山藥多糖對 DM 的治療作用可能與改善損傷的胰島 β 細胞功能，增加胰島素分泌有關。以大鼠靜脈注射四氧嘧啶 (40mg/kg) 建立糖尿病模型，以山藥塊莖、山藥水煎劑及山藥汁高、中、低劑量給藥，每日灌胃 1 次，持續 9 週。結果發現，山藥汁可顯著降低糖尿病大鼠的血糖水平和糖化血紅素，並使胰島素分泌水平恢復性升高。另外，用山藥提純澱粉餵食動脈粥狀硬化的小鼠，結果顯示山藥能降低其血清脂質濃度及其主動脈和心臟的糖濃度。

(二) 免疫調節作用

山藥多糖具有免疫調節活性，能促進網狀內皮系統的吞噬功能，增強細胞殺傷力，活化吞噬細胞，誘導免疫因子的表達，

增強巨噬細胞、淋巴細胞等免疫系統的功能。有研究證實山藥多糖能提高免疫低下小鼠的血清溶血素水平及碳粒廓清指數，提高小鼠單核巨噬細胞吞噬功能，具有確切的細胞免疫及體液免疫調節作用，且麩炒品的免疫增強作用更顯著，與麩炒山藥臨床用於補益方劑用法相符合。山藥低聚糖可提高小鼠循環抗體血清中的溶血素水平，增強 2,4- 二硝基氯苯（DNCB）誘導小鼠的遲發性超敏反應（DTH），從而對機體體液免疫、細胞免疫發揮作用。

（三）調節胃腸功能

在抑制脾虛小鼠胃排空功能方面，麩炒山藥水提液二氯甲烷萃取部位較生品相應部位有更強的藥理作用；在抑制脾虛小鼠腸推進功能方面，麩炒山藥水提液二氯甲烷及正丁醇萃取部位較生品相應部位均顯示出更強的藥理作用。研究發現，懷山藥對急性乙醇性胃黏膜損傷大鼠的胃黏膜具有保護作用，其機制可能與懷山藥上調急性乙醇性胃黏膜損傷大鼠的胃黏膜細胞內 COX-2 的表達有關。山藥能抑制正常大鼠胃排空運動和腸推進運動，也能明顯對抗苦寒瀉下藥引起的大鼠胃腸運動亢進，能明顯拮抗氯乙醯膽鹼及氯化鋇引起的大鼠離體迴腸強直性收縮，表示山藥有緩解胃腸平滑肌痙攣及對抗神經介質的作用。此外，山藥還能增強小腸吸收功能，抑制血清澱粉酶的分泌。

（四）抗氧化作用

1. 延緩衰老

山藥作為平補的補益中藥在延緩衰老方面應用廣泛，其單藥及活性成分均已證實具有明顯的延衰作用，其機制可能透過抗氧化實現。實驗證明山藥水提液可以增強老齡小鼠游泳耐力，提高胸腺、脾臟指數，改善免疫器官形態結構，延緩免疫器官衰老。還可以提高衰老模型大鼠腦組織和血清中超氧化物歧化酶，穀胱甘肽過氧化物酶的活性，降低丙二醛含量，改善脂質過氧化狀態。山藥的另一活性成分山藥皂苷能顯著提高衰老小鼠血清、肝臟和腦組織中的 SOD、GSH-Px 活性，降低 MDA 含量，與山藥多糖同樣具有抗氧化，延緩衰老作用。其中去除蛋白得到的山藥粗多糖作用最強，未除蛋白的山藥粗多糖次之，而用蛋白酶法得到的山藥粗多糖抗氧化能力最弱，體外研究也顯示山藥粗多糖和去除蛋白後得到的精製多糖均具有一定的還原力，且粗多糖的還原力高於精製多糖，顯示山藥多糖的提取工藝會影響其抗氧化作用的發揮。

2. 保肝

研究顯示無論是免疫性肝損傷還是化學性肝損傷都與氧化壓力密切相關，而山藥多糖對肝損傷具有良好的保護作用。透過研究山藥多糖對 CCl4 誘導的實驗性肝損傷小鼠肝組織體內外的抗氧化作用，結果顯示其能顯著降低肝組織和血清中 MDA

含量,說明山藥多糖可對抗自由基的生成,清除自由基,對自由基損傷有保護作用;體外試驗也顯示山藥多糖對活性氧自由基如 H_2O_2、O_2 等具有良好的清除作用,可減少紅血球溶血,抑制小鼠肝組織勻漿脂質過氧化反應,並在一定程度範圍內和劑量呈正比;山藥多糖各劑量組均可降低肝、脾指數血清 ALT、AST 活性,減少 MDA、GSH 含量,增加 GSH-Px 活性,具有保護免疫性肝損傷的作用;山藥水提取物可以降低血清 ALT、AST 肝功指標,增加肝組織 SOD 活性,減少肝組織 MDA 含量,改善肝組織病理損害,具有對抗肝損傷作用。

(五)抗腫瘤抗突變作用

山藥的主要活性成分山藥多糖可以增強白血球的吞噬功能,增加機體免疫力。低劑量的山藥多糖(50mg/kg)對 Lewis 肺癌具有明顯的抑制作用,而對 B16 黑素瘤沒有明顯作用,而中高劑量組則對兩者均有抑制效果,且中等劑量作用最強。體內試驗顯示山藥多糖對荷瘤小鼠 T 淋巴細胞增殖能力和 NK 細胞活性具有提高作用,同時還能提高小鼠脾臟細胞產生白血球介素(IL)-2 的能力和腹腔巨噬細胞產生腫瘤壞死因子(TNF)-α 的能力。山藥多糖在體內具有的強烈的抑瘤活性可能是透過增強機體的免疫功能實現的。闞建全等應用 A-mes 試驗研究山藥多糖對三種致突變物的拮抗作用,結果發現,山藥多糖對三種致突變物均有顯著的抑制突變作用,且與劑量呈對數曲線關係。

（六）其他作用

山藥灌胃預處理對大鼠腎臟缺血再灌注損傷有保護作用和促進腎臟再生修復的作用。山藥根莖中含有一種蛋白質 Dioscorin，具有抗 DPPH 自由基和羥自由基活性的作用，同時能抑制胰蛋白酶活性等。由此推測其可能有調節體內酸鹼平衡的作用，並對呼吸系統有重要影響。山藥中的尿囊素具有抗刺激、麻醉鎮痛、消炎抑菌等作用，常用於治療手足皸裂、魚鱗病以及多種角化性皮膚病。尿囊素還能修復上皮組織，促進皮膚潰瘍面和傷口癒合。另外，山藥中所含的山藥素皮內注射，對豚鼠有局部麻醉作用。在兔飼料中加入山藥，每隻每日服 6g 山藥，X 光結果顯示服山藥的骨折癒合較快，測定血鈣、磷、鹼性磷酸酶、酸性磷酸酶、血清蛋白，結果顯示山藥促進骨折癒合。

六、茯苓

（一）抗衰老作用

茯苓水提液在 31～250mg/L 時，可誘導細胞內鈣離子濃度升高 9.9%～33.7%，隨著給藥濃度的增大而增強；當濃度在 31～2,000mg/L 茯苓水提液對 500mmol/L 麩胺酸誘導細胞內鈣離子濃度的升高有明顯的作用。當茯苓水提液濃度大於 500mg/L 時，其抑制作用趨於平穩，保持較強水平，茯苓水提液 10～20mg/L 與細胞孵育 24 小時能明顯抵抗疊氮鈉引起的神經細胞

粒線體 MTT 的能力下降，顯示茯苓對神經細胞粒線體的功能及微管結構有重要作用。豚鼠皮膚塗茯苓提液可使其酪氨酸 mRNA 表達水平降低，顯示茯苓能在基因轉錄水平下調酪氨酸 RNA 表達，抑制酶蛋白的生物合成。2g/kg、4g/kg、8g/kg 茯苓水提液給老年大鼠，各劑量組的羥脯氨酸含量均高於老年鼠空白組，而對紅血球及皮膚中 SOD 活性則影響不顯著。顯示茯苓水提液可能透過提高皮膚中羥脯氨酸的含量來延緩衰老。

（二）對免疫功能的影響

茯苓多糖具有增強免疫功能的作用，它有抗胸腺萎縮、抗脾臟增大和抑瘤生長的作用。既可增強細胞免疫，又可增強體液免疫。有研究顯示：羧甲基茯苓多糖還是免疫調節、保肝降酶、間接抗病毒、誘生和抗誘生白血球調節素等多種生理活性，無不良毒副作用；茯苓多糖確有針對性地保護免疫器官、增加細胞免疫的功能，從而改善機體狀況，增強抗感染能力；茯苓多糖在一定程度上加快造血功能的恢復，並可改善老年人免疫功能，增強體質，保護骨髓，減輕和預防化療的毒副作用。茯苓素體內可誘導小鼠腹腔巨噬細胞進入活化狀態，活化的巨噬細胞體積增大，與外界接觸面積增加，茯苓素誘導的小鼠腹腔巨噬細胞在體外抗病毒作用增強，茯苓素對小鼠細胞免疫和體液免疫有很強的抑制作用。茯苓素在 5～80mg/L 濃度時對 PHA，LPS 和 ConA 誘導的淋巴細胞轉化均有顯著的抑制

作用，對小鼠血清抗體及脾臟細胞抗體產生能力均有顯著的抑制作用。茯苓多糖能使環磷醯胺所致的小鼠白血球減少，但用藥後回升速度加快，可能是茯苓多糖在一定程度上加快了造血功能的恢復。茯苓多糖能增強小鼠巨噬細胞的吞噬功能（$P < 0.01$），增加酸性非特異酯酶（ANAE）陽性淋巴細胞數（$P < 0.01$），還能使脾臟抗體分泌細胞數明顯增多（$P < 0.01$）。茯苓 12g/kg 向小鼠灌胃 21 天，觀察到茯苓能提高小鼠外周 T 淋巴細胞 a-ANAE 陽性淋巴細胞數（$P < 0.01$），增強脾淋巴細胞對 ConA 刺激的增殖反應（$P < 0.01$），表示茯苓能增強小鼠特異性細胞免疫功能。

（三）抗腫瘤作用

茯苓菌核提取的茯苓素（Poriatin，三萜類混合物）體外對小鼠白血病 L1210 細胞的 DNA 有明顯的不可逆的抑制作用，抑制作用隨著劑量的增大而增強；對艾氏腹水癌、肉瘤 S180 有顯著的抑制作用，對小鼠 Lewis 肺癌的轉移也有一定的抑制作用。茯苓多糖腹腔給藥能抑制小鼠 S180 實體瘤的生長，能使環磷醯胺所致的大鼠白血球減少回升速度加快，提高巨噬細胞對羊紅血球的吞噬功能。羧甲基茯苓多糖具有扶正固本的功能，是免疫活化劑。羧甲基茯苓多糖對小鼠艾氏腹水癌細胞的 DNA 合成有抑制作用，而且抑制作用隨劑量的增大而增加。羧甲基茯苓多糖配合化療治療胃癌及肝癌 30 例，能使患者食慾增強，病狀

改善，體質增強，減少不良反應，同時對患者骨髓有一定的保護作用。茯苓素體外對小鼠白血病 L1210 細胞的 DNA 合成有明顯的不可逆的抑制作用，可顯著抑制 L1210C 的核苷轉運，抑制 L1210DNA 合成的補償途徑的各個環節，對胸苷激酶有一定的抑制作用，且茯苓素對抗癌藥有一定的增效作用。茯苓素在體內外有明顯的增強巨噬細胞產生誘生腫瘤壞死因子。茯苓菌核分離的三萜茯苓酸、去氧土莫酸和豬苓酸 C 及其製備的衍生物甲酯、乙酯等對 K562（人慢性髓樣白血病）腫瘤細胞的毒素作用明顯，對肝癌細胞也具有細胞毒素的作用，茯苓的部分三萜化合物的甲酯已作為癌預防劑；茯苓聚糖經過碘酸氧化，硼氫化鈉還原，硫酸水解後得到的直鏈葡聚糖有抗腫瘤作用，對 S180 抑制率高達 96％。

（四）利水消腫作用

茯苓素是利尿消腫的主要成分，茯苓素能活化細胞膜上的 Na^+-K^+-ATP 酶，而 ATP 與利尿有關。茯苓素作為茯苓的主要活性成分，體外可競爭醛固酮受體，體內逆轉醛固酮效應，不影響醛固酮的合成，這些都說明茯苓素是新的醛固酮受體拮抗劑，有利於尿液排出，恢復腎功能，消除蛋白質。重用茯苓治療 55 例心源性水腫，有明顯的利尿作用，在 100g／天劑量時作用最強。

（五）對消化系統的作用

茯苓對四氯化碳所致大鼠肝損傷有明顯的保護作用，使麩丙轉胺酶活性明顯降低，防止肝細胞壞死。採用四氯化碳、高脂低蛋白膳食、飲酒等複合病因刺激複製肝硬化動物模型，在肝硬化形成後，經茯苓醇治療 3 週，結果顯示對照組動物仍有肝硬化，而給藥組動物肝硬化明顯減輕，肝內膠原蛋白含量低於對照組，而尿羥脯氨酸排出量高於對照組，顯示藥物可以使動物肝臟膠原蛋白降解，使肝內纖維組織重吸收。諸藥中唯獨茯苓有使腫脹的肝細胞明顯減退的功能，使肝臟的重量明顯增加，加速肝細胞再生，達到保肝降酶的作用。羧甲基茯苓多糖對肝硬化、慢性遷延型肝炎有較好的療效，90％的患者服用後肝功能得到改善，對急性黃疸性肝炎近期治癒率在 30％以上，能提高血清補體 C3 及 IgA 的含量，降低 IgG 及 IgM 的含量。茯苓浸液對家兔離體腸肌有直接鬆弛作用，使腸肌收縮振幅減少，張力下降，對大白鼠實驗性潰瘍有防治作用，並能減低胃酸分泌。茯苓三萜及其衍生物可抑制蛙口服硫酸銅引起的嘔吐。茯苓三萜化合物使胰島素的分化誘導活性增強。

（六）預防結石的作用

茯苓多糖能有效抑制大鼠腎內草酸鈣結晶的形成和沉積，具有較好的防石作用。尿液中主要抑制結石形成的物質是酸性黏多糖。向雄性大鼠餵成石藥乙二醇的同時，分別給

茯苓、消石素、五淋化石丹等，結果顯示，給藥組的腎內草酸鈣結晶面積均顯著小於成石對照組，而茯苓組的治療效果更為顯著。

(七) 抗排斥反應的作用

建立大鼠異位心臟模型，觀察茯苓提取物及環孢素對心臟移植急性排斥反應的抑制作用，結果顯示茯苓提取物對大鼠異位心臟移植急性排斥反應有明顯的抑制作用。

(八) 抗菌、抗炎、抗病毒的作用

100％茯苓浸出液濾紙片對金黃色葡萄球菌、白色葡萄球菌、綠膿桿菌、炭疽桿菌、大腸桿菌、A 型鏈球菌、B 型鏈球菌均有抑制作用。茯苓提取物對二甲苯棉球所致大鼠皮下肉芽腫形成有抑制作用。從茯苓的甲醇提取液中分離的三萜化合物 1,2,6,12 和 23，其可以抑制 TPA（12-氧-14-醯佛波醇-13-乙酸）引起的鼠耳腫。茯苓三萜類化合物 13,5,11,13,15,16,17,2,4,26,27,28,31 等和茯苓提取物對 TPA（12-氧-14-醯佛波醇-13-乙酸）引起的雌鼠炎症有抑制作用；三萜類化合物 1 和 12 作為蛇毒液的磷脂酶 A2（PLA2）的抑制劑，使其成為天然的潛在抗炎劑。羧甲基茯苓多糖鈉（CMP）注射液體外抗單純皰疹病毒Ⅰ型及因感染 HSV-Ⅰ而引起的豬腎傳代細胞病毒的實驗顯示，在感染 10～100TCID50 病毒情況下，2.0g/L 的 CMP 鈉對 HSV-Ⅰ致

豬腎傳代細胞的細胞病變具有抑制作用，說明 CMP 在體外有抗 HSV- I 的作用。

(九) 增白作用

白茯苓對酪氨酸酶有顯著的抑制作用且為競爭性抑制，透過抑制酪氨酸酶活性來減少黑色素生成量，可能是增白中藥的作用機制之一。

(十) 減輕卡那黴素中毒性耳損害

茯苓對豚鼠卡那黴素耳中毒的影響實驗結果顯示，對照組 2kHz 耳郭反射閾升高了（23.4±3.5）dB，而茯苓組 2kHzPR 閾僅上升（16.2±3.1）dB（P ＜ 0.05）；對照組 80dB 短聲誘發的微音器電位和聽神經動作電位為（336.2±35.1）LV 和（454.2±35.6）LV，而茯苓組為（464.2±35.5）LV 和（575.4±46.3）LV（P ＜ 0.05）。耳蝸鋪片顯示，單用卡那黴素動物外毛細胞損傷較嚴重，耳蝸底回外毛細胞缺失率為 57.5％，而茯苓組動物耳蝸底回外細胞缺失率為 39.6％（P ＜ 0.05）。結果說明，茯苓可減輕卡那黴素中毒性耳損害。

(十一) 抗遲發性超敏反應

以小鼠 2,4- 二硝基氟苯變應性接觸性皮炎為遲發性超敏反應的實驗模型，以茯苓的高、中、低劑量於致敏期及誘發期給

藥,觀察耳腫脹、耳部組織塊重量,結果顯示,茯苓能明顯抑制 ACD,且呈現一定的量效關係。

(十二)抑制 MMC 誘導的精子畸變

用茯苓各劑量組(2.2g/kg,5g/kg,10g/kg)誘發的精子畸形率與陰性對照組相比,未見增高;對 MMC 引起的精子畸形均有明顯抑制作用(與陽性對照組相比,$P < 0.01$)。

(十三)其他作用

灌服茯苓煎劑以後,小鼠對哇巴因的敏感性增加,能明顯降低小鼠自發活動,並能對抗咖啡因所致的小鼠興奮過度的作用。心肌組織 K^+ 含量測定顯示,茯苓增加正常心肌的 K^+ 含量,顯示茯苓可能對細胞內 K^+ 含量有調控作用,其機制可能是透過增加 Na^+-K^+-ATP 酶活性而實現的。以腹膜孔平均孔徑、開放密度為指標,研究了茯苓、茯苓皮對健康小鼠腹膜孔的調控作用,結果顯示,茯苓、茯苓皮對調控作用不明顯。茯苓素與小鼠腹腔細胞膜蛋白與牛血清蛋白的結合作用功能說明茯苓素能與血清蛋白及細胞膜蛋白不可逆結合,可改變膜酶的活性,影響膜蛋白功能,如核苷轉運。單味中藥茯苓治療慢性精神分裂症,每人 60g／天,水煎服,連續服用 1 個月後採血,測定免疫球蛋白的 IgA 及血清銅藍蛋白的含量(慢性精神分裂症的患者血清銅藍蛋白的活性高於正常人);再繼續服藥,待 3

個月後，用同樣的方法再採血、測定、比較。治療前後對照顯示，慢性精神分裂症的患者血清銅藍蛋白和免疫球蛋白有明顯下降，臨床症狀明顯緩解，其總有效率為 56.60%，其中主要成分茯苓多糖具有明顯增強機體免疫的作用。

七、澤瀉

(一) 利尿作用

採用生理鹽水負荷的大鼠模型對澤瀉水提取物、乙醇提取物和 24-乙醯澤瀉醇 A 進行了利尿實驗，結果顯示澤瀉水提取物、乙醇提取物、24-乙醯澤瀉醇 A 均有明顯的利尿作用，並且 24-乙醯澤瀉醇 A 和澤瀉乙醇提取物的利尿作用無顯著性差異，是澤瀉利尿的活性成分之一；24-乙醯澤瀉醇 A 的利尿效果不及氫氯噻嗪，但二者均可增加尿液電解質 Na^+、K^+ 的排出。澤瀉水提物 100mg/kg、500mg/kg、1,000mg/kg 單次給藥與給藥 8 天後均有顯著利尿作用，尿液中 Na^+、K^+、Cl^- 水平明顯升高，連續給藥 8 天後，大鼠腎臟髓質水通道蛋白 2（AQP2）mRNA 的表達顯著降低，從而抑制了腎集合管對水的重吸收，產生了利尿作用。澤瀉鹽炙前後仍保持良好的利尿作用，但鹽炙澤瀉的利尿作用與其產地有很大關係，且與其所含的鉀無關。澤瀉的醇提取物具有顯著的利尿和抗利尿作用，小劑量的澤瀉醇提取物可以促進尿量增加以及電解質離子的排出，大劑量則對此有顯著抑制作用。

（二）降血脂及抗動脈粥狀硬化作用

澤瀉具有降血脂作用，不僅能明顯降低高血脂大鼠血清和肝臟的總膽固醇（TC）、甘油三酯（TG）含量，升高血清中高密度脂蛋白膽固醇（HDL-C）含量，而且能夠降低大鼠血清中麩丙轉胺酶、天冬氨酸轉氨酶含量及肝臟的相對重量，還能顯著減少 3- 羥基 -3- 甲基戊二醯輔酶 A 還原酶 mRNA 的表達，同時影響固醇調節成分受體 Srebf2 以及膽固醇 7-α- 羥化酶（Cyp7α1）的表達。有研究顯示隨著澤瀉醇 A 單乙酸酯和澤瀉醇 B 單酸酯濃度的升高，人肝癌細胞內的膽固醇含量逐漸升高，呈明顯的正量效關係，當兩藥的濃度達到 50μmol/L 時表現出明顯的細胞毒性。

澤瀉對動脈粥狀硬化具有改善作用。採用載脂蛋白 E 基因（ApoE 基因）敲除小鼠高脂飼料餵養製造動脈粥狀硬化模型，研究澤瀉萜類化合物對模型小鼠血清脂質及肝臟基底膜硫酸乙醯肝素蛋白多糖（HSPG）的調節作用，結果顯示澤瀉萜類化合物對 ApoE 基因敲除的高脂飼料餵養所致動脈粥狀硬化小鼠具有降低血清膽固醇、低密度脂蛋白的作用，透過免疫印跡法測定 HSPG 的表達發現，澤瀉可上調模型小鼠的肝臟基底膜 HSPG 的表達，而 HSPG 在血脂代謝和動脈粥狀硬化形成過程中具有重要的作用。對澤瀉多糖、澤瀉水提取物以及澤瀉醇提取物對高脂膳食而引起的高脂血症小鼠對脂代謝過程中的作用差異研究，發現澤瀉多糖、澤瀉水提取物以及醇提取物均能顯著降低

高脂血症模型小鼠血清中的三酸甘油酯,升高高密度脂蛋白－膽固醇(HDL-C)的濃度,同時升高 HDL-C/TC 的比值,還能改善小鼠的動脈硬化指數。

(三)抗腎結石作用

澤瀉水提液體外能抑制草酸鈣結晶生長和聚集,防治腎結石。透過對乙二醇和氯化銨誘導的大鼠草酸鈣結石模型灌服澤瀉提取物的不同組分(澤瀉乙酸乙酯浸膏、浸膏的石油醚洗脫液、浸膏的乙酸乙酯洗脫液以及浸膏的甲醇洗脫液)來研究澤瀉不同提取物對尿草酸鈣結石形成的影響,並確定其抑制尿草酸鈣結石形成的有效部位,結果顯示,服用澤瀉乙酸乙酯浸膏的乙酸乙酯洗脫液大鼠的血清尿素氮、肌酐、腎鈣、24 小時尿液中 Ca^{2+} 分泌量以及腎組織的草酸鈣晶體沉積均明顯低於模型組;澤瀉組大鼠的腎組織草酸鈣晶體的分布和血液生化指標均明顯低於模型組,表示澤瀉可能是透過減少 Ca^{2+} 的分泌以及草酸鈣的沉積來發揮抗腎結石作用的。採用現代植化和生物活性導向分離的方法,分離提取得到澤瀉的 3 種化學成分,測其不同濃度在體外對草酸鈣結晶生長的抑制作用,發現有一個化合物對草酸鈣結晶體生長抑制作用較強,抑制指數最高達 89.43%,且在一定範圍內呈時間、劑量依賴性,其結構初步鑑定為四環三萜類化合物,可能是澤瀉抑制尿草酸鈣結石形成的活性成分。

（四）對心血管系統的作用

1. 降血壓作用

　　透過正常和肝硬化大鼠的胸主動脈環離體血管張力試驗，並結合 Indomethacin 及機械方法去除血管內皮等干預的方法進行研究，結果發現，澤瀉是透過擴血管來發揮降血壓作用，其擴血管作用隨其反應濃度的增大而增強，可能是透過血管內皮細胞增加前列環素（PGI2）和 NO 的釋放而發揮擴血管作用的。澤瀉醇 A 和澤瀉醇 B 對人體由腎上腺素引起的主動脈收縮有鬆弛作用，從而緩解收縮壓發揮降血壓作用，同時澤瀉醇還可以抑制由血管緊張素分泌引起的血管收縮。

2. 降血糖作用

　　從澤瀉乙醇提取物中分離得到的幾種原萜烷型三萜類化合物的代謝及其降血糖作用顯示，澤瀉乙醇提取物可以增加機體對葡萄糖的攝取，不增加脂肪的形成，同時還抑制 α- 葡萄糖苷酶的活性。澤瀉醇提取物不僅可增加正常小鼠的胰島素分泌，而且可顯著提高由四氧嘧啶導致的高血糖小鼠的胰島素分泌水平，同時改善胰島組織，顯示出明顯的降血糖、降血脂和保護胰島組織免受損傷的活性。

（五）對免疫系統的影響

　　澤瀉中多種成分具有增強網狀內皮系統和抗過敏活性，同時還可以抑制脂多糖活化巨噬細胞產生 NO 等免疫調節作用。

澤瀉醇提取物可以顯著抑制大鼠體內嗜鹼性白血病-1細胞中5-脂氧合酶催化的白三烯的生成，同時還抑制由抗原刺激的大鼠嗜鹼性白血病-2H3細胞中β-氨基己糖苷酶的釋放，另外澤瀉醇衍生物可以減輕NC/Nga小鼠特應性皮炎動物模型半抗原性皮炎症，表示澤瀉醇及其衍生物具有抑制速發型和遲發型超敏反應的活性。澤瀉甲醇提取物、澤瀉水提取物以及6種單體萜類化合物（澤瀉醇A、澤瀉醇B、澤瀉醇A單乙酸酯、澤瀉醇B單乙酸酯、澤瀉醇和環氧澤瀉烯）對Ⅰ~Ⅳ型變態反應研究結果顯示，在Ⅰ型過敏模型中，澤瀉甲醇提取物可抑制大鼠48小時同源被動皮膚過敏反應（PCA）；在Ⅱ型過敏模型中發現，澤瀉甲醇提取物可抑制大鼠的逆轉皮膚過敏反應；在Ⅲ型過敏模型中，口服澤瀉甲醇提取物50mg/kg、200mg/kg和6種單體化合物均可直接抑制大鼠局部過敏反應；在Ⅳ型過敏性模型中，澤瀉甲醇提取物可抑制三硝基氯苯誘導的大鼠接觸性皮炎，表示澤瀉不僅可以抑制抗體介導的變態反應，而且還對細胞反應有一定影響，其部分三萜化合物對於抗Ⅲ型變態反應效果很好。

（六）抗炎作用

澤瀉醇提取物對於脂多糖誘導的急性肺損傷小鼠有明顯的抗肺炎活性，分析顯示澤瀉是透過抑制NF-KB轉錄因子的活性及其相關基因COX-2、1L-1β和iNOS的表達，同時活化Nrf2調控基因的表達，從而使炎症基因的表達下調來發揮抗炎作用

的。澤瀉水煎劑 10g/kg、20g/kg 可抑制小鼠碳粒廓清速率及二硝基氯苯所致的接觸性皮炎，20g/kg 的澤瀉水煎劑可明顯減輕二甲苯引起的小鼠耳郭腫脹、抑制小鼠的棉球肉芽組織增生。使用免疫複合物 IC 腎炎模型對澤瀉的抗腎炎活性進行研究，發現 200mg/kg 澤瀉甲醇提取物可抑制尿的排泄，同時還可以抑制腎小球浸潤腎小管變性及再生及 IC 腎炎大鼠各種併發症的產生。

（七）抗腫瘤及抗癌作用

澤瀉乙醇提取物能夠抑制多藥耐藥性 HepG2-DR 和 K562 腫瘤細胞 P-糖蛋白的表達，由於腫瘤細胞產生耐藥性主要與其表面的 P-gp 有關，推測澤瀉乙醇提取物的這一作用可能與其抑制 P-gp 活性相關。澤瀉中的 23-乙醯澤瀉醇 B 可逆轉由於 P-gp 過度表達而產生的多藥耐藥性，同時恢復多藥耐藥細胞株對抗癌素的敏感性，是一種潛在的多藥耐藥性逆轉劑。澤瀉中的三萜化合物澤瀉醇 B 乙酸酯可誘導人體內激素抗性前列腺癌 PC-3

細胞的凋亡,並且呈時間和濃度依賴性,可誘導 Bax 蛋白上調和核位,同時活化半胱天冬酶 -8、-9、-3 來誘導 PC-3 細胞的凋亡。澤瀉醇 B 對胃癌 SGC7901 細胞的體外增殖有明顯的抑制作用,且呈明顯的時間和劑量依賴性;澤瀉醇 B 還可以抑制 SGC7901 細胞的侵襲和轉移。從澤瀉甲醇提取物分離得到的澤瀉醇 B,對 SK-OV3、B16-F10 以及 HT1080 腫瘤細胞具有顯著的細胞毒性,揭示澤瀉具有較強的抗惡性腫瘤轉移作用。

(八)肝保護、抗補體作用

採用實驗非酒精性脂肪肝大鼠模型,灌以不同劑量的澤瀉甲醇提取物,發現澤瀉不僅顯著降低了大鼠血清和肝臟脂質,還降低了空腹血糖水平及改善了胰島素抵抗程度,透過減少脂質過氧化和活化抗氧化酶來防止氧化壓力,表現出顯著的肝臟保護作用。澤瀉還具有抗補體活性,澤瀉甲醇提取物可抑制酵母聚糖誘導的大鼠足爪腫脹及血管通透性,可透過經典途徑和旁路途徑抑制補體誘導的溶血。4 種三萜類化合物澤瀉醇 A、澤瀉醇 A 單乙酸酯、澤瀉醇 B 和澤瀉醇 B 單乙酸酯可透過經典途徑抑制補體誘導的溶血現象。澤瀉醇 B 和 24- 澤瀉醇 A 乙酸酯有明顯的抗補體活性,並透過合成衍生物發現在 C-23 位引入醛基,其抗補體活性顯著增強。

（九）其他作用

澤瀉還能抗乙醯膽鹼所致的痙攣、抗氧化以及抗瘧原蟲等作用。

八、牡丹皮

（一）保肝護腎作用

丹皮酚對於肝癌大鼠有明顯的降低肝損傷，顯著降低血清中天門冬胺酸胺基轉移酶、麩丙轉胺酶、鹼性磷酸酶、丙麩氨轉肽酶、a-L-岩藻糖苷酶和肝臟丙二醛水平。運用牡丹皮提取物對 CCl4 誘導的肝損傷大鼠模型進行治療，發現血清總膽紅素濃度增加，抑制了炎症和肝細胞壞死，並增加炎性細胞浸潤。丹皮酚可以降低 ALT 的水平，降低肝基因表達生脂基因（$P < 0.05$），而不影響肝 CYP2E1 的蛋白表達，顯著降低血清和組織的炎性細胞因子水平，組織脂質過氧化，中性粒細胞浸潤和抑制肝細胞凋亡（$P < 0.05$），從而降低肝細胞損傷。對化療藥物 Cisplatin 產生的急性腎衰竭小鼠運用牡丹皮（或丹皮酚）治療，結果發現治療組的血肌酐、尿素氮水平、炎性細胞因子與 NO 水平均較對照組有明顯降低，說明牡丹皮（或丹皮酚）有很好的預防 Cisplatin 腎毒性的作用。

（二）治療糖尿病

丹皮水提物都能顯著降低 2 型糖尿病小鼠的血糖（GUJ）（$P < 0.01$）、血清膽固醇（TC）（$P < 0.05$）、MDA（$P < 0.05$），並能顯著升高 2 型糖尿病小鼠的超氧化物歧化酶（$P < 0.01$）、活性；顯著降低 2 型糖尿病小鼠的血糖值；並有一定的調節血脂代謝和抗氧化的作用。牡丹皮透過刺激腺苷酸活化蛋白激酶的活性，抑制刷狀緣膜囊的葡萄糖攝取和提高 Hs68、3T3-L1 細胞葡萄糖攝取，有治療糖尿病的作用。牡丹皮降血糖的最強活性成分為丹皮多糖組分，主要機制可能為促進胰島 P 細胞產生以及促進葡萄糖代謝，從而改善葡萄糖負荷後的血糖值。

（三）對心血管系統作用

丹皮酚能夠有效調節患者免疫功能，對高血壓病血管內皮細胞有很好的保護作用。使用標準全細胞配置的膜片鉗技術，證明丹皮酚能降低動作電位去極化階段，快速封鎖相關行動的電壓門控鈉通道，縮短動作電位時程，具有抗心律失常活性。丹皮酚增強了抗氧化防禦系統，對異丙腎上腺素所致大鼠心肌梗塞產生保護作用。運用高脂飲食法製成家兔動脈粥狀硬化模型，透過組織學分析丹皮酚透過抑制炎症因子（TNF-α）水平，從而達到調控動脈粥狀硬化過程中的血管平滑肌細胞增殖與炎症反應。丹皮酚透過誘導巨噬細胞氧化低密度脂蛋白，達到減

少膽固醇的累積,透過增強了膽固醇的流出從而達到減輕泡沫細胞的形成。

(四)對神經系統作用

丹皮酚可顯著減少大鼠海馬神經元核固縮,降低 SH-SY5Y 細胞的凋亡率,顯著增加海馬神經元腦源性神經營養因子和 Bd-2mRNA 的表達。透過模擬阿茲海默症注射澱粉樣肽和丹皮酚後,丹皮酚對阿茲海默症有一定的療效。丹皮酚保護大鼠神經元的氧－缺糖損傷與減輕形態損害,增加神經元受體的保護作用。丹皮酚可能透過調節糖基化終產物或晚期糖基化終產物受體以及海馬與神經元的 NF-KB 途徑,發揮其良好的治療糖尿病腦病的作用。

(五)抗菌消炎作用

丹皮酚能顯著抑制由角叉菜膠所引起的大鼠足腫脹,可明顯降低小鼠腹腔微血管通透性,說明丹皮酚具有很好的抗炎作用。牡丹皮能使白血球介素-1、白血球介素-6、白血球介素-10、巨噬細胞炎性肽-2等細胞因子明顯降低,同時白血球浸潤,肺泡蛋白滲出量也在減輕,說明牡丹皮能抑制炎症和凝血反應,很好防止急性肺損傷。在體外運用反轉錄聚合酶的作用下,運用丹皮酚和脂多糖來對比治療炎症效應發現,丹皮酚下調了與炎症相關的 42 個基因的表達。

（六）抗腫瘤作用

以 HeLa、MCF-7 細胞為靶細胞,採用噻唑藍比色法進行了初步的體外抗腫瘤活性研究,結果證明丹皮酚及其衍生物具有一定的抗腫瘤作用。抗腫瘤活性隨著丹皮雜多糖的潛伏期增加而增加,牡丹皮與薑黃素的聯合利用對抗腫瘤的活性將會得到一定的提高。將丹皮酚與雷公藤聯合作用,透過調節 caspase 和 NF-kB 途徑誘導黑素瘤 A375 細胞凋亡,從而有效治療皮膚黑素瘤。丹皮酚對肝星狀細胞擴散的有抑制作用以及誘導粒線體凋亡,這可能是丹皮酚緩解肝硬化的機制。丹皮酚治療結腸癌與增加細胞內 Ca^{2+} 的濃度與上調 Runt 相關轉錄因子 3 的表達有關。

（七）抗過敏作用

牡丹皮可抑制 SD 大鼠腹腔肥大細胞組織胺和腫瘤壞死因子的釋放,顯著抑制抗體生產細胞活化 CD40 單抗,重組白介素 -4（vilA）和重組組織胺釋放因子（rhrf）。牡丹皮有效下調表達 IL-4 在細胞活化的反轉錄聚合酶鏈反應,有一定的抗過敏作用。在具有很好的抗炎抗過敏的前提下,發現牡丹皮可以顯著抑制過敏性細胞因子白介素 -33 與來自人嗜鹼性粒細胞的 CC 族趨化因子 2、CC 族趨化因子 5、人白介素 -8 以及人白介素 -6 的釋放,從而發揮抗過敏的作用。

(八)其他作用

牡丹皮有強大的自由基清除作用,而且這種清除能力明顯優於維生素 E 的作用。採用紅景天與牡丹皮共同作用於小鼠 B16F10 黑素瘤細胞和紫外線 B 誘導的豚鼠沉著皮膚色素,發現牡丹皮與紅景天對皮膚有很好的美白作用。對牡丹皮的止血機制進行探討,發現丹皮炭透過活化內源性和外源性凝血系統中的多種凝血因子,發揮了止血、凝血作用,抑制了血小板的凝聚。

下篇　現代研究進展

第二章

經方應用研究

　　腎氣丸自從張仲景創立用於五個方面（虛勞腰痛、腳氣、飲邪、消渴、轉胞）治療後，由於其效良好，歷來被視為傳世名方之中的經典之劑，為後世醫家所喜愛。而且正如前文所述，腎氣丸有極其廣泛的藥理作用，所以臨床所致疾病不再限於其原方立方時所列各種病症，而是廣泛應用於內科、外科、婦科、兒科、男科、五官科等多科疾病。只要存在腎虛（腎氣、腎陰、腎陽）這種病機、病理不論病在何處，皆可使用本方；因為「久病及腎」，「腎為氣血陰陽之本」，所以在許多疾病後期階段或氣血陰陽失調的治療中，使用該方可收到滿意的療效。現結合臨床及期刊文獻中關於腎氣丸及其加減方的應用經驗進行整理歸納。

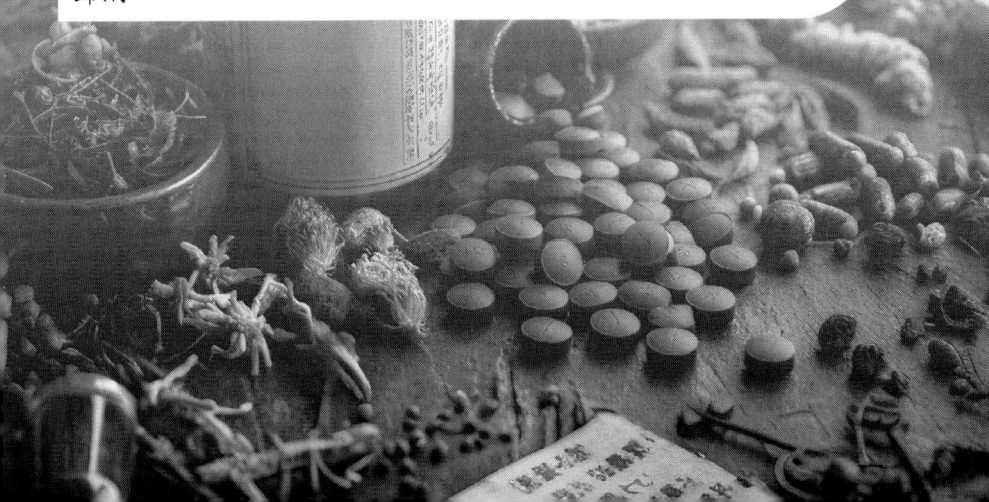

第一節　理論闡微

人體成長的規律與腎中精氣的強弱盛衰息息相關，因腎藏精，精生髓，髓養骨，兩者互為因果，相互為用，尤其在生理功能和病理變化方面，就更為突出，其理論一直指導著臨床。

一、從臟腑上分析

在中醫的理論裡，腎在臟合膀胱，在體主骨。在正常情形下，腎藏精，精生髓，髓養骨。骨質得養，則腰脊強健，步態穩重有力，能耐勞苦。若嗜欲無窮，使精氣流失過度，或年老體衰，使精氣暗耗於無形，導致腎精不足，骨髓空虛，不能養骨，骨失所養，則腰脊痠軟無力，耳聾耳鳴，骨質疏鬆。若腎陽虛，則溫煦功能不足，除了常見的腰脊痠痛之外，還有小便頻數、夜尿增多、手足冰冷，甚至水腫等症；若腎陰虛，可導致精血不足和肝血不足，以致出現頭昏目眩、耳聾耳鳴、筋脈拘急、肢體麻木等症。

二、從經脈上看

「腎足少陰之脈，起於小指之下……循內踝之後，別入跟中，以上踹內，出膕內廉，上股內後廉，貫脊，屬腎絡膀胱」（《靈樞·經脈第十》）。經脈只有得到精氣和氣血的充分濡養，才

能運行暢順。若足少陰腎經精氣不足，失於濡養，或阻滯，氣血運行受阻，經絡不通，不能充養骨髓，又不能循經脈上榮頭部，則面容憔悴，眼眶黧黑，額紋密布，皮膚失去彈性，老人斑則先後出現。由於足少陰腎經脈失養，還會出現行動緩慢，反應遲鈍，心有餘而力不足；或腳步浮浮，或易於骨折，或臀部或大腿後側疼痛向下肢遠端放射。

三、從生長規律上推敲

《素問‧上古天真論》說「丈夫八歲，腎氣實，髮長齒更……三八，腎氣平均，筋骨勁強……七八，肝氣衰，筋不能動。八八，天癸竭，精少，腎臟衰，形體皆極，則齒髮去」中。隨著年齡的增加而腎氣漸漸虛弱，腎虛則精血不能濡養筋骨，再加上日間工作繁重，消耗體力和精力，日積月累，腰脊虛損在不知不覺中生成，倘若受風寒溼邪之侵，一觸即發。臨床常見的症狀是腰腿痠軟，綿綿作痛，行動遲緩，不耐久站，容易疲倦，稍勞累即加重，病情反覆。此外，還有記憶力明顯減退、牙齒鬆動、精神萎靡等症。

四、腎氣虧虛的理論依據

無論是心臟病、高血壓病、糖尿病、腎病、頸椎病、腰椎間盤突出症、強直性脊柱炎或婦產科疾病等，若治不及時，或

下篇　現代研究進展

治不得其法，遷延時日，病情一步一步地加重，最後延及腎，使病情更複雜而纏綿難癒。尤以高血壓病、糖尿病日久不癒，病情加重導致的水腫最為常見，也最為中西醫專家學者所重視。臨床上所見的高血壓病患者，以情緒失控和睡眠不足使肝失疏泄，肝氣鬱結，氣逆則火升，風陽旋即上擾；或肝腎陰虛，水不涵木，陰虛陽亢導致的血壓波動十分常見。而久病或年事已高導致的腎陰陽兩虛的患者往往為人們所疏忽，也往往不敢採用製附子、肉桂等藥治療，以致拖延病情。本類患者大多數都是陰損在前，陽虧在後。除了頭昏目眩、腰腿痠軟之外，還有四肢冰冷麻木、夜尿頻頻、下肢浮腫、舌質淡、苔薄白、脈弦細等症，可用腎氣丸化裁治療。還有常見的糖尿病，若病情發展至一定程度，必然會出現腎氣虧虛、固攝無權、開合失司、腎小球硬化症等接踵而來，輕則尿頻尿多，重則少尿浮腫。或久病氣血虛弱，運行不暢，氣滯血瘀，痰瘀阻絡，血流緩慢，逐漸發展成糖尿病足。肢端以麻木為主，個別患者有些疼痛，漸漸足部皮膚紫暗，或乾黑，足踝周圍浮腫，腰痠軟，體乏無力，舌質淡，苔白膩，脈細澀等症。治以溫補腎陽的腎氣丸為主，結合補脾祛溼、活血化瘀藥加減。而頸椎病、腰椎病、強直性脊柱炎等，起初多數是由風寒溼邪侵襲而發病，若不能準確地辨證論治，迅速祛邪外出，病情纏綿，久病則消耗體力和精力，腰脊虛損逐漸形成，出現四肢冰冷、腰脊疼痛、屈伸困難、遇勞加重、精神萎靡、舌質淡、苔薄白、脈沉細無力等症狀。以補腎陽為主，兼顧風寒溼邪，再加活血祛瘀藥。

第二節　證治特色

　　腎氣丸是漢代醫聖張仲景創製的一首著名方劑，為補腎之祖方，後世在該方基礎上衍化出許多方劑，如六味地黃丸、濟生腎氣丸、知柏地黃丸等。腎氣丸制方嚴謹，配伍精當，療效顯著，至今在臨床廣泛應用。腎氣丸由8味藥組成：乾地黃、山茱萸、山藥、澤瀉、牡丹皮、茯苓、桂枝、製附子，配伍比例是8：4：4：3：3：3：1：1，為君一臣二佐三使二。乾地黃滋陰補腎，為君藥；山藥、山茱萸養陰益氣，補益肝腎，助君藥以補腎精，為臣藥；澤瀉、茯苓利水泄濁，牡丹皮活血散瘀，和通經脈，為佐藥；桂枝、製附子助陽生氣，為使藥。腎氣丸組方合理，君臣佐使得當，方性平和，甘淡寒溫融於一方，恰到好處。腎氣丸針對的病機是陰虛及陽，火不蒸騰，水飲停留，瘀血阻內，腎氣不化，多由病程日久、年老腎衰、房事不節導致陰精耗傷，陰虛及陽，命火失蒸，氣不化水，瘀血阻滯。故腎氣丸集補陰益氣、利水泄濁、活血散瘀、化氣通陽於一劑，集通補開合於一方，協調陰陽以生腎氣，是扶正補虛的典型方劑，臨床上用於治療本虛標實之症候，虛為腎陰陽兩虛，實為水飲瘀血阻滯體內。

一、補腎精，益氣陰

腎主藏精，為人體生長、發育、生殖之源，為生命活動之根，為先天之本。若稟賦薄弱，勞倦過度，房事不節，生育過多，久病失養，五臟之傷，窮必及腎，損傷腎中精氣，而生多種疾病。腎氣丸正是針對這一病因而設，其治療病症包括腳氣上衝、虛勞腰痛、消渴、短氣有微飲、婦女轉胞，此5類病症都因腎中精氣不足，陽氣失其蒸騰氣化。

腎中精氣不足是本方的首要病因，補精首當其衝，乾地黃色黑歸腎，為補養腎精之要藥，《神農本草經》指出「乾地黃，味甘寒」，主「填骨髓，長肌肉」，乾地黃為甘寒滋補之品，入人身則專於補血，精血同源，血足能化精，血補則陰氣得和，腎精得充。故腎氣丸用乾地黃為君藥。山藥平補氣陰，不熱不燥，又不膩胃，清代名醫張錫純認為山藥是滋補藥中無尚之品。《神農本草經》亦指出山藥「主傷中，補虛羸，除寒熱邪氣，補中益氣力，長肌肉」。腎氣丸中山藥益氣養陰，助地黃以生腎精，為臣藥。腎者，封藏之本，精之處也，故用山茱萸補益肝腎，收斂固澀，配合乾地黃與山藥以養腎精，將精氣藏之於腎，使腎中精氣不斷充盈，防止其無故流失，為精氣在體內充分發揮正常的生理作用創造必要條件，亦為臣藥。

二、利溼濁，通陽氣

腎精虧損，腎氣化功能障礙，津液停滯，導致水溼痰飲阻滯體內，水溼痰飲形成之後，可阻滯氣機，進一步導致腎中精氣的蒸騰氣化失常，故茯苓、澤瀉之用實乃祛邪以扶正之舉，祛除水溼濁邪使陽氣通暢，故有利於腎陽的復甦，此即利水以通陽之法，清代醫學家陳修園指出「六味丸補腎水，八味丸補腎氣，而其妙則在於利水」。清代名醫葉天士指出「通陽不在溫，而在利小便」，一語切中病機。茯苓極輕淡，屬土，土勝水能疏之滌之，令從膀胱以出，病漸去而不覺也。《神農本草經》指出茯苓「味甘平……利小便，久服安魂魄養神，不飢延年」。澤瀉乃通利脾胃之藥，且能下達膀胱，使溼自膀胱而出。《神農本草經》認為澤瀉「味甘寒……消水，養五臟，益氣力」。腎氣丸中茯苓、澤瀉利水泄濁，用為佐藥。

三、久必瘀，活血法

年老、勞倦、久病者，腎中精氣虧虛，血行不暢而凝滯，從而產生瘀血，瘀血不僅失去血液的濡養作用，而且影響全身或局部的氣血運行。病機虛實間雜，經脈瘀阻不通。

牡丹為花中之王，乃木氣之最榮澤者，故能舒養肝氣，和通經脈，《神農本草經》指出牡丹「除症堅，瘀血留舍腸胃，安

五臟，治癥瘕」。故腎氣丸中牡丹皮活血散瘀、通利經脈，有利於腎中精氣恢復正常的蒸騰氣化，用為佐藥。

四、調陰陽，平權衡

機體在疾病的發生、發展過程中，由於致病因素的影響，導致機體陰陽兩方面失去相對的協調與平衡，是疾病發生的根本原因。《素問·生氣通天論》指出「陰陽乖戾，疾病乃起」，《素問·至真要大論》指出「謹察陰陽所在而調之，以平為期」，陰陽必須保持相對平衡，而在病變過程中，尤其久病的患者，每多見陰陽互損的虛損狀態。腎氣丸主要針對陰損及陽、無陰則陽無以化導致的以陰虛為主的陰陽兩虛證，治以陽中求陰，即在補陰的基礎上兼以補陽，陰陽雙方互源互化，相互資助，相互促進，誠如《景岳全書》指出「善補陽者，必於陰中求陽，則陽得陰助而生化無窮；善補陰者，必於陽中求陰，則陰得陽升而泉源不竭」。腎氣丸中桂枝、製附子輔以乾地黃、山茱萸、山藥既能補真陽，又能補真陰，即所謂陽中求陰，使精氣充盛，腎中精氣的氣化歸於正常。

醫案精選
◎案

顧某，男。3年前經活檢診斷為「皮肌炎」，經用Prednisolone每日45mg，3個月後，症狀明顯改善，但軀體過胖，故請中醫會診。症見：中等身高，形體肥胖（87kg），頭脹且重，肢

體倦怠,髮落頗多,兩耳失聰,經常複視,腹部紫紋較深,腰痠尿頻,甚至失禁,夜寐滑精,口乾黏膩,痰濁頗多,舌淡苔薄,根部厚膩,脈象細弱。久病及腎,氣化失常,痰阻瘀生。中醫診斷為虛勞。辨證為腎虛、痰瘀。治以益腎化痰消瘀。方用腎氣丸加味,以冀腎氣旺盛,瘀去痰消。

處方:生地黃 20g,山藥 10g,山茱萸 10g,澤瀉 15g,牡丹皮 10g,茯苓 15g,桂枝 6g,製附子 6g,蒼朮、白朮各 8g,丹參 10g。6 劑,每日 1 劑,水煎服。

二診:服上藥 6 劑後,頭漲口膩大減,複視消失,舌苔薄白,根部浮厚,脈象遲弱。

繼用原方 20 劑,腰痠、尿頻、滑精等症消除,偶感頭昏,體重開始下降(86kg),腹部紫紋依然。原方去蒼朮,丹參改為 20g,連服 125 劑,諸恙消除,體重下降(76kg)。在此治療過程中 Prednisolone 由每日 45mg 逐步減至 5mg,皮肌炎之症狀未出現,後以腎氣丸調治。

◎案

于某,女。2 年前經皮膚活檢診斷為「盤狀紅斑狼瘡」,服 Prednisolone 每日 35mg,3 個月後症狀消失,但汗出頗多,隨將 Prednisolone 減至每日 25mg,出汗顯著減少。但兩大腿外側及手背環型紅斑又見。又將 Prednisolone 增至每日 35mg,狼瘡症狀明顯減輕,唯汗出又甚,請中醫會診。症見:汗出淋漓,5～10 分衣褥溼透,身冷如冰,神倦懶言,腰痠且痛,小腹拘急,

溲頻量少，脈尺部較弱，舌苔薄，質淡白。汗乃五液之一，為腎所主，腎氣衰弱，衛表不固，則津液外泄而汗出。中醫診斷為斑疹、汗證。辨證為腎虛。治以益腎斂汗。方用腎氣丸酌加斂汗之品。

處方：生地黃 9g，山藥 9g，山茱萸 9g，澤瀉 6g，牡丹皮 6g，茯苓 6g，桂枝 10g，製附子 10g，煅龍骨、煅牡蠣各 20g，糯稻根 15g。

服 26 劑後，汗出顯著減少，肢體漸溫，唯進食或動則汗多，便解不暢。此時 Prednisolone 開始減量，繼以原方將肉桂、製附子量減為 5g，去糯稻根，加柏子仁 10g、生黃耆 20g，連服 10 劑，汗出甚微，便解亦暢。原方去柏子仁，又進 5 劑（Prednisolone 減至每日 5mg），汗出得止，更以腎氣丸調之，25 天後 Prednisolone 逐步停用，上述諸恙，未見出現。出院後信訪一年半，病未復發。

◎案

鄭某，男，28 歲。1986 年 7 月 10 日初診。結婚 2 年多，夫妻同居，性交時從無精液射出，性交時間每次在 2 小時左右，最後自感全身乏力，但陰莖仍勃起不軟。其妻一直未孕，全身別無他恙，有嗜菸酒之習，睡眠時間較少，口微渴，二便正常。舌發紅，苔薄白，脈細數。中醫診斷為不育症。辨證為腎精虧耗、陰弱陽強。治以填精益腎、調理陰陽。方用腎氣丸加減。

處方：熟地黃 25g，山藥、茯苓、酸棗仁各 15g，山茱萸、牡丹皮、澤瀉、遠志各 10g，製附子、陳皮各 6g，肉桂 6g（研末，沖服）。10 劑，每日 1 劑，水煎服。

二診：7 月 30 日，服上方至第 8 劑，性交時已有少量精液射出之感，頗為欣慰。藥既中的，不覓新途。守原方熟地黃改 30g，肉桂改 8g，加首烏藤 15g。繼服 8 劑。

三診：服完上藥 8 劑後，性生活正常。射精量每次 6～8ml。2 個月後其妻懷孕。事後託同袍轉告生一女，表示謝意。

◎案

項某，女。1988 年 9 月初診。雙眼視力逐漸下降，眼前有蚊蠅浮動已 1 年，晶狀體皮質輕度混濁，經常頭昏，腰膝痠軟，苔薄白，脈細弱，查雙眼視力 0.4。服用腎氣丸 25 瓶以後，查視力 0.7，精神好，頭昏消失，全身症狀逐漸改善。

◎案

李某，男，53 歲。腰腿痠痛麻木重著 5 年，背部覺寒涼，腰背屈伸困難，大便艱行，口不乾，多次接受針灸，藥物封閉治療，內服散寒化溼之劑均無效，舌質紅，苔薄白，根膩，脈兩寸弱，關弦大，尺沉細。患者久居嚴寒溼地，增補腎陽，散寒通絡。方用腎氣丸加減。

處方：製附子 3g，肉桂 1g，地黃 12g，茯苓 12g，山茱萸 10g，山藥 12g，細辛 1g，川芎 8g，火麻仁 10g。5 劑，每日 1 劑，水煎服。

二診：服上藥 5 劑後，麻木感消失，大便通暢，口不乾，餘症同前，原方製附子改為 5g，肉桂 2g。17 劑後，諸症大減，舌象如前，脈寸弱，關稍緩，尺沉細。上方去火麻仁，細辛增至 2g，加淡乾薑 3g、赤芍 10g、紅花 10g。12 劑後，諸症俱除。

◎案

李某，男，42 歲。1985 年 3 月 6 日初診。主訴「咯血 2 月餘」。患者有咯血病史數年，反覆發作，曾在某醫院診斷為「支氣管擴張症」。此次發作咯血不止，經中藥、西藥物治療不效。患者形羸神衰，面色浮紅，咯血色淡紅不鮮，唇燥，口乾不欲飲，頭暈耳鳴，腰膝無力，心悸氣短，動則加甚，身寒足冷，脈沉細無力，舌淡嫩。中醫診斷為咯血。辨證為腎陽衰微、虛陽上越。治以引火歸原、鎮攝浮陽。方用腎氣丸加減。

處方：製附子 6g，肉桂 3g，熟地黃、山茱萸各 20g，山藥、黨參各 15g，牡丹皮、瀉澤各 6g，生龍骨、生牡蠣各 20g，當歸、龍眼肉各 10g。5 劑，每日 1 劑，水煎服。

二診：服上藥 5 劑後，咯血量銳減，身寒足冷及心悸諸症均好轉，原方減生龍骨、生牡蠣為各 15g，續進 6 劑。

三診：咯血已止，無明顯畏寒感，面色浮紅消退，其他諸症亦減，改用八味丸、參蛤散等調治漸癒。隨訪至今未復發。

第二章 經方應用研究

◎案

宋某，女，44歲。胃脘嘈雜，納差6年餘，近4個月加劇，每於食後嘈甚繼則慢慢減輕。胃纖維鏡、鋇劑X光均示正常，西醫診斷為「胃神經官能症」，曾服諸胃藥無效。症見：體胖神清，面色無華，語聲無力，頭昏，四肢痠軟，腰疼，口不渴，舌淡胖，苔薄白，脈沉細。中醫診斷為心下痞。辨證為脾腎陽氣虛弱，無力運化水穀。治以溫腎健脾和胃。方用腎氣丸加減。

處方：熟地黃（砂仁拌）、茯苓、焦麥芽、焦山楂、焦神曲、炒白芍各15g，山藥20g，牡丹皮6g，白朮、佛手、山茱萸、澤瀉各10g，桂枝8g，陳皮、製附子各6g。5劑，每日1劑，水煎服。

二診：服上藥5劑後，胃嘈大減，納食轉香，精神振奮。再以原方出入10餘劑，諸症悉除，繼口服腎氣丸2個月加以調理，至今1年多未見復發。

◎案

陳某，男，42歲。1992年8月16日初診。患者3年來經常腰痠，小便頻急，消瘦疲乏不耐勞。3年來曾2次發尿頻、尿急、尿痛、腰痠痛不能臥，晨起目窠微腫。曾多處求診，投以八正散加減，病情無明顯好轉。入院時症見面色白不華，語弱氣怯，大便二日一解，納可寐差，舌淡邊有齒印，苔黃膩厚，脈弦。查尿液常規：蛋白（＋＋），白血球（＋），腎功能正常，

超音波雙腎均未見實質性病變。中醫診斷為淋證。辨證為腎虛。治以溫陽利水、壯腰健腎。方用腎氣丸加減。

處方：製附子6g，桂枝6g，生地黃15g，澤瀉12g，茯苓15g，山茱萸6g，山藥15g，牡丹皮12g，白芍12g，杜仲12g，川芎12g，女貞子15g。5劑，每日1劑，水煎服。

二診：服上藥5劑後，諸症均減，舌苔轉黃膩，小便清，複查尿液常規：蛋白（－），白血球（－）。

繼守上方服10劑，自覺症狀消失，神清體爽，納增寐佳，體重增加。出院後改用口服腎氣丸，每日2次，每次10g，服藥半月後，連續複查3次尿液常規均正常，隨訪2年，至今未發。

◎案

趙某，男，76歲。患者素有糖尿病，但未經有效治療。因浮腫和左足第二、第三趾潰瘍於1990年5月3日住院。臨床診斷糖尿病性腎病、氮質血症。經胰島素、抗生素、利尿劑等治療一個半月，浮腫未退，且左足趾潰瘍擴大。經檢查：尿蛋白（＋＋），24小時尿蛋白定量為6.39，空腹血糖15.8mmol/L，血尿素氮18mmol/L，血紅素63g/L。1990年6月26日請中醫急會診。症見：面浮足腫，且雙球結膜水腫，精神疲憊，面色白，噁心欲吐，皮膚痛癢，小便短少，舌淡胖，苔黃膩，脈沉細。中醫診斷為消渴。辨證為命門火衰，脾陽衰憊，不能化氣行水。治以益腎健脾、化濁利水。方用腎氣丸加減。

處方：製附子5g，肉桂2g，生地黃10g，山藥15g，山茱萸10g，丹參20g，牡丹皮20g，茯苓皮15g，澤瀉10g，懷牛膝10g，車前子25g（包煎），生黃耆15g，漢防己10g，炒白朮10g，六月雪15g，白鮮皮15g。7劑，每日1劑，水煎服。

二診：6月27日，小便已暢，浮腫漸退，球結膜水腫亦消，方藥中病，依原方出入加減，前後服藥近3個月，浮腫全退，左足趾潰瘍癒合。複查尿蛋白（＋），24小時尿蛋白定量2.349，空腹血糖7.5mmol/L，血尿素氮為7.0mmol/L，血紅素升至86g/L，臨床獲效出院。

◎案

房某，男，46歲。1989年7月25日初診。右耳郭腫脹軟綿而無硬結，潰破流白色清稀膿液8月餘，經西醫迭治罔效，而前來就診。正值盛夏，患者上身穿棉襖，下著棉毛褲。觀面色白，流出的膿液清稀不稠，無腥臭味。形寒怕冷，無發熱，體溫36℃，口淡無味，納穀不香，小便清長，舌淡紅，苔薄白，脈沉細兩尺微弱。中醫診斷為耳瘡。辨證為腎陽衰微、命門火虧。治以溫補腎陽、益氣排膿。方用腎氣丸加味。

處方：黃耆、熟地黃各15g，熟附子（先煎）、山茱萸各10g，茯苓12g，牡丹皮、桂枝、桔梗各6g，巴戟天、澤瀉各9g，茯苓、山藥、鹿角霜各12g。5劑，每日1劑，水煎服。

二診：患者脫掉棉襖及棉毛褲，上身只穿兩件襯衫，形寒怕冷已除，耳郭腫脹消退，膿液減少3分之2，精神好轉。依原

方改製附子為 5g，桂枝 3g，加當歸 6g，再服 5 劑，膿盡口收，恢復正常。

◎案

劉某，女，33 歲。1996 年 7 月 12 日初診。患者於半年前夜寐多夢，常與陌生男人夢交，醒後則感腰痠膝軟，少腹部脹滿不適。羞於啟齒，未與診治。近 2 個月來則諸症逐漸加劇，而來診治。症見：夜間亂夢紛紛，夢交一週二三作，且每次夢交後少腹疼痛較劇，需屈膝抵其少腹，溫按 10 分許始緩解，痛則汗出。伴腰痠耳鳴，神怠膝軟，性冷淡，帶下綿綿，色白質稀，畏寒怕冷，舌質淡胖，苔薄白，脈沉細弦。中醫診斷為夢交。辨證為陰陽兩虛。方用腎氣丸加減。

處方：淡製附子 6g，肉桂 3g（後入），熟地黃 12g，山茱萸 12g，山藥 12g，牡丹皮 6g，茯苓 10g，龍骨、牡蠣各 20g（先煎），白芍 20g，炒酸棗仁 15g，炙甘草 6g。5 劑，每日 1 劑，水煎服。

二診：服上藥 5 劑後，夜寐多夢已減，夢交發作 1 次，且腹痛程度大減。續服前方 10 劑，諸症痊癒。為鞏固療效，囑其淡鹽水調服金匱腎氣丸半月，隨訪半年，諸症未作。

◎案

謝某，女，50 歲。1996 年 8 月 12 日初診。患者於 2 年前經斷，繼而出現進行性五心煩熱，失眠多夢，焦慮憂鬱，面時

潮紅，烘熱汗出，畏寒肢冷，腰痠膝軟，舌紅，苔薄白，脈細弱。曾久服中西藥物而療效不佳。中醫辨證為陰虛陽虧、上熱下寒。治以滋陰潛陽、溫下清上。方用腎氣丸加減。

處方：熟地黃20g，山茱萸12g，山藥12g，茯苓10g，牡丹皮6g，澤瀉10g，龜板15g（先煎），龍骨、牡蠣各20g（先煎），製附子3g，肉桂3g（後入）。7劑，每日1劑，水煎服。

1週後上述諸症略減，續服2週則諸症漸消。囑服金匱腎氣丸1個月鞏固療效。隨訪半年，一如常人。

◎案

王某，女，27歲。1993年8月20日初診。患者於6月21日順產一嬰，因天氣悶熱汗出，在電風扇處取涼，晚間睡時常露出肩、膝關節於外受冷，至半月許，則漸感肩背、腰膝部疼痛，怕冷，遂至某醫院診治，經查血沉、ASO試驗、類風溼因子測定，均屬正常範圍，經治未效而來門診邀中醫診治。症見：患者腰背、兩肩及膝關節部疼痛，無紅腫，兩下肢膝關節活動不利，惡風寒，喜溫按，遇寒則疼痛加劇，舌質淡紅，舌體胖大，苔白，脈細滑。因慮產後血虛受寒，遂予當歸四逆湯加減，煎服7劑後，肩、膝關節部疼痛減輕，但腰骶部疼痛不減，其脈沉微。思《黃帝內經》有「腰為腎之府」，產後唯血虛，而未有腎虛者乎？故遂改用腎氣丸加減治之。

處方：熟地黃 20g，山藥、山茱萸各 12g，牡丹皮、澤瀉各 6g，茯苓 10g，製附子 6g，桂枝 10g，狗脊 15g，續斷 15g，淫羊藿 12g。5 劑，每日 1 劑，水煎服。

二診：服上藥 5 劑後相告，病已去八九。藥已中的，效不更方，續服上方 7 劑，則諸症已除。為鞏固療效，囑服金匱腎氣丸半月，並慎攝養，避風寒。隨訪 1 年，諸症未復發。

◎案

彭某，女，23 歲。患者自 12 歲起患寒冷性蕁麻疹，感寒受涼或接觸冷水為發病之誘因。每屆秋冬和冬春之交頻發，平均 2～5 日即發病一次。發病突然，手、足及膝部癢甚。搔後即起大小不等的風團塊，呈淡紅色。一般 1～2 日即可恢復。病後不遺留痕跡，劃痕試驗呈陽性。曾多次服用 Chlorpheniramine Maleate、鈣製劑及複合維生素等治療，症狀有所改善，但未能根治，故轉中醫治療。近來疹塊頻發作癢，面色白，肢冷畏寒，尤感背部正中冷甚，舌淡有齒印，脈沉弱兩尺部更甚。《靈樞》云：「衛出於下焦。」中醫辨證以為表衛不足、受寒發疹是其標，而腎陽不足為其本。治以溫補腎陽。方用腎氣丸 2g，每日服 2 次。

患者連續服藥 2 月餘，疹塊未再發作，腎陽虛症狀亦見好轉，皮膚劃痕試驗轉為陰性。為鞏固療效，囑於發病季節繼續服用。經隨訪 1 年餘，未曾復發。

第二章　經方應用研究

◎案

高某，女，41歲。1994年10月13日初診。患者1年前出現兩手指對稱性間斷出現發白、青紫。氣候寒冷及情緒激動時加重。經某醫院診斷為雷諾氏症，屢服中西藥不效，請中醫診治。症見：手指及掌部皮膚蒼白，繼而青紫，局部冷麻、刺痛，面色少華，雙膝以下發涼，月經量少有血塊，舌淡，苔白，脈沉緩。中醫診斷為瘀證。辨證為陽氣虛衰、寒凝血瘀、脈絡阻塞。治以溫補腎陽、溫經散寒、通絡化瘀。方用腎氣丸加減。

處方：製附子（先煎）、乾地黃、黨參各12g，澤瀉、牡丹皮、阿膠（烊化）、生薑、川芎、當歸、丹參各10g，桂枝、吳茱萸各6g。水煎服，每日1劑。

服上藥15劑後諸症均明顯減輕，繼以原方加減調治月餘，病症悉除。囑每於立春之後服用腎氣丸，連續服用2個月。隨訪至今未復發。

◎案

于某，女，38歲。1994年10月初診。患者出現陣發性頭痛2年，在氣溫驟降時或夜間發作。曾在某醫院做腦電圖及CT檢查，腦部、頸椎均未見異常，擬診為血管神經性頭痛。間斷服中西藥，病情時瘥時作，近日復發加重，服藥不效來診。症見：頭痛以頂部為甚，痛甚時嘔吐涎沫，肢冷畏寒，面色不華，舌淡胖，散見瘀點，脈沉緩。平素月經量少夾血塊，經行腹痛。中醫診斷為頭痛。辨證為腎陽虛衰、肝血虧損、寒凝厥

319

陰。治以補腎溫陽、養血柔肝、通絡散寒。方用腎氣丸加減。

處方：製附子（先煎）、山茱萸、熟地黃各15g，桂枝、藁本、川芎、當歸、白芍、丹參各12g，茯苓、山藥、牡丹皮、澤瀉各10g。3劑，每日1劑，水煎服。

服上藥3劑後頭痛大減，繼以原方續服10天痊癒。後以腎氣丸早、晚各1次調服。隨訪至今未見復發。

◎案

李某，女，45歲。1998年4月初診。該患者自覺尿急、排尿困難、腰痛、少腹墜脹，以左側為重，雙下肢冷10餘日，經膀胱造影，確診為膀胱結石，給予消炎、解痙藥不見好轉而來診。症見：左少腹輕度壓痛，面白，雙下肢浮腫。尿液常規：紅血球（＋＋），白血球（＋＋）。中醫診斷為石淋。辨證為腎虛。方用腎氣丸加減。

處方：山藥25g，牡丹皮10g，茯苓10g，澤瀉10g，三七3g，雞內金15g，金錢草30g，海金沙10g。

服至20劑，某日自覺少腹墜脹而痛，小便痛甚，隨後排出0.7～1.5cm大小結石一顆，膀胱造影未見結石，又服10劑，諸症皆除。

◎案

孫某，男，22歲。該患者於1997年11月發病，自覺口乾作渴，飲多尿多，身疲乏力，明顯消瘦，既往曾患結核，服用

Isoniazid 等抗結核藥物 1 年餘,病情較穩定,現突發煩渴,每日飲水 10 餘暖壺,平均每 15 分即小便 1 次,一晝夜尿量多達 8,000ml。體重由 60kg 降至 45kg,入院檢查:24 小時尿相對密度為 1.004～1.01,改良尿濃縮試驗尿相對密度為 1.001～1.002,尿糖(—),尿液常規示 K^+、Na^+、Ca^{2+}、Cl^- 及尿素氮、二氧化碳結合力均正常,診斷為尿崩症,給予氯化鉀、Hydrochlorothiazide、Phenobarbital、Clofibrate 等藥物治療後不見好轉。症見:形體消瘦,神疲乏力,口燥咽乾,腰膝痠軟,手足發涼,腹部按之痛,觸及腫大淋巴結,面色蒼白,舌質淡而胖,苔白厚,脈沉細弱。治以滋腎壯陽。方用腎氣丸加減。

處方:山藥 20g,山茱萸 15,牡丹皮 10g,茯苓 15g,熟地黃 15g,澤瀉 20g,肉桂 7.5g,製附子 5g,黃耆 50g,黨參 15g,天麻 10g。10 劑,每日 1 劑,水煎服。

二診:服上藥 10 劑後,口乾減輕,尿量減至 4,000ml。按原方繼服並給予紫河車研末沖服 10 劑,諸症消失,晝夜尿量減至 2,000ml,體重增至 55kg,後給予腎氣丸繼服。

◎案

趙某,男,51 歲。1986 年 3 月因輸尿管與膀胱結石,住醫院泌尿科手術取石,術中於下腹部切口做膀胱引流,術後 10 天拔去引流管,但切口 2 月餘不能癒合,形成一米粒大小瘻管,平時尿液從竇道口慢慢滲出,排尿時膀胱收縮,尿液如細泉噴發。該科醫生經多法治療未果,說服患者再做一次手術而遭拒

絕，特請中醫會診。症見：患者形體清瘦，面白無華，舌質淡，略有白厚膩苔，脈沉細。其術後失調，情志不舒，脾腎兩虛，氣血雙虧可知。《金匱要略》云：「虛勞腹痛，少腹拘急，小便不利者，八味腎氣丸主之。」方用腎氣丸加減。

處方：乾地黃 30g，山藥 20g，山茱萸 20g，澤瀉 15g，牡丹皮 15g，茯苓 15g，桂枝 10g，製附子 10g，黃精 30g，玉竹 15g。7 劑，每日 1 劑，水煎服。

另取西黃丸 1 支（研碎），加入 10％氯化鈉 10ml，一同放入試管中，經酒精燈煮沸後，用棉花棒蘸熱液直對瘻管，連燙 3 次，使局部紅腫充血，形成 0.5cm 左右的局部Ⅰ～Ⅱ度的人為燙傷，借用周圍組織燙傷的腫脹，使小竇道即刻閉合，停止尿液滲出。局部塗上燙傷膏。另用敷料加壓包紮，以防膀胱壓力過高時重新衝開竇道口。10 日後患者康復出院。

◎案

陳某，女，42 歲。1998 年 12 月 22 日初診。失眠約 10 年，每晚睡眠 3～5 小時。因患者從事護理工作，作息時間不規律，前醫皆責於此，曾用多種中藥、西藥物治療，未見明顯效果。症見：長期失眠，頭暈頭痛，伴腰膝痠軟冷痛，帶下清稀量多，畏冷。舌淡，苔薄白，脈沉細。中醫診斷為不寐。辨證為心腎陽虛。方用腎氣丸，口服。3 天後，諸症有所緩解，睡眠逐漸改善。效不更方，服藥 20 天，每天可睡 6～8 小時，睡眠品質明顯提高。再服 1 個月，諸症皆去，隨訪 3 年未再復發。

第二章 經方應用研究

◎案

趙某，女，51歲。1999年1月初診。訴胃痛反覆發作約5年，經胃鏡檢查確診為慢性淺表性胃炎。未經系統治療，病情反覆發作至今。現胃脘隱痛，口渴，便溏，腰痛，惡冷，夜尿每晚2～3次。舌淡，苔白膩，脈沉緩。中醫診斷為胃脘痛。辨證為脾腎陽虛。治以溫腎健脾。方用腎氣丸口服。10天後，夜尿減少，腰痛、惡冷減輕，胃痛略有好轉。再服1個月，諸症皆去。囑其飲食規律、注意保暖。隨訪2年未再復發。

◎案

楊某，女，48歲。1999年11月初診。便祕10餘年，時輕時重。排便難，臨廁努掙乏力。曾遍用清熱通便、潤腸通便等法罔效。症見：腰膝軟冷痛、夜尿多。中醫診斷為便祕。辨證為下焦虛寒、腑氣不通。囑患者改變飲食結構，多食蔬菜、水果，再配以腎氣丸口服。1週後，腰膝冷症狀明顯好轉，排便明顯順暢。繼服1個月，諸症皆去。隨訪2年未再復發。

◎案

張某，男，65歲。1985年11月3日初診。自述患高血壓病10年，一直服用藥物治療。以前尚能控制，近來效果不佳。改用複方降壓片後，血壓仍忽高忽低，不能穩定，且全身不適，似有反應。希望配合中藥治療，症見：眩暈、頭痛，噁心欲吐，心煩急躁，不思飲食，腰膝痠軟，下肢浮腫，舌質暗紅，苔白滑，脈弦數。BP 190/110mmHg。P 82次／分。中醫診斷為頭

量。辨證為脾虛肝旺、痰熱上擾。方用半夏白朮天麻湯合天麻鉤藤飲加減，並囑西藥仍繼續服用。服藥3劑症狀稍有減輕，血壓降至180/105mmHg。繼服7劑，再無變化。後經詳細詢問，得知患者尿頻數，肢冷畏寒，隨考慮是否為脾腎陽虛、溼停血瘀所致？試用腎氣丸治療。然恐製附子大辛大熱，強心升壓，故而暫用小量，並加天麻佐之。

處方：製附子、肉桂各6g，熟地黃、山藥、山茱萸、茯苓、白朮、天麻、澤瀉各15g，牡丹皮10g，代赭石、益母草各30g。6劑，每日1劑，水煎兩遍，分早、晚2次服下。

二診：服上藥6劑後，眩暈減輕，精神轉佳，血壓降至170/100mmHg。效不更方，製附子加至10g，再服6劑，眩暈大減，餘症若失。血壓降至160/90mmHg，又進10劑，患者自覺基本復常，夜尿次數明顯減少，血壓穩定在（140～150）/（80～90）mmHg，為方便患者，改用腎氣丸、西藥繼續治療，隨訪半年，病情穩定。

◎案

吳某，女，50歲。2003年11月14日初診。述患慢性腎炎3年餘，近來由於天氣突變，氣溫下降，加之剛從國外回來，旅途勞累，病情復發。症見：全身水腫，尤以下半身為重，形寒肢冷，腰膝痠冷，少腹拘急，小便不利，尿量減少，24小時尿量不足1,000ml。體格檢查：雙下肢高度浮腫，按之凹陷不起，舌質淡，苔白滑，脈沉弱。中醫診斷為水腫。辨證為腎陽

不足。治以溫補腎陽。方用腎氣丸加減。

處方：熟地黃 30g，山藥 20g，山茱萸 20g，牡丹皮 10g，澤瀉 10g，茯苓 10g，桂枝 5g。5 劑，每日 1 劑，水煎，分 2 次服。

二診：患者述尿量明顯增多，24 小時尿量已達 2,000ml，下肢浮腫已消退大半，形寒肢冷、腰膝痠冷等症狀明顯好轉，繼續服藥至 3 週，下肢浮腫全部消退，小便恢復正常，其餘症狀基本消失。

◎案

舒某，男，77 歲。2003 年 10 月 14 日初診。患巴金森氏症 20 餘年，長期服 Madopar、抗膽鹼能藥物及神經元保護劑等。因長期口燥便乾、肢體乏力要求中藥輔助治療。現震顫，肌強直，運動減少，肢體乏力，口乾，納少，大便數日一行，舌紅絳少津，脈沉細。曾服六味地黃丸化裁無效，謂夜尿清長，淡漠畏人，時有怕風。此屬長年患病，陰損及陽，腎陽虛不能蒸騰氣化。方用腎氣丸加減。

處方：肉桂 3g，製附子 6g，乾地黃 20g，山藥、茯苓各 15g，澤瀉 12g，山茱萸、牡丹皮、補骨脂、益智仁、肉蓯蓉各 10g。5 劑，每日 1 劑，水煎服。

服上藥後舌脈如前，夜尿見短，原方改肉桂為 6g、製附子 10g，加巴戟天 10g，續服 30 劑，口燥、尿長、畏寒、乏力基本

消除，胃納見增，大便仍乾，舌紅絳已化紅潤，稍有薄苔。改服腎氣丸每次8粒、蓯蓉通便口服液每次1支，每日2次以鞏固療效。

◎案

向某，男，24歲。1982年10月8日初診。主訴：小便混濁如米泔水，反覆性發作7年餘，復發10天。患者7年前因小便色白如米泔水樣，在某醫院診斷為「乳糜尿」，經中西醫結合治療而癒，但以後每因勞累過度和飲食不節而復發。10天前聚會，過食肥甘油膩食物，第二天小便混濁，狀如白漿，尿時有艱澀不適感。自按以往曾服處方購藥內服，5劑後，小便早上第1次轉清，白天時混時有凝塊。再服5劑，小便如故，且倦怠乏力。症見：形體清瘦，精神不振，面色蒼白，腰痠膝軟，夜尿多，舌淡苔白，脈細弱。中醫診斷為膏淋。辨證為腎陽不足，失其封藏，脾氣不升，中氣下陷。治以溫腎健脾、滲斂兼施。方用腎氣丸加減。

處方：乾地黃、山茱萸、山藥、黃耆、芡實各15g，製附子、白朮、萆薢、茯苓、澤瀉各10g，肉桂、牡丹皮各6g。3劑，每日1劑，水煎服。

服上藥3劑後，小便清亮，腰痠乏力減輕。上方減萆薢、牡丹皮，再服6劑，並囑其控制肥甘油膩食物、勿過度勞累，隨訪2年未復發。

◎案

馮某，男，55歲。1995年5月22日。主訴目赤、畏光3月餘，加重10天。患者自春節後，雙眼結膜逐漸發紅，因不影響視力而未予重視，3月下旬感冒1次，經治而癒，但目赤反而加重，且畏光，時有流淚。經某醫院檢查，除結膜發紅外，角膜、虹膜無異常，予以氯黴素滴眼液抗病毒治療，藥後半月目赤如故，建議中藥治療，服龍膽瀉肝湯加苦參、黃柏20劑，病情有增無減，故前來診治。症見：精神萎靡，情緒低落，面部發黯，兩目發紅，輕度畏光，眼眶溼潤，無澀痛感，舌淡苔白，脈沉細。當時氣候較為炎熱，見其身穿兩件長袖衣服，並緊扣鈕扣，便問他是否怕冷，告知一向怕冷，小便清長，陽事不舉。中醫辨證為腎陽虛弱，陰寒內盛於下，逼迫虛陽上浮。治以補腎助陽、引火歸原。方用腎氣丸加減。

處方：乾地黃、山茱萸、山藥各15g，草決明、茯苓、懷牛膝各10g，製附子、肉桂各6g。5劑，每日1劑，水煎服。

二診：服上藥5劑後，目赤變淺，畏光不明顯，已不流淚，再守方10劑，目赤、畏光消失。患者精神煥發，並穿上了短袖襯衫。

下篇　現代研究進展

參考文獻

[01] 苗相波。試論《金匱》腎氣丸的衍化和發展 [J]，1988

[02] 祁歡，趙志恆，劉存等。小議肉桂在理氣劑中的功效 [J]，2016

[03] 馮建明，曹雲霞，趙仁。地黃炮製、功效的研究探討 [J]，1998

[04] 馬少丹，阮時寶，苑述剛。《金匱》澤瀉湯的主治證與梅尼爾氏症的相關性研究 [J]，2010

[05] 關雁，金智生。補腎法治療糖尿病神經源性膀胱的研究進展 [J]，2014

[06] 劉敏，蘭琴。糖尿病神經源性膀胱治驗 [J]，2006

[07] 林榕，李薇。運用金匱腎氣丸辨治糖尿病神經源性膀胱 21 例 [J]，2006

[08] 常興和。金匱腎氣丸治療痛風的療效觀察 [J]，2014

[09] 楊崇青等。金匱腎氣丸對中老年男性原發性高尿酸血症血尿酸及性激素的影響 [J]，2010

[10] 樊雅莉，唐先平。中醫「痛風」源流考 [J]，2009

[11] 常宇。朱良春匡正對痛風病機的認識 [N]，2013

[12] 高志揚。金匱腎氣湯治療原發性尿崩症 [J]，2003

參考文獻

[13] 李鳳輝。金匱腎氣丸合五苓散治療尿崩症 [J]，2006

[14] 朱太平，朱彥昭。金匱腎氣丸加味治癒尿崩症 [J]，2007

[15] 盧承德。中西醫結合治療甲狀腺功能減退症 20 例 [J]，1997

[16] 李海聰。金匱腎氣丸治療老年疑難疾病療程應用 [J]，2015

[17] 譚梅英。金匱腎氣丸治療慢性心力衰竭對比觀察 [J]，2005

[18] 張楊卿。加味金匱腎氣丸干預慢性心力衰竭的臨床觀察 [J]，2011

[19] 安海英，黃麗娟，金敬善等。益氣溫陽和活血利水法對充血性心力衰竭患者神經內分泌系統的影響 [J]，2003

[20] 季宇彬。中藥複方化學與藥理 [M]，2003

[21] 張益康。金匱腎氣丸加減治療冠心病不穩定型心絞痛 40 例療效觀察 [J]，2007

[22] 劉遠林。金匱腎氣丸與依那普利聯用對高血壓患者尿微量白蛋白影響的研究 [J]，2008

[23] 劉旭東等。金匱腎氣丸聯合硝苯地平控釋片治療老年脾腎陽虛型高血壓的效果觀察 [J]，2015

[24] 陳灝珠，林果為，王吉耀。實用內科學 [M]，2013

[25] 金蓉家，楊元宵，邢桂英等。腎氣丸對腎陽虛大鼠下視丘－腦下垂體－甲狀腺軸的調節作用初探 [J]，2013

[26] 鐘相銀，程發峰，王慶國等。經方現代應用的臨床與基礎研究思路探討 [J]，2011

[27] 徐紅兵。略述製附子的臨床藥理及應用 [J]，2012

[28] 徐明，余璐，丁媛媛等。桂皮醛對麻醉大鼠降血壓作用的實驗研究 [J]，2006

[29] 豆甲泰，李勝文。中藥澤瀉對心血管系統作用的發展研究 [J]，2012

[30] 仝戰旗，楊明會，王發謂。金匱腎氣丸在老呆病中應用 [J]，1996

[31] 韓社教，何愛蘭。金匱腎氣丸臨床應用舉隅 [J]，2005

[32] 張俊強。加味金匱腎氣湯治療老年性便祕的臨床療效分析 [J]，2012

[33] 宋少軍，李學玉，宋昕等。加味金匱腎氣湯治療老年性便祕療效觀察 [J]，2011

[34] 史珺。金匱腎氣丸異病同治驗案 [J]，2015

[35] 李穎。金匱腎氣丸的臨床應用及機理探討 [J]，2003

[36] 覃鵬章。金匱腎氣丸治療雜病驗案三則 [J]，2002

[37] 張榮華，馬秀娟，葛海波。金匱腎氣丸新用 3 則 [J]，2008

[38] 鄭榮林。金匱腎氣丸臨床應用舉隅 [J]，2009

[39] 任連軍。金匱腎氣丸化裁治療呃逆 53 例 [J]，2012

[40] 張惠春。金匱腎氣丸治療逆流性食道炎一得 [J]，2007

[41] 劉桂章，陶鳴浩。金匱腎氣丸聯合奧美拉唑治療老年性逆流性食道炎 40 例 [J]，2013

參考文獻

[42] 劉軍，馮振。金匱腎氣湯配合熱敷治療強直性脊柱炎 30 例 [J]，2010

[43] 付豔華。金匱腎氣丸加味配合針灸治療強直性脊柱炎 20 例 [J]，2015

[44] 王之虹，蓋國忠。痹病的伏邪病因研究與臨床診治體會 [J]，2007

[45] 焦樹德。樹德中醫內科 [M]，2005

[46] 趙春雨。金匱腎氣丸加減治療腰椎間盤突出症 20 例 [J]，2011

[47] 李賽，李東。金匱腎氣丸臨床辨析 [J]，2015

[48] 張學斌。用金匱腎氣湯加減治療慢性精神分裂症 60 例 [J]，2007

[49] 丁德正。腎氣丸在精神疾病中的運用 [J]，2010

[50] 王萍。金匱腎氣丸治療老年性椎基底動脈供血不足性眩暈 36 例 [J]，2010

[51] 樂春榮。金匱腎氣湯治驗 2 則 [J]，2009

[52] 景常林。金匱腎氣丸應用舉隅 [J]，2007

[53] 楊學信。金匱腎氣丸加味治療復發性泌尿結石 102 例觀察 [J]，2003

[54] 孫瓊，胡新平。腎氣丸臨證舉隅 [J]，1998

[55] 王剛。六味地黃丸聯合金匱腎氣丸加減治療較小腎結石 55 例臨床觀察 [J]，2015

[56] 陳科。金匱腎氣丸臨床新用舉隅 [J]，2008

[57] 顧奎興。金匱腎氣丸治療前列腺增生症舉隅 [J]，2004

[58] 聞後均，程井軍，劉昌茂。中西醫結合治療良性前列腺增生症的臨床研究 [J]，2005

[59] 壽仁國。金匱腎氣丸加味治療前列腺增生 122 例 [J]，2007

[60] 葛亮。金匱腎氣丸臨證舉隅 [J]，2012

[61] 劉瓊芳。略談腎氣丸應用舉隅 [J]，1987

[62] 何清湖等。金匱腎氣丸治男性不育症臨床觀察 [J]，2003

[63] 曹永賀等。加味金匱腎氣丸治療少弱精子不育症 [J]，2007

[64] 杜玉峰。金匱腎氣丸臨床應用心得 [J]，2014

[65] 張志峰。陳國權運用《金匱要略》腎氣丸治驗舉隅 [J]，2014

[66] 孟慶林。金匱腎氣丸結合心理疏導治療縮陽症臨床分析 [J]，2004

[67] 張瑾。加減金匱腎氣丸臨床應用舉隅 [J]，2016

[68] 汪悅，黃瑜，周欣。金匱腎氣丸對雄性 2 型糖尿病大鼠睪丸酮與一氧化氮的影響 [J]，2012

[69] 李珏琳。金匱腎氣丸加味治療席漢氏綜合症 [J]，2003

參考文獻

[70] 李桂琴。金匱腎氣丸加味治療女性尿道綜合症 31 例 [J]，2003

[71] 周勝元等。金匱腎氣丸治療老年尿道綜合症 35 例 [J]，2015

[72] 孫曉波，徐惠波。現代方劑藥理與臨床 [M]，2005

[73] 李春豔。閆平老師治療妊娠小便不通經驗 [J]，2015

[74] 王建欣。腎氣丸化裁治療轉胞驗案 1 則 [J]，2005

[75] 劉綵鳳。李坤寅教授運用金匱腎氣丸加味治療多囊卵巢綜合症合併不孕症經驗介紹 [J]，2016

[76] 羅麗蘭。不孕與不育 [M]，2000

[77] 徐靜。金匱腎氣丸聯合止痛化症膠囊治療慢性盆腔炎 100 例臨床觀察 [J]，2012

[78] 張鳳嶺。慢性盆腔炎的中醫中西結合治療進展 [J]，2000

[79] 洪秀儀，金恆善。免疫性復發性流產的基礎病因及臨床治療 [J]，2007

[80] 丁雲貴。金匱腎氣丸治療滑胎 1 例 [J]，1993

[81] 吳俊偉，丁旭宣等。金匱腎氣丸聯合替硝唑治療腎氣虧損型牙周病的效果 [J]，2015

[82] 吳俊偉等。金匱腎氣丸治療牙周病的臨床療效觀察 [J]，2013

[83] 黃梓平。腎氣丸新用 [J]，2005

[84] 劉亮。復發性口腔潰瘍應用經方辨治心得體會 [J]，2013

[85] 葉卓丁。加味金匱腎氣丸治療復發性口腔潰瘍臨床觀察 [J]，2012

[86] 胡兆明。理中湯合金匱腎氣丸治療復發性口腔潰瘍 [J]，2002

[87] 谷明成。金匱腎氣丸臨證新用兩則 [J]，2004

[88] 王曉東。金匱腎氣丸加減新用 [J]，2010

[89] 張普川。金匱腎氣丸治療口腔潰瘍、痤瘡驗案兩則 [J]，2014

[90] 許鳳蓮等。金匱腎氣丸加味治療咽喉異感症 50 例 [J]，2006

[91] 肖伊。金匱腎氣丸治療耳鼻咽喉疾病驗案 2 則 [J]，2015

[92] 茹立良等。常振森主任醫師用金匱腎氣丸湯方經驗總結 [J]，2015

[93] 張會群。金匱腎氣丸加味治療皮膚病舉隅 [J]，2009

[94] 鄭小偉，劉明哲，程志清等。金匱腎氣丸對帶瘤小鼠輻射損傷的保護作用 [J]，1999

[95] 馬紅，沈繼譯，張名偉等。金匱腎氣丸免疫調節作用的實驗研究 [J]，2000

[96] 劉妍，王蕾，趙暉。六味地黃和金匱腎氣丸對實驗性自身免疫性腦脊髓炎小鼠淋巴細胞亞群和 NK 細胞的影響 [J]，2009

參考文獻

[97] 周智興，吳正平，鄧琴。腎氣丸對衰老模型大鼠免疫功能的作用研究 [J]，2009

[98] 許翠萍，孫靜，朱慶均等。金匱腎氣丸對「勞倦過度、房室不節」腎陽虛模型小鼠下視丘－腦下垂體－腎上腺軸功能的影響 [J]，2009

[99] 龍泳伶，李政木。金匱腎氣丸及其拆方對腎陽虛雌鼠卵巢功能的影響 [J]，2013

[100] 陳豔秋，南亞昀，張玉芬等。金匱腎氣丸對腎陽虛大鼠睪丸中 TGF-β1 表達、精子數量及活率的影響 [J]，2013

[101] 陳輝，李震，陶漢華。腎氣丸對腎陽虛小鼠血清 T_3、T_4 的影響 [J]，2008

[102] 姚曉渝，舒守琴，周恩平。金匱腎氣丸對「陽虛」模型動物血液和腦組織中超氧化物歧化酶活力的影響 [J]，1989

[103] 吳正平。腎氣丸對衰老大鼠睪丸抗氧化能力和生精細胞凋亡的影響 [J]，2014

[104] 展照雙。腎氣丸與右歸丸對腎虛大鼠腎臟細胞凋亡及腎組織內 Bcl-2、fas 表達的影響 [J]，2011

[105] 許翠萍。金匱腎氣丸對腎陽虛小鼠睪丸組織端粒酶活性的促進作用 [J]，2013

[106] WANG GANG, HU GUO KU, ZHANG YI ZHENG, et.al. I Using suppres sionsub tractive hybridization to research

the effects of jinkuishenqi pills on the gene expression of the panic induced kidney deficiency model mice [J]，2006

[107] 王永華，王楓，李文靖。金匱腎氣丸對慶大黴素致聾豚鼠神經生長因子表達的實驗研究 [J]，2014

[108] 譚峰，樊巧玲，王明豔等。腎氣丸對 SD 大鼠骨髓間充質幹細胞增殖的影響 [J]，2011

[109] 張建新，李蘭芳，吳樹勳等。八味地黃口服液藥理作用研究 [J]，1994

[110] 劉紅潮，夏蓉西，崔洪英等。腎氣丸對幼齡雄性大鼠生殖系統的影響 [J]，1997

[111] 閆川慧。金匱腎氣丸對勞倦過度、房事不節腎陽虛小鼠生殖機能影響的實驗研究 [D]，2006

[112] 張致遠。金匱腎氣丸對 BPH 大鼠的療效及機理研究 [D]，2002

[113] 島津孝。用小動物檢定糖尿病治療藥的方法及八味地黃丸的效果 [J]，1984

[114] 余美娟，姚曉渝，周思萍等。金匱腎氣丸對鵪鶉食餌性高脂血症和血清過氧化脂質的影響 [J]，1990

[115] 小曾戶洋。八味地黃丸對加齡的影響——八味地黃丸與穀胱甘肽代謝 [J]，1984

[116] 魏建華。淺談製附子的藥理作用及應用 [J]，2009

參考文獻

[117] 陳榮昌，孫桂波。製附子及其複方中藥的藥理作用研究進展 [J]，2014

[118] 李豔，苗明三。肉桂的化學、藥理及應用特點 [J]，2015

[119] 瞿佐發。乾地黃的藥理作用及臨床運用研究概況 [J]，2012

[120] 曹崗，蔡皓等。中藥山茱萸藥理功能研究進展及開發思路 [J]，2009

[121] 宋琦等。中藥山茱萸藥理作用研究進展 [J]，2006

[122] 李平，王豔輝。鹼提山茱萸多糖的理化性質及抗氧化活性研究 [J]，2003

[123] 歐芹，葛堂棟。山茱萸多糖抗 HDF 衰老與 cyclinD1 表達的關係 [J]，2008

[124] 孫洋，梅倫方。山藥藥理作用研究進展 [J]，2013，9 (3)：50-51。

[125] 孫曉生，謝波等。山藥藥理作用的研究進展 [J]，2011

[126] 闞建全，王雅茜，陳宗道等。山藥活性多糖抗突變作用的體外實驗研究 [J]，2001

[127] 張敏，高曉紅等。茯苓的藥理作用及研究進展 [J]，2008

[128] 田婷，陳華等。澤瀉藥理與毒理作用的研究進展 [J]，2014

[129] 胡雲飛，徐國兵等。牡丹皮及其主要成分丹皮酚的藥理作用研究進展 [J]，2014

[130] 溫桂榮。腎氣丸治療雜病探微 [J]，2009

[131] 郭小舟，閆順新。金匱腎氣丸立法淺析 [J]，2013

國家圖書館出版品預行編目資料

調元名方腎氣丸 / 柳越冬，楊劍峰，楊建宇 主編. -- 第一版. -- 臺北市：崧燁文化事業有限公司, 2025.05
面；　公分
POD 版
ISBN 978-626-416-615-7(平裝)
1.CST: 中藥方劑學
414.6　　　　　　　　　　114005723

調元名方腎氣丸

主　　編：柳越冬，楊劍峰，楊建宇
發 行 人：黃振庭
出 版 者：崧燁文化事業有限公司
發 行 者：崧燁文化事業有限公司
E - m a i l：sonbookservice@gmail.com
粉 絲 頁：https://www.facebook.com/sonbookss/
網　　址：https://sonbook.net/
地　　址：台北市中正區重慶南路一段 61 號 8 樓
8F., No.61, Sec. 1, Chongqing S. Rd., Zhongzheng Dist., Taipei City 100, Taiwan
電　　話：(02) 2370-3310　　傳　　真：(02) 2388-1990
印　　刷：京峯數位服務有限公司
律師顧問：廣華律師事務所 張珮琦律師

-版權聲明-

本書版權為中原農民出版社所有授權崧燁文化事業有限公司獨家發行繁體字版電子書及紙本書。若有其他相關權利及授權需求請與本公司聯繫。
未經書面許可，不可複製、發行。

定　　價：450 元
發行日期：2025 年 05 月第一版
◎本書以 POD 印製